Hygiastik

oder

die Kunst

die Gesundheit der Menschen

zu erhalten, zu befördern

und

die Lebensdauer zu verlängern.

Von

Dr. C. F. L. Wildberg.

Zweyte verbesserte und sehr vermehrte Ausgabe.

Berlin 1820.
C. G. Flittnersche Buchhandlung.

Hygiastik

von

Dr. C. F. L. Wildberg.

Zweyte verbesserte und vermehrte Ausgabe.

Seiner Königlichen Majestät

Friedrich Wilhelm dem Dritten

König von Preussen

u. s. w. u. s. w.

Dem

Vater seines Volks

in

allertiefster Ehrfurcht

unterthänigst

gewidmet.

Allerdurchlauchtigster,
Großmächtigster König!
Allergnädigster Monarch und Herr!

Wie Euerer Königlichen Majestät wohlwollende Gesinnungen gegen die Menschheit der Welt bekannt sind, so ist auch der huldreiche Antheil, welchen Allerhöchst Dieselben an dem physischen Wohl derselben nehmen, insbesondere durch die preiswürdigsten Anstalten in Allerhöchst Dero Staaten für die Mit- und Nachwelt laut ausgesprochen.

Dieses flößet mir bey erneuerter Herausgabe einer Schrift, welche die Beförderung des physischen Wohls der Menschheit von Seiten der Gesundheit erhaltenden Arzeneywissenschaft zum Zweck hat, den Muth ein, Euerer Königlichen Majestät dieselbe allerunterthänigst zu Füßen zu legen, und lässet mich die frohe Hoffnung schöpfen, daß **Euere Königliche Majestät** dieselbe huldreichst aufzunehmen geruhen werden.

Mögte ich so glücklich seyn, durch meine Bestrebungen **Allerhöchst Dero** Gnade mich würdig zu machen, der ich in der allertiefsten und reinsten Verehrung ersterbe

Euerer Königlichen Majestät

Berlin,
d. 28. August 1820.

allerunterthänigster
C. F. L. Wildberg.

Vorrede

zur ersten Ausgabe.

Durchdrungen von dem Gefühle, daß für die Erhaltung und Beförderung der Gesundheit der Menschen durch die Arzneywissenschaft viel mehr geschehen könnte, als wirklich geschiehet, und viel mehr geschehen müßte, wenn die Menschheit des vollen Segens, den jene ihr bringen kann, ganz theilhaftig werden sollte: durchdrungen von diesem Gefühle war es lange her schon mein Wunsch, mein ärztliches Wissen nicht zur Heilung der Krankheiten allein, sondern mehr auch zur Erhaltung und Beförderung der Gesundheit, und zur Verhütung des körperlichen Elends der Menschen benutzen zu können.

Um diesen meinen Wunsch mehr, als mir in meinem praktischen Wirkungskreise und meinen bisherigen Verhältnissen dazu Gelegenheit wurde, und mehr als es bisher in meinen Schriften geschahe, zur That zu erheben, wählte ich das Mittel, in stillen Stunden der Ruhe und Erholung über mancherley auf die Erhaltung und Beförderung der Gesundheit und auf die Verhütung des körperlichen Elends unter den Menschen unmittelbar sich beziehende Gegenstände einzelne kleine Aufsätze zu schreiben.

Ich bringe hier einen Theil derselben in das größere Publikum, und hoffe, daß man wenigstens das Bestreben, zur Vermehrung und Befestigung der Masse von Glückseligkeit unter den Menschen mein Scherschen beyzutragen nicht verkennen wird. Habe ich in mehreren dieser Aufsätze auch nichts mehr als Andeutungen gegeben, so verdienen doch auch diese wohl, daß das größere Publikum sie nicht unbeherziget lasse, da ihre Beachtung auf die Erhaltung und Beförderung der Gesundheit unter den Menschen ebensowohl nicht geringen Einfluß hat.

Neu Strelitz im Maimonathe 1818.

Vorrede
zur zweyten Ausgabe.

Das bereits eingetretene Bedürfniß einer zweyten Ausgabe läßt mich eine Güte und Theilnahme des Publikums in der Aufnahme dieser Schrift erkennen, welche meine Erwartungen übertroffen hat. Wie es mich mit lebhafter Freude erfüllet, daß mein Bestreben nützlich zu seyn nicht verkannt worden ist; so verpflichtet es mich auch zu inniger Dankbarkeit gegen das Publikum dafür, daß es mit der Unvollkommenheit dieser Schrift so gütige Nachsicht gehabt hat.

Mögte auch in den in dieser zweyten Ausgabe neu hinzugekommenen Aufsätzen, welche ich ebenwohl wegen ihrer Beziehung zur Erhaltung und Beförderung der Gesundheit und zur Verlängerung des Lebens zu mehrerer Vollständigkeit der Schrift nachzuhohlen für nöthig gehalten habe, mein Bestreben nützlich zu seyn anerkannt werden!

Daß ich die Aufsätze der ersten Auflage mit den neu hinzugekommenen in eine andere Folge gebracht habe, wird hoffentlich den Lesern nicht unwillkommen seyn, da sie nunmehr die zusammen gehörenden Materien weniger entfernt von einander zu suchen haben.

Obgleich diese Schrift zunächst und eigentlich nur allein für Nichtärzte bestimmt ist; so wird doch das Lesen derselben auch angehenden jungen Aerzten von einigem Nutzen seyn können, indem sie hier mit so mancherley aus der Erfahrung hergenommenen und nach feststehenden Grundsätzen der Arzneywissenschaft überhaupt, und einer geläuterten Diätetik insbesondere beurtheilten Gegenständen und Umständen aus dem wirklichen Leben bekannt werden, deren Berücksichtigung ihnen im praktischen Leben in gar vielen Fällen zur Erleichterung der Ausübung dienen kann.

Wenn diese Sammlung von Aufsätzen gleich anfangs unter dem Titel Hygiastik aufgetreten ist, und auch jetzt in der zweyten noch vermehrten Ausgabe denselben beybehalten hat: so muß ich um Mißdeutungen vorzubeugen hier bemerken, daß durch denselben nicht eine vollständige Lehre als ein geschlossenes Ganze bezeichnet, sondern nur der gemeinschaftliche Zweck, welchen alle hier befindlichen Aufsätze haben, angedeutet werden soll, um den hier angestelleten der Beherzigung gewiß sehr werthen Betrachtungen desto mehreren Eingang in die Gemüther der Menschen zu verschaffen.

Der Verfasser.

Inhalt.

1.

Ueber die Wichtigkeit der physischen Selbstkenntniß für Jedermann.

Keine Kenntniß greift mehr in alle Zweige des menschlichen Wissens, keine mehr in alle Zwecke und Richtungen des thätigen Lebens ein, als die physische Selbstkenntniß. Keine hat mehr unmittelbaren wohlthätigen Einfluß nicht nur auf die eigene Glückseligkeit des Menschen, sondern auch auf die Glückseligkeit Anderer, als sie. Und dennoch wird die Erlernung keiner Kenntniß gerade da, wo sie am nöthigsten ist, unter den gebildeten Ständen so sehr und so allgemein vernachlässiget, als die Erlernung dieser.

Betrachten wir dieselbe ohne jede weitere Rücksicht für sich allein nach ihrem Stoffe, so ist dieser so reichhaltig, und sie deshalb so anziehend, daß mir es in der That unbegreiflich ist, wie so viele gebildete Menschen es außer der Sphäre ihres Strebens achten können, sich dieselbe zu erwerben. Sie suchen Beschäftigung für ihren Geist in der ganzen übrigen Natur, in jeder anderen Wissenschaft und Kunst; nur nicht in der physischen Selbstkenntniß. Wie allgemein ist es z. B. nicht unter den gebildeten Ständen, ihren Kindern Unterricht in der Naturgeschichte geben zu lassen! An einen Unterricht in der Kenntniß des Menschen denkt man aber gar nicht. Ich mögte mit M. Herz fragen: ist denn eine Käsemilbe oder eine Blattlaus ein der Betrachtung würdigerer Gegenstand, als der Mensch?

Der Mensch, in der Reihe der sichtbaren Geschöpfe Gottes das edelste, ausgezeichnet durch Bildung, Gestalt und Einrichtung des Körpers, durch die Verbindung dieses mit einer vernünftigen Seele geeigenschaftet, nicht nur sein Daseyn zu empfinden und sich dessen bewußt zu seyn, sondern auch vermittelst seiner Sinne sich von den Dingen außer sich Vorstellungen zu machen, und in die Beschaffenheit, Eigenschaften und Verhältnisse der Dinge tiefer einzudringen, — der Mensch, sage ich, ist in Verbindung gesetzt mit der ganzen Natur, deren mannigfaltige Einflüsse auf ihn in keinem Augenblicke des Lebens zu verkennen sind. Um diese merkwürdige für Gesundheit und Leben so wichtige Verbindung erkennen und beurtheilen, und daraus heilbringende Resultate für sich und Andere ziehen zu können, genüget keineswegs auch die vollständigste historische Kenntniß der verschiedenen influirenden Dinge. Man muß durchaus auch den menschlichen Körper selbst, seine Natur, seine Eigenschaften, Fähigkeiten, Kräfte und Verrichtungen, seine vielseitige Acceptibilität für jene Einflüsse kennen, und die von diesen abhängigen Wirkungen in den Organismus des Menschen, und was weiter dazu gehört, wissen. Man muß einsehen und erkennen, wie der Schöpfer im Organismus des Menschen alles so wunderbar vereinigt hat, daß mitten unter den mannigfaltigen Einflüssen sowohl von Seiten der äusseren Natur, als auch von Seiten der Seele auf denselben doch Gesundheit hervorgehen könne.

Welch ein reichhaltiger Stoff zur Beschäftigung des Geistes! Wie ist schon darum die physische Selbstkenntniß für sich allein betrachtet und ohne jede weitere Rücksicht höchst würdig, in die Reihe des Wissens- und Betrachtenswerthen für den Menschen und besonders für den gebildeten Menschen aufgenommen zu werden!

Betrachten wir diese Kenntniß aber auch ferner als das sicherste Mittel, zur Erhaltung der eigenen Gesundheit und des eigenen Lebens zu gelangen, so muß die Wichtigkeit derselben für jeden Menschen noch viel mehr einleuchten. Der Trieb zum Leben und zur Fortdauer desselben ist allen Geschöpfen Gottes, die unter dem Monde athmen, gemein. Die Thiere wählen die Mittel zu ihrer Selbsterhaltung nach einem Instinkte, den ihnen der Schöpfer zum Wegweiser gab: und sie irren selten. Der Mensch, dem der Schöpfer das, was ihm am Instinkte abgehet, durch die Vernunft ersetzt hat, fehlt aber häufig in der Wahl der Mittel zu seiner Selbsterhaltung, und zwar am häufigsten aus Unwissenheit. Diese Quelle kann nun aber allein durch physische Selbstkenntniß verstopft werden. Je gebildeter und veredelter der Mensch ist, desto mehr ist physische Selbstkenntniß ihm Bedürfniß, weil er viel mannigfaltigeren Bestimmungen und Einwirkungen ausgesetzt ist, als der Mensch im roheren Naturstande, welchem unverdorbenen Zöglinge in seiner engeren Sphäre der inneren und äusseren Einwirkungen der gütige Schöpfer im Gefühle schon das geschenkt hat, was der gebildete Mensch durch Anstrengung erst erkennen lernen muß.

Es sey mir erlaubt, hier ein wenn auch nur unvollkommenes Bild der Gesundheit zu entwerfen, um der Vorstellung sowohl von dem hohen Werthe der Gesundheit, als auch von der Wichtigkeit der physischen Selbstkenntniß leichteren Eingang zu verschaffen und Ueberzeugung hervorzubringen.

Die Gesundheit des Menschen ist als ein innerer Zustand seines Organismus, in welchem jede seiner Thätigkeiten ihre besondere und alle vereinigt ihre gemeinschaftliche zur Erhaltung des Ganzen ihnen vom Schöpfer gegebene Bestimmung erfüllen, an und für sich nicht wahrnehmbar, wohl aber an seinen Aeusserungen und an seinen Wirkungen auf das Gemeingefühl des Menschen und an seinem Ausdruck im äusseren Menschen erkennbar.

Ein unzertrennlicher Gefährte der Gesundheit ist ein unbeschreibliches im ganzen Menschen sich aussprechendes behagliches Gefühl des Wohlseyns, bey welchem die Seele ihren Körper mit der größten Leichtigkeit beherrschet, und sich durch keinen Theil desselben, durch keine Thätigkeit desselben belästigt fühlt. Sie denkt, ohne die dabey vorgehenden Bewegungen im Gehirne auch nur auf die leiseste Weise zu spüren. Sie bewegt die Muskeln, ohne die dabey zu überwindende Schwere der zu bewegenden Theile zu empfinden. Das ganze Geschäft der Verdauung gehet vor sich, ohne daß der Mensch sich desselben bewußt ist, und ohne daß die Seele die Theile und ihre Thätigkeit nur im geringsten fühlet. Das Herz und das Gefäßsystem üben ihre Verrichtung, ohne der Seele irgend einen bestimmten Eindruck davon zukommen zu lassen. Das wichtige Geschäft der Respiration gehet frey, uns unbewußt und das Gefühl des Wohlseyns nie störend vor sich.

Der gesunde Mensch hat eine mäßig gespannte pralle Haut, eine lebhafte Farbe derselben, derbe wohl genährte Muskeln, weniger Zellgewebe und Fett, einen vollen kräftigen mäßig langsamen Puls, glänzende Augen, Bestimmtheit in Bewegung der Muskeln, Ausdruck im Gesichte besonders in den muskulösen Theilen um Mund und Nase, Reinheit und Stärke der Stimme, aufrechte Haltung des ganzen Körpers, Sicherheit und Festigkeit des Schritts, gute Eßlust und Verdauung, gute und kräftige Ausleerung des Stuhlgangs und Urins, freye und vollkommene Thätigkeit aller Sinne, bey mäßigen Eindrücken Ruhe des Geistes und

Gemüths, bey stärkeren lebhafte Empfindung und Wahrnehmung, aber auch kräftige Gegenwirkung. Mit Leichtigkeit wird ihm zu Theil hohe Aufmerksamkeit und Beobachtungsgeist bei leichter Fassungskraft, Scharfsinn, Lebendigkeit der Phantasie und gutem Gedächtnisse, Festigkeit und Bestimmtheit der Grundsätze. Ihn verläßt nie der Frohsinn und das Wohlwollen gegen die ganze Menschheit, er behält Bescheidenheit und Humanität im Glücke, Stolz und Muth im Unglücke.

Tritt von Zeit zu Zeit, was auch der vollkommensten Gesundheit eigen ist, die zu neuer Belebung einer stets regen Thätigkeit des Organismus nothwendige, und nach den Tages = Monaths = und Jahres = Abschnitten der Zeit, wie nach den Alters = Abschnitten des Lebens in ihrer Art und ihrem Grade verschiedene Abspannung und Schwäche des Organismus ein, so verlieret dieselbe sich allemahl nach einiger Zeit wieder von selbst, ohne daß die Gesundheit dadurch herabgesetzt würde: vielmehr liegt eben in der Verminderung der Thätigkeit der Grund neuer Restauration, und es gehet nach solchen Zeiten der Abspannung des Organismus die Gesundheit desselben jedesmahl verjüngt hervor. Eben diese Abwechselung ist das jedem Organismus eigenthümliche Mittel, sich selbst gesund zu erhalten.

Die Gesundheit des Menschen ist unbestritten an der Kette der Erdengüter das erste und wichtigste Glied: ohne sie fehlt dem Menschen, wenn er auch alle Reich=

thümer der Erde im Ueberflusse besäße, so gut wie Alles, indem er das Mittel zum Genuß entbehrt. Und doch — wie unzählige Gefahren drohen nicht von allen Seiten der Gesundheit des Menschen! Ist aber der Mensch mit physischer Selbstkenntniß ausgerüstet, so finden viele Gefahren der Gesundheit schon gar nicht statt, insofern er selbst derselben dann keine Gefahren bereiten wird, und insofern viele, die von außen kommen, an ihm vorbeigleiten, weil er, durch jene Kenntniß belehrt, ihnen auszuweichen, oder doch wenigstens ihren Nachtheil zu verringern oder abzuhelfen verstehet. Befallen aber demungeachtet doch Krankheiten den Menschen, so wird ihre Heilung dem Arzte unendlich erleichtert und vergewissert, wenn es dem Kranken nicht an jener Kenntniß fehlt.

Betrachten wir ferner diese Kenntniß auch in Rücksicht ihres Einflusses auf das Gesundheitswohl anderer Menschen, so erhellet, daß wir durch sie in den Stand gesetzt sind, das Physische anderer Menschen richtig zu beurtheilen, und ihnen, wo es an jener Kenntniß fehlt, mit Belehrung und Rath zu ihrem Heile zur Hand zu seyn, auch insbesondere die physische Erziehung der Unmündigen mit Sicherheit zu leiten und zu ordnen.

Endlich dürfen wir auch nicht unbeachtet lassen, daß diese Kenntniß wirklich nicht wenig beiträgt, uns über unsere eigene Bestimmung Aufschlüsse zu geben und uns zur Auffindung einer wahren Pädagogik nicht nur unserer physischen, sondern auch selbst unserer intellectuellen und moralischen Kräfte zu führen. Wie kann überhaupt Selbstachtung statt finden, wenn keine Selbstkenntniß vorausgehet!

Hat nun die physische Selbstkenntniß, wie wir schon aus dieser kurzen Betrachtung abnehmen können, wirklich einen so hohen Werth; so verdient sie auch insbesondere auf Schulen schon getrieben zu werden. In wie vielen Dingen wird heut zu Tage die Jugend in Schulen unterrichtet! Warum nicht vor allen anderen auch in der Kenntniß der Werkzeuge des Lebens, und in der Kunst, sie so zu behandeln, daß sie immer bei guten Kräften bleiben und keinen Schaden leiden? Wie unendlich viel mehr würden Schulen zur Beglückung der Menschheit beitragen, wenn überall Unterricht in der physischen Selbstkenntniß ertheilt würde! Wie um so viel dankbarer würde allen Menschen das Andenken an die Schule seyn, wenn sie sich sagen könnten: ihr verdanke ich es, daß ich mich selbst kennen und frühe den Weg, meine Gesundheit zu erhalten, finden gelernt habe.

Es ist in unseren Zeiten unter den mehresten Ständen zur höchst verderblichen Mode geworden, die Jugend eine Menge von Sachen lernen zu lassen, welche gerade für sie nichts weiter für sich haben, als daß sie an sich ihnen eine angenehmere Beschäftigung gewähren, als die, welche sie ihrem Stande und Vermögen nach für ihren künftigen Beruf brauchen. Ist es nicht grade, als wenn die Jugend recht absichtlich dahin gebracht werden sollte, daß sie in der Folge ihres Lebens ja nicht in der Erfüllung der ihnen ihrem jedesmaligen Stande nach zukommenden Berufspflichten eine angenehme Beschäftigung finden? Ist es nicht recht, als wenn ihnen ihre künftigen Berufspflichten schon frühe verleidet werden sollten? Man zerbricht sich in unseren Zeiten ordentlich den Kopf über die Frage: was die Kinder alles lernen müssen. Mögte man sich doch diese Frage nur auf die natürlichste Art beantworten. Da einst der König Agesilaus befragt wurde, was die Knaben lernen müßten, antwortete er: das, was sie noch als Männer brauchen können.

Eltern und Lehrer! Trefft doch bei euren Kindern in Hinsicht dessen, was sie lernen sollen, die rechte Wahl. Ihr wendet so viel auf, ihnen Kenntnisse allerlei Art, von denen manche ihnen wohl gar wirklich ganz entbehrlich sind, beizubringen; ihr bemühet euch, sie mit Völkern und Ländern bekannt zu machen: zeigt ihnen doch auch frühe die Karte des menschlichen Körpers, und bringt ihnen richtige Begriffe von dessen Theilen, Kräften und Verrichtungen bei; in dieses Land haben sie ihr ganzes Leben hindurch täglich zu reisen. Vergesset über alles andere, wodurch ihr für den Geist eurer Kinder sorgen zu müssen glaubt, vergesset es doch ja nicht, ihnen jene alte berühmte Inschrift am Tempel der Weisheit zu Delphi: Γνωθι σεαυτον! (Lerne dich selbst kennen!) frühe schon als eine für alle Menschen wichtige und nothwendige Lehre zu zeigen!

Versäumet es doch ja nicht, frühe schon bei ihnen an der Gründung der Ueberzeugung zu arbeiten, daß ohne physische sowohl, als moralische Selbstkenntniß keine rechte Selbstachtung statt haben kann, die doch zu einem frohen und würdigen Leben, zu einem Leben für Zeit und Ewigkeit so unentbehrlich ist.

2.

Die physische Erziehung der Kinder im ersten Lebensjahre.

Wem die Natur die Wohlthat, Kindern Leben gegeben zu haben, verliehen hat, dem hat sie eben dadurch auch die große und wichtige Pflicht auferlegt, ihnen dasselbe zu erhalten und sie glücklich zu machen. So verdienstlos es für die Menschen ist, Kindern das Leben zu geben, so groß ist das Verdienst derselben, wenn sie die durch jene Wohlthat ihnen auferlegte Pflicht treu und vollkommen erfüllen. Freilich hat diese Erfüllung ihrer Pflicht ihre großen Schwierigkeiten; die Ueberwindung dieser Schwierigkeiten wird aber durch die den Menschen eingepflanzten Gefühle der Vater = und Mutterliebe zu ihren Kindern leicht, wird wahrhaftig beseligend. Wer sollte also nicht gern lernen wollen, was zur Erfüllung jener Pflicht erfordert wird?

Ich will hier nicht von der physischen Erziehung der Kinder überhaupt, sondern nur von der physischen Erziehung des Kindes von der Geburt an bis zu dem Ende des ersten Lebensjahres, in welcher Zeit am mehrsten gefehlt wird, handeln, und dieselbe nur in dem ersten Zeitpunkte oder Abschnitte des ersten Kindsalters schildern. In diesem Abschnitte des ersten Kindsalters ist der Wachsthum schneller, als im ganzen übrigen

Leben *), es gehen die Fortschritte des Körpers den Fortschritten des Geistes voran, es werden die mächtigsten Anstrengungen der Natur zur Entwickelung des Menschen gemacht. Vom 6ten oder 7ten Monate an aber stellt die weise Natur selbst ihren eigenen Anstrengungen durch das Zahnen ein Hinderniß entgegen, durch welches die bis dahin mit großer Geschwindigkeit gefolgten Fortschritte in der Entwickelung einige Zeit aufgehalten werden.

In diesem Abschnitte des ersten Kindsalters kommt auf die physische Behandlung des Kindes alles an. Weil aber in derselben so leicht und viel versehen werden kann, und auch wirklich gefehlt wird, so kann man auch annehmen, daß der größte Theil der Menschen eben dadurch in dieser Lebensperiode aus der Welt gebracht wird. Der durch des Schöpfers Weisheit eingepflanzten Natur fällt dieses frühe Sterben keineswegeges zur Last. Wie könnte der Mensch geboren werden, um gleich wieder zu sterben, wie könnte er, nachdem er kaum seine Existenz begonnen hat, durch die Natur sogleich wieder vernichtet werden! —

Wenn das Kind geboren wird, so kommt es in ein ganz neues, viel weniger mildes, und sich lange

*) Daher ist es auch zu erklären, wie der Mensch am Ende seines dritten Lebensjahres schon die Hälfte der Größe erlangt haben kann, zu welcher sein ganzer Wachsthum überhaupt gelanget.

nicht so gleich bleibendes Element, als das bisherige war. Dabei tritt das Bedürfniß einer ganz neuen Ernährungsart seines Körpers ein, wozu viele und große Veränderungen in dem kindlichen Organismus vorgehen müssen.

Man hört kleine Kinder oft schon gleich nach der Geburt, oft späterhin, ja nach Wochen und Monaten noch häufig schreien, und sucht dann allemal dem Geschrei so bald als möglich entweder, weil man nicht anders glaubt, als daß es aus Hunger geschiehet, durch Darreichung der Brust, oder, weil man es immer von Blähungen und Kneifen im Bauche ableitet, durch Einflößung von Thee, oder, weil man es immer für ein Zeichen wirklicher Krankheit hält, durch Eingeben von Arzneien, oder auch wohl durch Betäubung des Kindes durch Singen und Zischen vor den Ohren des Kindes, durch starkes Wiegen, Schütteln und Herumtragen auf die verkehrteste Weise abzuhelfen, und macht durch die auf solche fixe Idee gegründete Behandlung, durch welche man gemeiniglich die wahre Ursache ganz verfehlt, und oft etwas ganz Verkehrtes thut, daß das Kind eben dadurch erst krank wird.

Das Schreien des Kindes ist oft nichts anders, als ein Bestreben der Natur, die Entwickelung gewisser Organe und den neu begonnenen Kreislauf des Bluts zu befördern, und gewisse Hindernisse der freyen Thätigkeit des selbstständig gewordenen Organismus zu entfernen. Es ist oft nichts anders, als ein natürliches

Verlangen nach Unterhaltung und Zerstreuung, welches durch Stille und Finsterniß beim wachenden Zustande des Kindes erregt wird, und Trieb nach Entwickelung und Uebung der Empfindungswerkzeuge anzeigt. Gar häufig ist es aber auch als eine laute Beschwerde über Ungemach durch die Behandlung selbst anzusehen. Entweder ist das Kind am Leibe zu fest gewickelt, oder es ist die freie Bewegung der Füße und Arme durch das Wickeln, oder durch die sogenannten Stechkissen zu sehr beschränkt, oder das Kind ist durch Stuhl- und Urin-Ausleerung zu sehr naß und verunreiniget, oder es wird nicht gleichmäßig warm gehalten, oder es hat zu heiße Umgebungen, oder die Luft zum Athemholen ist durch das gewöhnliche Ueberdecken oft dicker Tücher zu sehr beschränkt, oder es wird unvorsichtig kalter Luft oder einem Zuge ausgesetzt, oder die empfangene Nahrung verursacht dem Kinde Schmerzen im Magen, oder in den Gedärmen, entweder weil ihre Beschaffenheit nicht rechter Art gewesen ist, oder weil sie dem Kinde zu häufig, oder nicht oft genug, oder nicht reichlich genug, oder nicht in der gehörigen milden warmen Temperatur dargereicht wurde, oder es werden dem Kinde ihm von Natur zuwidere Gegenstände zur Umgebung aufgedrungen, oder das Kind wird zu oft im Schlafe gestört, und was dergleichen mehr ist.

Es ist bei der physischen Erziehung der Kinder im ersten Lebensjahre von großem Nutzen, nicht ein jedes mäßiges Schreien der Kinder, besonders wenn sie aus dem Schlafe kommen, gleich wegschaffen zu wollen, bei heftigerem Schreien aber sich die verschiedenen möglichen Ursachen desselben so zu vergegenwärtigen, daß man die wahre Ursache desselben frühe aufzufinden im Stande ist, und nicht etwas Verkehrtes thue, und das Kind krank mache, insbesondere aber auf die leicht zu erkennende Verschiedenheit des Schreiens aus Hunger von dem aus wirklichen Schmerzen im Bauche zu achten.

Ein mäßiges Schreien der Kinder ist ihnen von wesentlichem Nutzen. Es entwickelt, übt und vervollkommnet die Kräfte des Körpers überhaupt und der Respirationsorgane insbesondere, vertreibt die Blähungen, zertheilt leicht mögliche Stockungen aller Art, befördert den Blutumlauf und bewirkt eine gleichmäßige Vertheilung der Säfte. Mögte ich doch allen unerfahrnen und besorgten Müttern um ihrer eigenen Ruhe willen dieses zur Ueberzeugung machen können!

Gehen wir die verschiedenen physischen Einflüsse durch, denen Kinder von der Geburt an bis zu Ende des ersten Lebensjahres ausgesetzt sind, und vergleichen damit die verschiedenen Bedürfnisse des Kindes in diesem Alter, so läßt sich am ehesten lernen und gegenwärtig erhalten, was man in Hinsicht der physischen Erziehung der Kinder in ihrem ersten Lebensjahre zu beobachten hat.

Das Kind ist der Luft, dem Lichte, dem verschiedenen Wärmegrade und den ihm dargereichten Nahrungsmitteln ausgesetzt, und unter diesen Einflüssen soll das

Kind vollkommen ernährt werden, wachsen und sich entwickeln an physischen und geistigen Kräften, wozu zweckmäßige Vorbereitung und Uebung dieser beiderseitigen Kräfte Bedingung ist.

Soll ein Kind die wohlthätige Einwirkung der reinen athmosphärischen Luft auf seinen gesammten Organismus erfahren, und soll die Luft nicht nur die einzelnen Thätigkeiten desselben befördern, sondern auch dieselben untereinander in der zum Wohl des ganzen Organismus erforderlichen Harmonie erhalten; so ist zuerst und vor allem nothwendig, daß bei dem Kinde die größte Reinlichkeit beobachtet wird.

Das Kind muß deshalb schon gleich nach der Geburt von dem käsichten Ueberzuge, mit welchem es zur Welt kommt, an allen Theilen seines Körpers befreiet werden. Dieses geschiehet durch sorgfältiges Waschen mit warmem Kleywasser, an den Stellen, wo jener Ueberzug am stärksten und nicht leicht wegzuschaffen ist, durch Einreiben desselben mit etwas erwärmtem reinen Baumöhle, und durch Anwendung eines lauen allgemeinen Bades von warmem Kleywasser, welches aber natürlich keine Kleyen selbst enthalten darf. Bei dieser ersten Reinigung ist es auch vorzüglich zu empfehlen, daß die Geburtstheile, besonders bei kleinen Mädchen, von dem in die Oeffnung eingedrungenen Kindsschleime durch Auswaschen befreiet werden, jedoch ohne dabei die Theile gewaltsam auszudehnen, oder sonst unvorsichtig und auf eine grobe Weise zu handhaben. Unmittelbar

nach

nach geendigtem Waschen und Baden ist das Geschäft des Abtrocknens und Abreibens aller Theile mit erwärmten weichen leinenen Tüchern so schnell als möglich vorzunehmen, damit kein Verdunsten des Wassers auf der Haut, wodurch sogleich schon eine Erkältung des Körpers geschehen kann, statt finden könne.

Um der Reinigkeit der ganzen Oberfläche des Kindes willen ist das Waschen über den ganzen Leib, besonders auch den Kopf, mit reinem lauen und weichen Wasser täglich fortzusetzen. Nach vier Wochen darf man das Wasser zum täglichen Waschen schon etwas kühler nehmen. Dieses Waschen muß aber nie gleich nach dem Erwachen des Kindes, sondern immer erst einige Zeit nachher geschehen. Viele Menschen haben und verbreiten den Aberglauben, daß der Kopf, so lange die große Fontanelle noch nicht geschlossen ist, nicht gewaschen werden dürfe, und lassen deshalb oft den ganzen Kopf mit einer Kruste bedeckt werden, die demselben das Ansehen giebt, als wäre er mit einem schwarzen schuppigen Käppchen bedeckt. Dieses ist aber in mehrerer Hinsicht nachtheilig, und muß es allein schon aus dem Grunde seyn, weil durch die sich erzeugende Kruste alle Ausdünstung des Kopfes gehindert wird.

Außerdem wird die Reinigkeit des Kindskörpers noch mehr befördert, wenn das Kind vom Anfange seines Lebens an wöchentlich zwei- oder doch wenigstens einmal in reinem lauen Wasser, anfangs fünf Minuten, allmählig aber bis zu 15 Minuten lang gebadet wird.

Dieses Baden während dieses ganzen Lebensabschnittes fortgesetzt, hat auch übrigens auf die Entwickelung und die Gesundheit des Kindes den mannigfaltigsten Nutzen. Man muß aber bei dem Baden beständig darauf sehen, daß die Brust oder der Bauch oder die Arme oder Füße des Kindes nicht über dem Wasser hervorragen, oder wenn dieses seyn sollte, daß sie doch wenigstens immerfort mit Wasser übergossen oder mit einem durchnäßten wollenen Tuche bedeckt werden. Auch der Kopf muß beständig naß gehalten werden. Wenn Kinder große Aengstlichkeit im Wasser entweder durch Geberden zeigen, oder durch ängstliches Schreien verrathen, so kann man sie oft allein schon dadurch beruhigen, wenn man sie während des Badens an den Händen anfaßt.

Eben um der Reinlichkeit willen ist es auch nothwendig, daß alle Umgebungen des Kindskörpers beständig rein erhalten werden. Die Leibwäsche des Kindes muß täglich, die zum Auffangen des Urins untergelegten Tücher so oft sie durchnaßt sind, die übrigen Kleidungsstücke wochentlich wenigstens ein= oder zweimal, und die Bettbedeckungen wenigstens alle vier Wochen gewechselt werden. Es ist wahrlich kaum glaublich, wie viel die Reinlichkeit zum guten Gedeihen der Kinder beitragen kann. Kinder, bei denen dieselbe versäumt wird, werden, auch wenn sie die reichlichste und beste Nahrung bekommen, doch gemeiniglich schwächlich und elend. Zur Beobachtung der Reinlichkeit bei Kin=

dern ist wahrlich nicht Reichthum nothwendig. Ich habe oft bei Wohlhabenden und Reichen über die Nothwendigkeit der Reinlichkeit bei Kindern tauben Ohren geprediget, und dagegen von unbemittelten Eltern, die aber als moralisch gute Menschen den Willen hatten, ihre Pflichten gegen ihre Kinder so zu erfüllen, wie ich es sie lehrte, die höchste Reinlichkeit bei ihren Kindern beobachten sehen.

Soll ein Kind die wohlthätige Einwirkung der reinen athmosphärischen Luft erfahren, so ist ferner nothwendig, daß dem Kinde auch die reine durch die Sonne erleuchtete Luft nicht entzogen werde.

Man muß deshalb in den Kinder- und Wochenstuben die Luft möglichst rein zu erhalten suchen, indem man nichts die Luft durch seine Ausdünstung Verunreinigendes in dem Zimmer aufbewahrt und vornimmt, die Fenster durch Vorhänge oder Vorsätze nicht zu sehr verdunkelt, täglich die Zimmerluft durch Zulassung der freien Luft am Tage erneuert, und sich alles Räucherns mit Rauch oder Dampf gebenden wohlriechenden Dingen enthält, und das Gesicht des Kindes während des Schlafs in seinem Bette oder seiner Wiege nicht so sehr zudeckt, daß ihm der Zugang der Luft und des Lichts ganz versperrt wird, und daß es genöthigt wird, die unter der Bedeckung eingeschlossene durch Ausathmen untauglich gewordene Luft mehrmals wieder einzuathmen. Das Ausbreiten eines dünnen Flors würde das Gesicht des schlafenden Kindes für Staub, Fliegen und Mücken zureichend schützen, ohne die freie Respiration der im Zimmer circulirenden Luft zu hindern.

Ferner gehöret dazu, daß man das Kind bei milder Jahreszeit und Witterung und zu einer guten Tageszeit wohl verwahret täglich eine kurze Zeit in die freie Luft, nicht aber in dumpfige oder morastige Straßen, sondern ins Grüne tragen oder fahren läßt. Selbst im Winter kann man Kinder bei stillem Wetter bei einer Kälte von 1 bis 5 Grad unter Null in die freie Luft bringen. In den rauheren Jahreszeiten muß man freilich im Anfange vorsichtig seyn. Bei fortrückender Zeit gewöhne man dann aber die Kinder immer mehr an die Luft.

Wenn gleich der Grundsatz fest gehalten werden muß, daß Kinder im ersten Lebensjahre mehr Wärme bedürfen, als in den folgenden, und in der ersten Zeit des ersten Lebensjahres mehr als in der zweiten Hälfte desselben, so dürfen dieselben doch auch nicht zu heiß — aber auch nicht zu kalt — gehalten werden. Hiebei kömmt es vorzüglich auf die Bekleidung des Kindes, auf die Beschaffenheit seines Lagers im Schlafe und die Wärme im Zimmer an.

Was die fast allgemein gebräuchliche Bekleidung der ganz jungen Kinder anbetrifft, so ist außer einer leinenen Nabelbinde, dem nach hinten zu offenen Hemde und dem in ein Dreieck zusammengeschlagenen, unter die Mitte des Leibes gelegten, und um die Schenkel gewundenen leinenen Tuche, das mäßige Wickeln mit einer breiten flanellenen oder von Wolle gestrickten Binde, ungeachtet einiger dagegen gemachter Einwendungen, von Nutzen, weil durch eine solche Umwickelung der doppelte Zweck, daß der Leib des Kindes gleichmäßig warm erhalten, und zugleich demselben eine gewisse Festigkeit zur gefahrlosen Handhabung desselben gegeben wird, gar wohl erreicht werden kann. Es ist aber bei diesem Wickeln wesentlich nothwendig, nicht nur die Arme und Beine frei zu lassen, damit das Kind nicht an der freien Bewegung derselben gehindert wird, sondern daß auch das Wickeln nur bis an die Herzgrube geschiehet, um den Respirationsorganen durchaus keinen Zwang anzuthun. Damit aber die oberen Theile zureichend warm erhalten werden, so wird dem Kinde ein mit langen Aermeln versehenes, mit dünnem Flanell gefüttertes Jäckchen von Zitz oder Piquet angethan. Um beide Füße wird eine kleine wollene, gegen den Leib des Kindes zu mit einem leinenen Tuche belegte, über die Füße herabreichende Decke gewunden, und dieselbe von unten zu wieder umgeschlagen; jedoch muß dieses nur locker geschehen, damit den Füßen das Beugen und Ausstrecken derselben möglich wird. Außerdem werden die Kinder noch auf ein sogenanntes Stechkissen gelegt, welches vorn über einander geschlagen und mit Bändern zusammen gebunden wird. Dieses hat allerdings den Nutzen, daß nicht nur alle übrigen genannten Bekleidungsstücke dadurch zusammengehalten werden, sondern auch der Kopf dadurch zugleich eine Unterstützung bekommt. Eine solche gebräuchliche Bekleidung des Kindes kann ein Kind gleichmäßig warm erhalten, entspricht auch den übrigen Erfordernissen bei der Bekleidung desselben. Dennoch aber scheint mir der Umstand, daß sie aus so vielen einzelnen Stücken bestehet, und deshalb so viele Zeit zur Anlegung derselben erfordert, eine zweckmäßige Abhülfe zu verdienen, und ich bewundere, daß die Erfindungskraft der Damen nicht schon eine zweckmäßige Abänderung der Bekleidung der Kinder an den Tag gebracht hat.

Viel einfacher kann die Bekleidung der noch ganz kleinen Kinder zum wenigsten dann seyn, wenn man dieselben, wenigstens so lange sie noch liegend erhalten werden müssen, in eigene kleine Behältnisse legt, und in denselben trägt. Hiezu sind das Toscanische Schlafgehäuse (Arcuccio), der Hamburgische und Sartorfische Kinderwächter, das Odenseesche Schutzbettchen oder der Kinderbeschirmer (Börnevogter) und mehrere andere Sicherungsmaschienen in Vorschlag gebracht worden.

Daß der Kopf der neugebornen Kinder mit einer leichten, nicht zu warmen und nicht zu engen Mütze bedeckt wird, ist ganz zweckmäßig. Auch ist es nicht zu tadeln, daß eine solche Mütze so lange fortgetragen wird, bis der Kopf mehrere Haare bekommen hat, und die Fontanellen und Näthe am Kopfe sich mehr geschlossen haben.

Ist das an dem Nabel der Kinder befindliche Ende der Nabelschnur abgetrocknet und gelöset, so ist es doch von Nutzen, daß die Nabelbinde noch acht, auch nach Umständen wohl 14 Tage lang umgebunden wird, um den Nabel zureichend zu sichern, damit er nicht bei dem Schreien des Kindes zu sehr hervortrete, oder damit nicht wohl gar Nabelbrüche entstehen.

Sobald die Kinder anfangen, schon einige Zeit wach zu bleiben, ist es von Nutzen, dieselben eine halbe oder auch wohl ganze Stunde lang ungewickelt aber doch wohl bedeckt liegen zu lassen. Auch ist es heilsam, die Kinder bei dem täglichen Umkleiden über den Kopf, die Brust, den Bauch, den Rücken und die Schenkel mit der Hand gelinde zu reiben. Man braucht die Aeußerungen der Behaglichkeit eines Kindes dabei nur einmal gesehen zu haben, um sich zu überzeugen, daß dieses dem Kinde zuträglich seyn muß.

Sobald die Hals- und Nackenmuskeln des Kindes schon so viel Kraft gewonnen haben, den Kopf desselben gerade aufrecht zu erhalten, so ist es Zeit, die Kinder aus dem Steckkissen zu lassen, welches gemeiniglich sechs, höchstens acht Wochen nach der Geburt der Fall ist. Nach zwölf bis sechzehn Wochen kann man dann auch aufhören, die nun schon stärker und fester gewordenen Kinder zu wickeln, und den Kopf beständig bedeckt zu erhalten. Bis dahin müssen die Kinder nur liegend getragen werden, damit nicht die Rückenwirbel bei ihrer nachgiebigen Weichheit durch den beim Aufrechtsitzen statt findenden Druck des oberen Körpers leiden. Von da an aber kann man sie mit der gehörigen Vorsicht und Unterstützung unter beiden Armen aufrecht sitzend tragen.

Zur nachherigen Bekleidung paßt dann ein langes Unterkleid, anfangs und in der kälteren Jahreszeit von Flanell, späterhin und im heißen Sommer von Parchent, und darüber ein Kleid von Zitz oder dergleichen dünnem Zeuge, und dazu Strümpfe von Baumwolle, oder auch wohl im Winter von feiner Wolle. Sind die Kinder ein halbes bis drei Vierteljahr alt, so kann man ihnen leichte, gehörig weite, mit Bändern an den Füßen befestigte Schuhe anlegen.

Was von der Bekleidung in Hinsicht der Wärme gesagt ist, das gilt auch von den Betten. Da Kinder in der ersten Lebensperiode der Wärme bedürfen, so müssen sie in unserem Klima im Winter allerdings in Betten liegen; nur müssen die Betten nicht zu dick und nicht zu weich seyn. Im Sommer können die Kinder dieses Alters auch sehr wohl, zumal wenn die Kinderstube Sonne hat, auf Matratzen liegen und mit dicken wattirten Decken bedeckt werden. Das Erwärmen der Betten durch Kruken mit heißem Wasser, oder noch besser mit heißem Sande, muß mit Vorsicht geschehen, daß sie nicht entweder überhaupt zu heiß gemacht, oder einzelne Stellen derselben zu sehr durchhitzt werden. Die Kruken neben den Kindern in den Betten liegen zu lassen, kann leicht sehr nachtheilig seyn, und muß deshalb gänzlich vermieden werden.

Auch der Wärmegrad der Luft in den Kinderstuben verdient eine vorzügliche Rücksicht. Zu heiße Stuben erhitzen und schwächen Kinder offenbar, zu kalte hemmen die unmerkliche Ausdünstung und veranlassen leicht Krankheiten. 12 — 15 Grad Wärme nach Reaumür hält zwischen beiden die mittlere wohlthätigste Temperatur.

Wie neugeborne Kinder nur allmählig an die Luft gewöhnt werden müssen, so muß die Gewöhnung der Kinder an das Licht auch nur allmählig geschehen. In den ersten 12 Wochen, und ganz besonders zu Anfang ihres selbstständigen Lebens, müssen die Augen der Kinder für das helle Sonnen- und Kerzenlicht möglichst geschützt, und so allmählig erst an den Eindruck des Lichts auf dieselben gewöhnt werden. So sehr man in dieser Zeit allzustarke Erhellung des Zimmers verhüten muß, so sehr hat man auch allzustarke Verdunkelung des Zimmers zu vermeiden. Auch beim Heraustragen der Kinder in die freie Luft müssen ihre Augen wider das helle Sonnenlicht sorgfältig geschützt werden. Nach 12 Wochen können die Augen der Kinder den Reiz des Lichtes schon besser ertragen: ja es wird von dieser Zeit an schon mehrere Erhellung den Augen Bedürfniß. Weil im zweiten Vierteljahre die Sinne von äußeren Reizen afficirt zu werden anfangen, und das Kind zu sehen beginnt; so muß auch die Ausbildung der Sehkraft unterstützt und das Auge an eine mäßige Uebung dieser Kraft gebracht werden.

Zur activen Bewegung sind Kinder im ersten Vierteljahre wenig fähig: doch müssen sie zu derselben vorbereitet werden dadurch, daß man sie täglich eine kurze Zeit aus den Windeln läßt und durch gelindes Reiben mit der Hand die Thätigkeit der Muskeln zu wecken sucht. Man giebt deshalb den Kindern passive Bewegung theils dadurch, daß man sie herumträgt, oder in einem nicht stoßenden kleinen Wagen auf ebnen Wegen herumfährt, theils durch das Wiegen. Das Herumtragen der kleinen Kinder, sowohl wenn sie noch liegend erhalten werden müssen, als auch wenn sie sich schon aufrecht erhalten können, muß aber nie zu schnell geschehen. Es ist offenbar eine nachtheilige Gewohnheit der Wärterinnen, mit Kindern, besonders wenn sie schreien, wie toll im Zimmer herumzulaufen, oder sie auf dem Arme viel springen zu lassen. Das Springenlassen überhaupt, wenn es auch später geschiehet, muß nie gewaltsam vorgenommen werden.

Das Wiegen giebt Kindern in diesem Alter eine nicht unzweckmaßige passive Bewegung, wenn es mäßig verrichtet wird. Nie aber muß dasselbe während des Schlafs fortgesetzt werden, der in diesem Alter bei dem Kinde die mehreste Zeit ausfüllen muß, damit das vegetative Leben zur schnelleren und völlig freien Entwickelung gelangen könne, welches (wie aus der Abhandlung vom Schlafe schon bekannt ist) im Schlafe am vollkommensten geschiehet. Die beste Zeit, Kinder mäßig zu wiegen, ist, wenn sie in dem Zwischenzustande zwischen Wachen und Schlaf in die Wiege gebracht werden: sobald die Kinder aber dann schlafen, muß man mit dem Wiegen aufhören und nicht eher wieder anfangen, als bis dieselben wieder erwachen und in dem Mittelzustande zwischen Schlaf und Wachen sind, und dann so lange fortwiegen, bis sie völlig wach sind. Kinder, welche von Anfang an die Gewohnheit zeigen, aus dem Zustande des Wachens schnell, ja oft schleunig in den Zustand des Schlafs, und aus diesem eben so wieder in jenen überzugehen, sollten gar nicht gewiegt werden. Aber auch bei den Kindern, welche längere Zeit in dem Mittelzustande sind, muß man sie ja nicht daran gewöhnen, allemahl und sogleich, wenn ihr Schlaf durch irgend eine Veranlassung gestört oder unterbrochen wird, sie zu wiegen. Ueberhaupt sollte es Regel seyn, den Kindern im Schlafen freien Willen zu lassen, den Schlaf so wenig durch starkes Wiegen, oder Schaukeln auf dem Arme, oder durch Einsingen zu erzwingen, als ihn auf irgend eine Weise zu stören oder zu unterbrechen. Doch sollte man es sich, so viel es seyn kann, recht angelegen seyn lassen, die Kinder schon frühe daran zu gewöhnen, daß sie Nachts schlafen und am Tage mehr wachen.

Im zweiten Vierteljahre muß man dann die Kinder allmählig zur activen Bewegung vorbereiten, indem man sie durch das Aufrichten an eine sitzende Lage zu gewöhnen und allmählig immer mehr darin zu erhalten sucht. Späterhin legt man die Kinder auf den Bauch, und lehrt sie, sich auf den Armen zu stützen und die Knie fortzubewegen, so daß sie auf einem auf dem Fußboden ausgebreiteten Teppiche, oder im Freien auf einem trockenen Rasenplatze zu sitzen, zu liegen und zu kriechen anfangen. Dieses ist die leichteste und beste Art, die Kräfte der Kinder zu üben und die Muskeln zu stärken, daß sie von selbst frühzeitig und sicher gehen lernen. Jede Art, die Kinder durch Unterstützung und Beihülfe gehen zu lehren, ist gefährlich; dagegen ist es durchaus gefahrlos und der Natur gemäß, sie das Gehen von selbst lernen zu lassen.

Endlich habe ich auch noch von der Ernährung der Kinder in diesem Alter zu handeln. Die Natur, welche bestimmt hat, daß der Mensch seine Ernährung aus den durch den Mund aufgenommenen und durch die Verdauungs- und Assimilationswerkzeuge verarbeiteten Nahrungsstoffen hernehmen soll, hat die Veranstaltung getroffen, daß in den Brüsten der Mutter sich zur Ernährung des Kindes hinreichende Milch einfindet, und so lange immerfort in denselben bereitet wird, bis das Kind reif genug ist, auch andere Nahrungsmittel verarbeiten zu können. Daraus erhellet, daß die Natur bestimmt hat, daß das Kind von der Mutter durch ihre Milch ernährt werden soll. Eine gesundere Nahrung kann ein Kind wohl nicht bekommen, als die, welche die Natur für dasselbe bereitet und bestimmt hat. Eine Mutter, welche diese ihre von der Natur auferlegte Pflicht, ihr Kind zu säugen, erfüllet und dadurch dem Kind für dessen Gesundheit die größte Wohlthat erweiset, gewinnt dadurch auch für ihre eigene Gesundheit nicht geringe Vortheile, indem die Folgeleistung dieser Anordnung der Natur nicht nur für die Gesunderhaltung der Brüste und der Gebärmutter wohlthätig wirkt, sondern auch mancherlei anderweitigen Nachtheilen für die Gesundheit und das Leben der Mutter vorbeugt.

Die Milchabsonderung tritt entweder mehrere Stunden nach gänzlich beendigter Geburt, oder erst später, bisweilen erst am zweiten oder dritten Tage, bisweilen aber auch schon, gleichsam als ob die Natur ihre Vorsorge beweisen wollte, vor der Entbindung ein. Hat das Kind nach der Geburt ausgeschlafen, welches bei einem zeitigen Kinde gemeiniglich 4 — 6 Stunden nach dem ersten Einschlafen zu geschehen pflegt, so muß die Mutter ihr Kind anlegen und versuchen, ob es schon Milch in den Brüsten findet, oder nicht. Wenigstens aber muß sie doch ihr Kind nie später, als höchstens 12 Stunden nach der Geburt an beide Brüste ordentlich anlegen. Die erste molkenartige Milch der Mutter hat außer der ernährenden Eigenschaft auch noch eine den Darmkanal zur Ausleerung des Kindspechs reizende Eigenschaft, welche die erste Milch für das Kind ganz vorzüglich heilsam macht.

Das erste Anlegen des Kindes hat oft viele und große Schwierigkeiten. Entweder das Kind fühlt noch kein Bedürfniß zu saugen, oder es ist ein Mißverhältniß zwischen dem Munde des Kindes und den Brustwarzen der Mutter da, oder die Warzen stehen nicht genug hervor, oder es ist noch keine Milch vorhanden, oder das Kind ist zu schwach, oder das Kind ist nicht so gegen die Brust gelegt, daß die Warze gerade in den Mund des Kindes hängt, welches nur dann geschehen kann, wenn die Mutter das Kind recht queer vor ihrem Leibe und mit dem Kopfe genug nach innen zu legt, selbst recht aufrecht und mit der Brust vorwärts gebückt sitzt, oder das Kind wird nicht mit dem Kopfe fest genug angedrückt, oder die Mutter bringt nur die Warze allein und nicht auch zugleich den die Warze umgebenden Theil der Brust mit in den Mund des Kindes, oder die Mutter erhält beim Einbringen der Warze in den Mund des Kindes mit den Fingern der anderen Hand die Nase des Kindes nicht frei genug, oder vielmehr die Brust nicht genug von der Nase des Kindes ab, oder die Mutter hält, wenn das Kind einmahl die Warze genommen hat, sich oder das Kind nicht ruhig genug, oder das Zungenbändchen gehet bei dem Kinde zu weit vor, welches man vor der Untersuchung des Bändchens selbst schon daran erkennen kann, daß kein anderes Hinderniß zu entdecken ist, das Kind aber die Warze, nachdem es dieselbe kaum gefaßt hat, mit einem klatschenden Geräusche wieder fahren läßt, und das Kind die Zunge nicht bis über die Lippen vorbringen kann. Auf alle diese Umstände müssen Mütter, wenn das Säugen des Kindes nicht gehen will, Rücksicht nehmen, um zu erfahren, welches Hinderniß da ist. Will das Kind nur an der einen Brust nicht saugen, da es doch die andere ganz gut nimmt, so kann man oft dadurch, daß man das Kind an jene Brust von eben der Seite anlegt, von welcher es an dieser Brust trinkt, zu dem Ziele gelangen, daß beide Brüste gleich gut genommen werden. Hat aber die Milch in der einen Brust eine schlechte, dem Kinde widrige Beschaffenheit, vielleicht einen bittern oder auch salzigen Geschmack, welches bisweilen der Fall ist; so wird das Kind nie zum Annehmen einer solchen Brust zu bewegen seyn, und man wird sich mit dem Tränken des Kindes an einer Brust begnügen müssen.

Hat das Stillen der Mutter seinen guten Fortgang, so sehe man vorzüglich dahin, daß dasselbe auch möglichst in einer gewissen Ordnung geschehe. Wie es dem kindlichen Körper überhaupt eigenthümlich ist, daß er sich schneller consumirt, so ist dieses in dem ersten Vierteljahre ganz besonders. Es bedarf natürlich also auch des öftern Ersatzes. Anfangs ist es am dienlichsten, dem Kinde alle zwei Stunden die Brüste zu reichen, so lange dasselbe noch weniger auf einmahl zu sich nimmt. Gegen den Anfang des zweiten Vierteljahres bedarf das Kind schon einer größern Portion Milch auf einmahl; es muß aber dann die Brust auch seltener, am besten am Tage alle drei Stunden bekommen. Noch später braucht dem Kinde nur alle vier Stunden die Brust gereicht zu werden. Die Milch wird immer nahrhafter und wird dann langsamer verdauet, als es früher geschah, und es wird auch eine größere Portion Milch zur Zeit von dem Kinde weggesogen. Nachts muß das Kind vom Anfang an die Brust seltener bekommen, als am Tage. Es ist eine für Mutter und Kind gleich wichtige Regel, das Kind vom Anfang an daran zu gewöhnen, daß es die Nacht mehr schläft, und 5 — 6 Stunden ohne die Brust zu bekommen zubringt. Ohne eine gewisse Ordnung bei dem Stillen der Kinder einzuführen, wird der Verdauung wie der Ernährung des Kindes allemahl geschadet, und oft zu lebenslänglichen Fehlern dieser Verrichtungen des Körpers schon in dem ersten Lebensjahre der Grund gelegt.

Da die in den Brüsten befindliche Milch durch heftige Leidenschaften und körperliche Erhitzung leicht verändert werden und eine dem Kinde nachtheilige Beschaffenheit annehmen kann, so muß die Mutter, wenn Schrecken, Angst, Furcht, Aerger, oder sonst eine heftige Gemüthsbewegung, oder auch eine starke Erhizzung des Körpers bei ihr statt gefunden hat, sich allemahl erst die in den beiden Brüsten vorhandene Milch abziehen, und eine neue Füllung der Brüste abwarten, ehe sie dieselben dem Kinde wiederum darreichet.

Wenn

Wenn der unangenehme Umstand eintritt, daß einer Mutter im Laufe der Zeit des Stillens die Milch vergehet, so muß sie versuchen, durch eine nahrhaftere Diät und durch öfteres sanftes Reiben und Bewegen der Brüste die Absonderung der Milch wieder zu vermehren, und nöthigen Falls einen Arzt darüber befragen. Hat aber eine Mutter, sey es vom Anfang an, oder erst durch das Vergehen der Milch, nicht zureichende Nahrung für das Kind; so müssen demselben außer der Brust auch andere Nahrungsmittel gegeben werden. Im ersten Vierteljahre ist es jedoch am besten, wenn das Kind durch die Brust allein erhalten wird. Im zweiten Vierteljahre darf dem Kinde nur geriebener Zwieback, alte Semmel, feiner Gries, Sago und Salep in Wasser, oder halb Milch und Wasser gekocht und ein wenig Zucker hinzugethan gegeben werden. Mehlsuppen, welche unter den gemeinen Leuten zur Ernährung der Kinder angewendet werden, sind nachtheilig, in sofern sie zu Schleim, Würmern und Verstopfungen der Gekrösedrüsen Veranlassung geben. In dem dritten Vierteljahre können aber auch schon leichte und nicht fette Fleischsuppen von Hammel=, Hühner= und Taubenfleisch, auch Biersuppe gereicht werden. Eigentliches Trinken muß bei den Kindern nur erst im zweiten halben Jahre vorkommen, und dann darf nur Wasser mit Milch oder leichtes gut gegohrenes Bier, aber nicht zwischen dem Essen, gereicht werden.

So lange ein Kind noch keine Zähne hat, muß das Stillen fortgesetzt werden. Da nun die Kinder gewöhnlich in der Zeit vom 8ten bis 12ten Monathe Zähne bekommen, so ist dieses auch die eigentliche von der Natur bezeichnete Zeit zum Entwöhnen. In dieser Zeit des Zahnens aber bestimmt die Natur noch genauer einen Zeitpunkt als besonders geschickt zum Entwöhnen. Dieses ist die Zeit, wenn die Kinder die acht Schneidezähne haben, und die Natur gleichsam eine Pause macht, ehe die folgenden Zähne hervorkommen.

Bekommt die Mutter während des Stillens ihr Monathliches schon wieder, oder wird sie während des Stillens wieder schwanger, so darf sie das Stillen aufs höchste nicht länger fortsetzen, als bis sie das Monathliche zum dritten Mahle wieder bekommen sollte.

Kann eine Mutter ihr Kind nicht selbst stillen, so entstehet zwischen zwei anderen Ernährungsarten des Kindes die Wahl, nämlich zwischen dem Säugen desselben an einer Amme, und dem Aufziehen des Kindes ohne Mutter- und Ammenmilch. Unter diesen beiden Ernährungswegen verdient der erste unbestritten den Vorzug, da Menschenmilch unter allen Nahrungsmitteln für das zweckmäßigste gehalten werden muß.

Bei der Wahl einer Amme kommt es, abgesehen von den allgemeinen Erfordernissen zu einer guten Amme, zuerst und besonders darauf an, daß die Amme an physischen Eigenschaften der Mutter des Kindes so ähnlich als möglich sey, und mit derselben wenigstens in Rücksicht des Alters, der Gestalt, des Temperaments und der Zeit der Geburt so viel als möglich übereinstimme. Dieses ist eine Rücksicht, welche bei der Wahl einer Amme bisher gar nicht genommen worden ist, und auf welche auch selbst von Aerzten bisher wenig oder gar nichts gegeben worden ist, welche aber doch nach meiner innigen Ueberzeugung von großer Wichtigkeit für das Kind ist, und welche ich daher nicht genug empfehlen kann. Wählt man ja doch schon, wenn man einen jungen Baum verpflanzen will, für ihn ein Erdreich, welches der Muttererde, aus der man ihn genommen hat, möglichst ähnlich ist, damit er durch möglichste Gleichmäßigkeit der Ernährung desto sicherer wachse und gedeihe.

Was die allgemeinen Erfordernisse zu einer guten Amme anbetrifft, so darf sie nicht zu alt, nicht kränklich seyn, keine schlechten Zähne, triefende Augen, keine geschwollenen Drüsen, keine Geschwüre, keinen riechenden Athem, oder stinkenden Schweiß, keine schwitzenden Hände und Füße, keine Ausschläge auf der Haut, keinen veralteten Husten, keinen kurzen Athem, keine geschwollenen Füße haben, ihre Geburtstheile müssen eine gesunde Beschaffenheit, ihr After muß keine Hämorrhoidalknoten noch andere Geschwülste haben, sie muß nicht ihre monathliche Reinigung, noch weniger den weißen Fluß haben, ihre Brüste müssen beide eine gute Beschaffenheit und keine Narben haben, nicht zu fett, auch nicht zu schlaff und hängend seyn, sie müssen zureichend Milch absondern, aber nicht beständig laufen, ihre Brustwarzen müssen rein und gesund seyn, und keine fehlerhafte oder dem Munde des Kindes unangemessene Bildung haben. Ihre Milch muß weder zu dick und fett, noch zu dünne und mager seyn, weder einen üblen Geruch noch widrigen Geschmack haben. Die Farbe der Milch muß weiß, nur wenig ins Bläuliche schielend, und nicht zu flüssig seyn, bei dem Auftröpfeln auf den Nagel langsam ablaufen und demselben nur wenig anhängen, sie muß, wenn man sie in einem reinen und trockenen Glase ruhig hinstellt, nicht zu viel Sahne absetzen, sie muß, wenn man sie in Wasser tröpfelt, eine dünne leichte Wolke in demselben bilden, und sich nicht in Fäden ziehen, sie muß milde süß und im Geschmack etwas der Mandelmilch ähnlich kommen, und wenn man sie in das Auge tröpfelt, keine Schärfe verrathen. So schwer das Moralische einer Amme auch zu beurtheilen seyn mag, so muß doch ihr bisher geführter Lebenswandel mit berücksichtiget, und insbesondere auch darauf gesehen werden, ob sie geil, oder zänkisch, oder boshaft ist, oder bleibenden Kummer und Gram hat.

So nöthig es ist, bei der Wahl einer Amme auf alle diese genannten Umstände zu sehen, so nothwendig ist es auch, auf das Kind derselben sein Augenmerk zu richten, in sofern die Beschaffenheit des Kindes allerdings auch einen Beweis sowohl von der Gesundheit der Mutter überhaupt, als auch von einer guten Beschaffenheit und zureichenden Quantität der Milch abgeben kann.

Hat man nach diesen Grundsätzen eine Amme gewählt, so muß man nun auch Sorge tragen, daß die Nahrung des Kindes durch die Milch der Amme gesund erhalten werde. Man muß deshalb die Amme in Hinsicht des Stillens selbst alles das beobachten lassen, was oben von dem Stillen der Mütter gelehrt worden ist. In Ansehung der Nahrungsmittel muß man die Amme das Mittel halten lassen zwischen dem, was sie sonst zu essen gewohnt war, und dem, was die Mutter, wenn sie selbst gestillet hätte, genossen haben würde. Man muß sie in Hinsicht det übrigen Lebensweise nicht zu sehr von der bisher geführten abbringen, aber auch nicht gestatten, daß sie sich zu rauh hält.

Das Aufziehen der Kinder ganz ohne Brust erfordert außerordentlichen Fleiß, Sorgfalt, Reinlichkeit und Gewandtheit, und stehet sowohl dieserhalb, als auch weil es an sich dem Kinde nicht so zuträglich seyn kann, als die Ernährung desselben durch die Brust, den beiden erst angegebenen Ernährungsarten des Kindes sehr nach. Wer genöthiget ist, zu dieser Ernährungsart seines Kindes Zuflucht zu nehmen, bemerke darüber folgendes:

Das einfachste und natürlichste Getränk ist frisch gemolkene und abgekochte Kuh= oder auch Ziegenmilch, welche, um die Natur einigermaßen nachzuahmen, Anfangs mit 2 oder 3 Theilen abgekochtem Wasser vermischt wird. Allmählig wird aber dann mehr Milch und weniger Wasser zu dieser Mischung genommen, bis endlich das Kind reine Milch verträgt. Das Abkochen der Milch und des Wassers ist nothwendig, um beide der schwachen Verdauungskraft des Kindes leichter bezwingbar zu machen. Statt dieses Getränks kann auch die besonders von Hufeland *) empfohlne süße Molke, wenn sie gut zubereitet ist, mit Nutzen zum Aufziehen der Kinder ohne Brust angewendet werden.

Diese Getränke werden dem Kinde entweder mit einem kleinen Löffel, oder aus einer Tasse oder einem Glase gegeben, oder, wenn Kinder sie auf solche Weise nicht nehmen wollen, durch irgend ein eigenes Sauge-instrument. Das in Schweden gebräuchliche Saughorn (biberon), dessen Rosenstein und Armstrong gedenken, ist mir unbekannt. Das in England gebräuchliche Schiffchen (boat), welches auch in deutschen Fabriken jetzt von Porzellan nicht selten verfertiget wird, ist nicht unzweckmäßig. Besser aber sind noch die in Deutschland gewöhnlichen gläsernen Gefäße von konischer Gestalt mit einem engen Halse, an welchem ein durchlöcherter warzenförmiger Deckel von Horn, Holz, Silber oder Gold befestigt ist, über welchen man einen kleinen Schwamm legt und über denselben ein Läppchen feine Leinwand bindet. Statt dieser Gefäße kann man

*) In Dessen Schrift über die Inoculation der Blattern, S. 354 und 355.

im Nothfalle auch Medizingläser eben so zugerüstet anwenden. Alle diese Geräthschaften müssen aber an allen ihren Theilen nach jedesmahligem Gebrauche gehörig ausgespült, abgewaschen, gereiniget und getrocknet werden, und nie darf übrig gebliebenes Getränk in denselben stehen bleiben.

Um das Getränk beständig in Bereitschaft zu haben, kann man die Milch im Kühlen aufbewahren, das Wasser aber im Ofen oder über einer Lampe beständig warm erhalten, und zu jedesmahligem Gebrauche von beiden so viel zusammenmischen, als erforderlich ist. Sind Kinder in ihrem Alter so weit vorgerückt, daß sie unvermischte Milch vertragen können, so können sie in warmen Jahreszeiten dieselbe auch wohl unerwärmt bekommen.

Außer diesen Getränken muß den Kindern auch etwas dickere Nahrung beigebracht werden. Dazu ist offenbar ein Zwiebacksbrei das Beste. Man nimmt gut ausgebackenen, nicht ganz frischen Zwieback, weicht ihn einige Stunden in Wasser, drückt ihn stark aus, gießt kochendes Wasser darauf, so viel als nöthig ist, und läßt dieses einigemahl aufkochen, thut einen kleinen Theelöffel voll feinen weißen Zucker hinzu, rührt es tüchtig um, und läßt es abkühlen. Davon giebt man Kindern in den ersten vierzehn Tagen drei Mahl des Tags 8 — 10 Theelöffel voll, und allmählig dann etwas mehr.

Bei dem Aufziehen der Kinder ohne Brust wird es auch gemeiniglich nothwendig, daß dieselben wenigstens in der ersteren Zeit, um die Abführung des Kindspechs und die Einsaugung der genossenen Nahrung zu befördern, von Zeit zu Zeit etwas Saft bekommen, welchen man den Umständen nach von einem Arzte verschreiben lassen muß.

Indem ich diese Abhandlung schließe, erinnere ich nur noch, daß man, da bei der physischen Erziehung der Kinder in dem ersten Abschnitte der ersten Lebensperiode die Beobachtung so vieler an sich geringfügig und unbedeutend scheinender Umstände wirklich von großer Wichtigkeit ist, es doch ja nicht für überflüssig halten wolle, auf jede Kleinigkeit in Behandlung der Kinder Rücksicht zu nehmen. Gewiß viele Kinder sterben in dieser Zeit, weil man in ihrer Behandlung auf Kleinigkeiten scheinende Umstände nicht Rücksicht genug nimmt.

5.
Welche Umstände berechtigen eine Mutter, sich des Selbststillens zu begeben?

Wenn gleich durch die bei dem weiblichen Geschlechte im Allgemeinen getroffene Einrichtung des Schöpfers, daß Kinder nach dem angefangenen selbstständigen Leben auch eine Quelle der heilsamsten und angemessensten Nahrung bei ihrer Mutter finden, die Bestimmung der Mütter, ihre Kinder selbst zu säugen, deutlich genug ausgesprochen ist, so kommen doch mehrere Fälle vor, in welchen die Mütter sich der Erfüllung dieser ihrer Bestimmung entsagen müssen.

Wie es in so vielen anderen Stücken der ihre Pflicht vergessenden Menschen viele giebt, so findet man auch der Mütter genug, welche ihrer Bestimmung zuwider ganz ohne allen Grund die Pflicht des Selbststillens nicht anerkennen. Diesen habe ich hier nichts zu sagen, weil es meine Absicht nicht ist, hier eine Moral für sie zu schreiben. An diejenigen edlen Mütter, die vom Gefühle ihrer Pflicht durchdrungen, ihre Kinder gern selbst säugen wollen, aber nicht können, — nur an diese will ich hier reden, damit sie, wenn sie ihren Fall hier bemerkt finden, darüber, daß sie sich der Erfüllung der anderen Müttern nach dem Gange der Natur obliegenden Pflicht entsagen sollen, Trost und Beruhigung finden, und sich überzeugen mögen, daß es Fälle geben kann, wo es vielmehr ihre Pflicht ist, das Selbststillen aufzugeben.

Eine Mutter kann ihr Kind nicht selbst stillen, wenn sich gänzlicher Mangel der Milchabsonderung bei derselben findet, und diesem Mangel nach dem Urtheile sachverständiger Aerzte auf keine Weise abgeholfen werden kann. Dieses kann nun der Fall seyn, wenn die Brustdrüse so klein ist, und die Milchadern darin so fein und unvollkommen sind, daß keine Milchabsonderung in denselben statt finden kann. Dieses kann ferner der Fall seyn, wenn auch bei übrigens gut gebildeter Brustdrüse wegen gehabter allgemeiner Krankheiten, besonders auch wegen Mutterblutflüssen und daher entstandener Blutarmuth gar kein Zudrang der Milch nach den Brüsten geschicht. Dieses kann auch der Fall seyn, wenn wegen besonderer Krankheiten der Brüste selbst gar keine Milch in die Brüste kommt. Dahin gehören vorzüglich Verhärtungen in den Brüsten, nach gehabten Geschwüren in denselben, oder auch sonst geschehene Verwachsungen der Milchadern. Dieses kann endlich auch der Fall seyn, wenn eine Person im späteren Alter zuerst geboren hat, und die Milchadern wegen Alters schon keine Milch mehr zulassen.

Eine Mutter kann ferner auch ihr Kind nicht selbst stillen, wenn die Brustdrüse zwar Milch abzusondern und aufzunehmen im Stande wäre, aber die Beschaffenheit der Brustwarze das Stillen nicht zuläßt. Dieses kann der Fall seyn, wenn 1) die Brustwarze fehlerhaft gebildet ist, als daß das Kind sie zu fassen im Stande wäre; 2) wenn die in der Brustwarze vereinigten Oeffnungen der Milchadern so verwachsen sind, daß die in der Brustdrüse befindliche Milch nicht ausfließen kann; 3) wenn die übrigens gesund scheinenden Brustwarzen eine so übergroße widernatürliche Empfindlichkeit haben, daß die Mutter nicht ohne die empfindlichsten und wohl gar zu Ohnmachten und Convulsionen führenden Schmerzen das Saugen an den Warzen ertragen kann, wie ich selbst einige Mahle zu beobachten Gelegenheit gehabt habe; 4) wenn wegen Versäumung zweckmäßiger Mittel sowohl zur Vorbereitung der Warzen während der Schwangerschaft, als auch zur Stärkung und Heilung der Warzen nach dem angefangenen Selbststillen die Warzen zu sehr durchgesogen und so übel zugerichtet sind, daß die Mutter deshalb den Schmerz beim Anlegen und beim Säugen des Kindes nicht mehr ertragen kann.

Wenn nun aber auch kein wirkliches Unvermögen zu stillen da ist, so können doch mehrere andere Gründe vorhanden seyn, wegen welcher die Mutter nicht selbst stillen darf, ohne entweder sich selbst, oder ihrem Kinde, oder beiden zugleich Nachtheil und Gefahr zu bringen, wo es also ihre Pflicht erfordert, und wo sie berechtigt ist, sich des Selbststillens zu begeben.

So darf eine Mutter nicht selbst stillen, wenn

1) sie mit ansteckenden Krankheiten behaftet ist, z. B. mit der Lustseuche, der Krätze, bösartigen Flechten, dem Krebse und dgl. In allen diesen Fällen würde die Ansteckung unfehlbar auf das Kind übergehen, und dasselbe in Gefahr bringen.

2) Wenn sie entweder die Lungensucht schon wirklich hat, oder doch, zumal wenn schon ihre Eltern dieselbe hatten, schon nahe daran ist, dieselbe zu bekommen.

3) Wenn sie eine offenbare schon ererbte Anlage zur Gicht, zu Skropheln, zur Epilepsie und zum Wahnsinne hat, oder wohl gar an einer von diesen Krankheiten schon wirklich leidet. In diesem wie in dem vorhergehenden Falle würde sie Gefahr laufen, jene Krankheiten auf das Kind überzutragen.

4) Wenn sie bei einer zarten Organisation überhaupt auch besonders nervenschwach und reizbar ist, und leicht Krämpfe und andere Nervenzufälle bekömmt. Hier würden Mutter und Kind durch das Stillen leicht bedeutenden Schaden nehmen können.

5) Wenn sie entweder schon vor der Entbindung von heftigen hitzigen Fiebern, z. B. Entzündungen, befallen wurde, oder doch nach der Entbindung in den Wochen solche Krankheiten bekommen hat. In Fällen dieser Art kann besonders dann, wenn eine reichliche

Milchabsonderung vorhanden ist, gar häufig die fortgesetzte Ausleerung der Milch aus den Brüsten für die Mutter gar wohl von Nutzen, für das Kind aber nur schädlich seyn. Es muß daher für das Kind eine andere Ernährungsart gewählt, der Mutter aber die Milch durch andere Personen oder durch Saugegläser ausgezogen werden.

6) Wenn zwar Milchabsonderung statt findet, auch ihre Ausleerung gar wohl geschehen kann, aber ihre Beschaffenheit so verändert ist, daß die Milch dem Kinde keine zuträgliche Nahrung seyn kann, und die veränderte Beschaffenheit derselben sich nicht wohl durch Diät oder Arzneimittel abhelfen läßt.

7) Wenn bei einer Mutter eine so häufige Absonderung statt findet, und die Milch so reichlich ausläuft, daß die Mutter dadurch entkräftet und ausgezehrt wird, welches besonders bei Personen der Fall ist, die schlaffe Muskeln und wässeriges Blut haben.

8) Wenn die unvermeidlichen Verhältnisse des Standes und der Lebensart es der Mutter unmöglich machen, ihr Kind selbst zu stillen.

Wo aber keiner von diesen Fällen statt findet, wo bloß grundlose Abneigung der Mutter oder des Vaters gegen das Stillen, oder Vorurtheile mancherlei Art, oder übermäßige wahrhaft sündliche Liebe zur Bequemlichkeit dieser Erfüllung der Mutterpflicht entgegenstehen, und Mütter keinen vernünftigen Vorstellungen Gehör geben wollen, da mögen sie die nachtheiligen Folgen tragen, durch welche sich das unterlassene Stillen an ihnen selbst so häufig bestraft, indem dadurch Fehler und Krankheiten der Brüste, Milchablagerungen nach andern Theilen, Krankheiten der Gebärmutter, weißer Fluß und andere Krankheiten veranlaßt werden, da müssen sie Verzicht leisten auf die Vortheile, die sie ihrer eigenen Gesundheit und Schönheit durch das Selbststillen hätten bringen können; da müssen sie die Vorwürfe, die sich ihnen früher oder später, wenn das Kind nicht gedeihet, aufdrängen und ihr Gewissen quälen, ertragen lernen.

4.

Von den Nachtheilen einer zu frühen geistigen Bildung der Kinder.

Das höchste Gut auf dieser Erde ist ein gesunder Geist in einem gesunden Leibe; danach zu streben ist eines jeden Menschen heilige Pflicht. Man kann aber in Besorgung von beiden leicht zu weit gehen, und sich dadurch eine Reihe von Uebeln zuziehen, die uns den Besitz jenes höchsten Gutes ganz entrücken. Dieses gilt in allen Altern des menschlichen Lebens: am mehresten aber kann hierin schon bei der Erziehung der Kinder gefehlt werden. Ich will hier nur von der zu frühen Bildung des Geistes, von der übertriebenen Pflege und der zu frühen Anstrengung desselben bei Kindern handeln und darauf aufmerksam machen, daß Kinder, welche jene erfahren haben, dadurch, daß Eltern und Erzieher den Weg der Natur verlassen, unfehlbar an Körper und Geist leiden müssen, und unausbleiblich dahin gebracht werden, der Eitelkeit ihrer Eltern und Erzieher ihre Gesundheit und ihr Leben zum Opfer zu bringen.

Wenn der Schöpfer im Menschen durch die Verbindung des Körpers und der Seele die Körper- und Geisterwelt zusammengeknüpft hat, so hat derselbe, damit dem Menschen ein gesunder Geist in einem gesunden Leibe zu Theil werden könne, die Ordnung bestimmt, daß sich in dem Menschen erst die physischen Kräfte, und über diesen erst die organischen, und dann über diesen erst die geistigen Kräfte entwickeln, indem er zum letzten endlichen Zweck des Körpers die Seele bestimmt und der Sinnlichkeit die edleren Keime der Vernunftthätigkeit anvertrauet hat. Darum dienen nach der Bestimmung des Schöpfers die Jahre der Kindheit zum Leben nach innen, die Jahre der Jugend unter allmähliger Abnahme des Lebens nach innen zur verhältnißmäßig fortschreitenden Bildung zum Leben nach außen, und die ganze übrige Lebenszeit zum Leben nach außen selbst.

Alle Kräfte des Kindes werden zum Wachsthume und zur Ausbildung seiner Organe verwendet, und es bedarf einer Reihe von Jahren dazu, daß seine auf dieser beruhende Gesundheit gegründet und befestiget werde. Die Organe des Kindes gestatten es noch nicht, daß viele und starke Eindrücke auf sie einwirken, daher hindert Anstrengung der Organe des Körpers vor ihrer Ausbildung die Ausbildung selbst. Nur durch allmähliges Wecken, nur durch langsam fortschreitende Cultur können die Thätigkeiten des Körpers und Geistes in denjenigen Normalzustand versetzt werden, durch welchen die Gesundheit des Körpers und des Geistes bestimmt wird. Keiner Anlage des Menschen darf vorgegriffen, keine Kraft mehr geübt und ange=

angestrengt werden, als es ihre Ankündigung fordert. Erst müssen die Organe des kindlichen Körpers sich entwickelt, erst eine gewisse Kraft und Stärke zur Einwirkung zur Harmonie des Ganzen gewonnen haben, ehe man an eine Ausbildung des Geistes denken darf. Geschiehet dieses früher, so geschiehet es auf Kosten jener. Wer bringt wohl Mobilien in ein Haus, dessen Ausbau noch nicht fertig ist? Entweder die Mobilien gehen verloren, oder der Ausbau des Hauses leidet.

Auch die Organe der Seele, die vor ihrer vollendeten Ausbildung durch zu frühe Geistesanstrengungen angegriffen werden, bekommen nie ihre völlige Reife. Zwar scheinen bei manchen Kindern sich die Geistesanlagen sehr früh zu entwickeln; dieses ist aber bloß Folge der schnell vor sich gehenden Ausbildung des Organismus, und berechtiget und verpflichtet uns noch keineswegs, solchen Kindern nun auch größere Geistesanstrengungen zuzumuthen. Vielmehr ist es Pflicht, die Ausbildung des Organismus in Zeiten durch zweckmäßige physische Behandlung und Leitung in das dem Alter gemäße Geleise zu bringen, und dem Kinde die Reize zu entziehen, durch welche das schnellere Fortschreiten der Entwickelung des Organismus begünstiget wurde, damit auch dadurch schon der zu frühen Entwickelung der Geistesanlagen Schranken gesetzt werden.

Nichts wirkt nachtheiliger für Körper und Geist, als zu frühe Anstrengung der Geisteskräfte. Der Magen und die Verdauungskraft leiden, die Absonderung der Säfte wird gestört, die Ernährung gehemmt, es entstehet Schwäche und zu große Beweglichkeit der Nerven, die Nerven werden entweder stumpf oder überspannt empfindlich, die Augen leiden, der Kopf wird wüste und schmerzhaft, der Schlaf wird unruhig und gehet wohl ganz verloren, der Körper wird mager, die Ausbildung des ganzen Körpers und einzelner Theile wird gehindert, die Kinder bekommen ein altes Ansehen, werden träge zu körperlichen Bewegungen, und wirklich entkräftet. Der kindliche Frohsinn verläßt sie, und ein gewisser Trübsinn tritt in dessen Stelle; keine sonst Kinder ergötzende Spiele haben Reiz für sie, sie werden gleichgültig gegen alle Vergnügungen, gleichgültig gegen alle Menschen. Wie jede zu große Spannung allemahl, wenn keine Zerreißung erfolgt, eine zu große Erschlaffung zur Folge hat, so werden auch Menschen, welche zu früh zu Anstrengungen ihrer Geisteskräfte gebracht wurden, späterhin, wenn sie ihr Leben ja noch weiter bringen, leicht stupide, oder doch hypochondrisch. Wer kann solche arme unschuldige Geschöpfe, welche, die Eitelkeit oder den Unverstand ihrer Eltern und Erzieher büßend, dem vorhin gezeichneten Bilde sich ähnlich zeigen, ohne Rührung und inniges Mitleiden ansehen, wie sie, durch die Treibhauserziehung des Geistes gleichsam verkümmert, einem elenden Leben und einem frühen Tode entgegen gehen!

Sind Kinder aber auch wirklich mit der Ausbildung ihrer Körperkräfte, mit der Entwickelung ihres Organismus so weit fortgerückt, daß die Entwickelung ihrer Geisteskräfte fortschreitet, und ihre Cultur erforderlich wird, so muß man in der Erziehung und Pflege des Geistes eine Stufenfolge sorgfältig beobachten, und die Sorge für den Körper und dessen Gesundheit nie aus der Acht lassen. Man darf nicht die Uebung der physischen Kräfte und die Bewegung des Körpers vernachlässigen, man darf die Kinder nicht zur Verdauungszeit arbeiten lassen, man darf ihnen nicht den Schlaf entziehen, man darf sie nicht zu lange in eingeschlossener Stubenluft sitzen lassen. Man muß nach den Gegenständen forschen, welche die Kinder gern treiben; man muß mit den leichteren Uebungen der Geisteskräfte anfangen und nur allmählig zu den schwereren fortschreiten; man muß sie nicht zu lange sich mit einem Gegenstande beschäftigen lassen; man muß für Abwechselung der Geistesbeschäftigungen, wodurch diese weniger nachtheilig werden, sorgen, und es nie versäumen, dafür Sorge zu tragen, daß ihr Frohsinn erhalten wird, daß sie Kinder bleiben, und an den Spielen und Ergetzungen der Kindheit Antheil nehmen, so lange sie noch in den Jahren der Kindheit sind.

Eltern und Lehrer! Entsaget doch dem eitlen Ruhme, mit den frühen Kenntnissen eurer Kinder prahlen zu können! Wie könnt ihr euch geschmeichelt fühlen durch etwas, was zum offenbaren Verderben eurer Kinder gereichet! Vergesset doch nie, daß nur in einem gesunden Körper ein gesunder Geist wohnen kann! Nie kann sich der Geist ganz aussprechen, wenn das physische Wohl des Menschen versäumet wird. Gewiß ihr sorget auch dadurch schon für den Geist eurer Kinder, wenn ihr die Gesundheit ihres Leibes pfleget.

5.

Betrachtungen über das Heirathen in physischer Hinsicht.

Dem unbefangenen Beobachter ist es außer allem Zweifel, daß die Ehe wirklich ein Mittel ist, die Glückseligkeit der Staaten zu vermehren, indem durch sie theils die Bevölkerung vermehrt, theils der Verfall der Sitten, dieses große Unglück der Staaten, verhindert wird.

Daß die Ehe die Bevölkerung vermehrt, hat man früher nicht nur in Zweifel gezogen, sondern man hat sogar die Ehe als ein Hinderniß der Bevölkerung angesehen. Dieses ist aber ein höchst verderblicher Irrthum, durch welchen man der verheerenden Wollust die weitesten Wege gebahnt und die Glückseligkeit der Staaten untergraben hat. Ich würde dieses mit zureichenden Gründen beweisen können, wenn es nicht dem Zwecke dieser Abhandlung zuwider wäre, mich weitläuftig hierauf einzulassen. Doch mögen folgende Erfahrungen, welche für meine Behauptung ganz zu sprechen scheinen, hier ihre Stelle finden. In Holland wird die Ehe begünstiget und befördert, und eben dieses Land ist nach Verhältniß der Natur seines Bodens und nach Verhältniß seines Umfangs bevölkerter als irgend ein anderes Land in Europa. Ferner hat man in den Ländern, wo jener Irrthum herrschte, sich genöthiget gesehen, um die unehelich erzeugten Kinder dem Staate zu erhalten und sie für ihn zu erziehen, zu Mitteln mancherlei Art zu greifen. Alle Versuche dieser Art haben aber nur traurige Resultate gegeben. Ein Beispiel nur mag dieses beweisen. Seit dem Jahre 1773 bis zu Anfange des Jahres 1790 waren 95000 Findelkinder in das Pariser Findelhaus aufgenommen worden; davon starben in dieser Zeit 83632; es wurden also nur 11368 am Leben erhalten. Wie viele Aborte und todgeborne Kinder sind außerdem wohl nicht dagewesen? Hier wurde also wohl Erzeugung unglücklicher Kinder erreicht; aber nicht Bevölkerung.

Die Geschichte aller Zeiten lehrt, daß die Staaten sich ihrem moralischen und politischen Untergange naherten, sobald die Sitten, unter denen Keuschheit vor allen den Vorzug hat, unter ihnen verfielen. Wodurch kann aber dieser Verfall der Sitten wohl leichter und sicherer verhütet werden, als grade dadurch, daß die Ehen in Ehren gehalten, begünstiget und befördert werden? Es ist ausgemacht wahr, daß die Ehe dadurch, daß sie nicht nur ein Bedurfniß der fühlenden Menschheit befriediget, sondern auch in diese Gefühle der Menschen selbst Ordnung, Harmonie und Ruhe leitet, die Menschen beseliget. Es ist aber auch leicht zu erweisen, daß sie sehr häufig die Quelle unzähligen physischen Elends werden kann. Darum verdient bei dem Heirathen die physische Seite desselben sehr erwogen zu werden.

Ich betrachte die physische Seite des Heirathens in folgenden drei Rücksichten: 1. In sofern oft der Körperzustand so ist, daß bestehende, oder auch oft, wenn ich so sagen darf, schlummernde Uebel verschlimmert oder aufgeregt, und so der eigenen Gesundheit und dem eigenen Leben durch die Ehe geschadet wird. 2. In sofern eine bei dem einen Contrahenten bestehende Krankheit auch dem andern mitgetheilt und in sofern wohl gar dem Leben desselben geschadet werden kann. 3. In sofern bei einem oder dem anderen Contrahenten bestehende physische Uebel auch der Nachkommenschaft mitgetheilt werden können, und so der Gesundheit und dem Leben der Nachkommenschaft Schaden gebracht werden kann.

Körperliche Zustände, welche eine oder mehrere von diesen drei genannten nachtheiligen Folgen bringen könnten, sind also als ein gerechtes Hinderniß der Verehelichung anzusehen, und sollten von gewissenhaften Menschen nie übersehen werden. Eben so wenig sollten auch diejenigen Körperzustände nicht für gleichgültig geachtet werden, durch welche, wenn auch nicht jene Folgen hervorgebracht werden, doch aber der Zweck der Ehe vereitelt werden kann.

Es kann wohl nicht leicht etwas mit mehrerem Rechte ein Hinderniß der Ehe genannt werden, als das wirkliche organische Unvermögen zum

Beischlafe. Dergleichen Zustand kann entweder angeboren seyn, in welchem Falle er sich dann durch zweckmäßige Hülfe entweder abändern läßt, oder nicht; oder er kann erst während des Lebens durch zufällige Ursache entstanden seyn, in welchem Falle er sich gleichfalls entweder heben läßt, oder nicht. Organische Fehler, welche Unvermögen zum Beischlaf geben, lassen sich, wenn sie abzuhelfen sind, in der früheren Kindheit oft am leichtesten und ohne Gefahr heben. Daher sollten Eltern ihre neugebornen Kinder allemahl von sachverständigen Männern auch in dieser Rücksicht sorgfältig untersuchen lassen, damit, wenn organische Fehler angetroffen werden, dieselben, falls sie zu heben sind, noch in der Kindheit abgeholfen werden, falls dieses aber nicht möglich ist, die Eltern doch wenigstens davon in Kenntniß gesetzt sind.

Sind organische Fehler dieser Art erst während des Lebens durch zufällige Ursache, z. B. Verletzung der Geschlechtstheile entstanden, so sollten dieselben aus unzeitiger Schamhaftigkeit nie verhehlt, sondern allemahl sachverständigen Männern gezeigt werden, damit entweder ihre Abhelfung geschehen, oder man doch darüber zur Gewißheit gelangen könne, ob dadurch ein Unvermögen zum Beischlaf, also Unfähigkeit zum Heirathen entstehe oder nicht. Es werden gewiß außer mir noch viele Aerzte Fälle erlebt haben, daß Menschen, denen solche organische Fehler an ihrem Leibe unbekannt geblieben sind, oder die sie wenigstens nicht für Hindernisse der Verehelichung hielten, sich verheirathet haben, daß aber dadurch das Glück ihrer Ehe gestöret, ja alle Zufriedenheit des Lebens ihnen geraubt worden ist.

Eben so muß ein auch bei bestehendem Vermögen zum Beischlafe doch statt findendes Unvermögen bei dem männlichen Geschlechte zur Zeugung, bei dem weiblichen Geschlechte zur Empfängniß und zur Geburt aus organischen Ursachen als ein Hinderniß zur ehelichen Vereinigung angesehen werden. Solche Ursachen können wiederum entweder angeboren, oder erst während des Lebens erworben seyn, und lassen sich zum Theil durch die Untersuchung erkennen, zum Theil sind sie im Innern verborgen. Eltern sollten daher auch in dieser Hinsicht ihre neugebornen Kinder allemahl von sachverständigen Männern untersuchen lassen, und, wenn in den folgenden Jahren des Lebens bei ihren Kindern irgend eine die Geburtstheile und ihre Verrichtungen betreffende Widernatürlichkeit ihnen bekannt wird, mit Aerzten darüber sprechen, ehe Aufforderungen zur Verehelichung an ihre Kinder gelangen.

Zu frühe und zu spät geschlossene Ehen sind dem Zwecke der Bevölkerung und der Cultur des gesetzlichen Fortpflanzungssystems nachtheilig. Was die ersteren betrifft, so sollten nie vor der anerkannten Vollständigkeit der Pubertät beider Theile Ehen geschlossen werden. Denn die Erfahrung hat bewiesen, daß der zu frühe eheliche Genuß vor der gänzlichen Vollendung der

Mannbarkeit, wenn diese noch im Aufkeimen ist, nicht nur die Vollendung der Mannbarkeit selbst hindert und der Gesundheit und Lebensdauer solcher Menschen verderblich ist, sondern auch der Generation selbst, der Reife, Vollkommenheit und Fähigkeit zu Ausdauer der Früchte schadet, daß also von unvollendeten Menschen erzeugte Kinder auch nur unvollkommene Menschen werden können.

Zwei bis drei Jahre nach dem Eintritt des Monathlichen sind Mädchen erst als reif und als zum unschädlichen ehelichen Genuß fähig anzunehmen. Eine je längere Zeit nach dem Eintreten des Monathlichen Mädchen zur Ehe gelangen, eine desto kürzere Zeit sind sie fruchtbar; denn die Natur hat der Dauer des Monathlichen, welches die Bedingung der Fruchtbarkeit ist, in den gewöhnlichsten Fällen nur eine Zeit von 30 Jahren bestimmt *).

Bei dem männlichen Geschlechte wird die Mannbarkeit später als bei dem weiblichen vollendet, und der Vollendung jener ist von der Natur eine längere Zeit

*) Es ist von wesentlichem Nutzen für das weibliche Geschlecht, sich diese Zeit der Dauer des Monathlichen wohl zu merken. Denn nicht selten ist der Fall, daß in einem gewissen Alter desselben Kränklichkeiten oder Unordnungen im Erscheinen des Monathlichen vorkommen, die von dem vermutheten Vergehen desselben abgeleitet werden, wenn gleich die Zeit noch lange nicht da ist, vielmehr ganz andere Ursachen vorhanden sind, deren Beseitigung dann aber zum großen Nachtheil versäumt wird.

bestimmt, als dieser, und konnte eine längere Zeit bestimmt seyn, da der gesunde Mann selbst bisweilen noch im hohen Alter die Befruchtungsfähigkeit bei dem ehelichen Genusse behält. Eben deshalb ist aber auch bei dem männlichen Geschlechte zu früher Ehegenuß sowohl der eigenen Vollendung und Dauerhaftigkeit, als auch der Gesundheit und Dauerhaftigkeit des Erzeugten nachtheilig.

Bei gesunden Männern geschehen nicht leicht Fortpflanzung zum Zweck habende Verheirathungen zu spät, es wäre denn im hohen Alter: obgleich auch da noch bisweilen Fortpflanzung des Geschlechts geschiehet. Bei dem weiblichen Geschlechte können aber Verheirathungen, welche Fortpflanzung zum Zweck haben, leicht zu spät geschehen. Es sollten daher solche Ehen von Personen, die der Zeit des Vergehens ihres Monathlichen nahe sind, oder bei denen wohl gar das Monathliche schon aufgehöret hat, nie mehr eingegangen werden, indem in dem ersteren Falle nur noch eine sehr kurze Zeit Fruchtbarkeit statt finden kann, in dem anderen aber gänzliche Unfruchtbarkeit vorherzusehen ist.

Treten bei Personen mit wirklichen Verwachsungen, als verschobenen verunstalteten Beckenknochen und starken Krümmungen des Rückgraths Schwangerschaften ein, so erfolgen entweder Abortus, oder wenn die Schwangerschaft ja ausdauert, so ist die Geburt entweder auf naturgemäßem Wege ganz unmöglich, oder sie erfolgt doch wenigstens schwer und mit Gefahr für

Mutter oder Kind. Verheirathungen solcher Personen sollten gar nicht statt finden, weil entweder Geburten gar nicht statt finden können, oder, wenn sie auch wirklich noch mit genauer Noth beendiget werden, doch sowohl den Tod des Kindes, als auch mancherlei traurige Umstände der Mutter zur Folge haben können. Ueberdies hat die Erfahrung nicht selten bewiesen, daß fehlerhafte Bildungen der Eltern, selbst Fehler der Sinnenwerkzeuge, sich leicht auf die Kinder fortpflanzen und gleichsam erblich in einer Familie seyn können.

Die Epilepsie (die Fallsucht, das böse Wesen,) ist eine Krankheit, welche jeden Menschen, er sey männlichen oder weiblichen Geschlechts, vom Heirathen gänzlich abhalten sollte, weil dieselbe gemeiniglich durch den Beischlaf verschlimmert und vermehrt, nicht selten sogar mitten in der Handlung selbst erregt wird, sich sehr leicht auf die Kinder fortpflanzt, und dann bei denselben oft erst bei der Entwickelung der Mannbarkeit zum Ausbruch kommt. Es hat zwar Beispiele gegeben, daß die Epilepsie durch den Beischlaf nicht verschlimmert worden ist, und daß in Ehen, wo der Vater oder die Mutter mit dieser Krankheit behaftet waren, gesunde Kinder ohne ein solches Erbtheil geboren worden sind; sie gehören aber der Erfahrung gemäß nur zu den Ausnahmen von der Regel, nur zu den Seltenheiten. Ein epileptischer Mann sollte auch darum nie heirathen, weil eine Frau auch durch den öfteren Anblick der epileptischen Anfälle bei ihrem Manne während ihrer Schwangerschaft leicht sowohl für sich als auch für ihre Frucht Schaden leiden kann.

Auszehrungen und Lungenschwindsuchten müssen mit dem höchsten Rechte als ein physisches Hinderniß der Verheirathung angesehen werden, weil sie durch den Beischlaf sich verschlimmern, weil sie leicht auch dem Gatten oder der Gattin mitgetheilt werden, und weil die von solchen Eltern erzeugten Kinder wenigstens die Anlage zu diesen Krankheiten als Mitgabe erhalten, und dann entweder schon beim Zahnen an denselben leidend werden und sterben, oder doch wenigstens selten ihr Leben über die Jahre der Pubertät hinaus bringen. Nicht selten sind auch Ehen schwindsüchtiger und auszehrender Personen ganz unfruchtbar.

Die venerische Krankheit oder Lustseuche, ein in den Tagen der älteren Vorzeit so unbekanntes, als in unserem verbildeten Zeitalter leider nur zu bekanntes, den höheren Ständen wie dem gemeinen Volke gleich gemeines Uebel, rächt die thierische vernunftlose Befriedigung der rohen Sinnlichkeit an dem eigenen Körper auf mannigfaltige Art auf die furchtbarste Weise, und wird durch das Generationsgeschäft, in dessen Organen es zunächst seinen Sitz hat, von dem schuldigen Theilnehmer dem schuldlosen mitgetheilt, nimmt nach Maaßgabe des mitgetheilten Giftes oft die furchtbarsten Gestalten an und führet den elendesten Tod herbei. Sie geht auch wohl von den Eltern selbst auf die unschuldigen Kinder über, setzt ihre Verwüstungen an ihnen fort, und macht sie zu unschuldigen Opfern der Sünde der Eltern. Häufig findet man, daß Wüstlinge, nach Verschwendung ihrer Kräfte, nach dem Vertoben ihrer Leidenschaft, nach überstandener venerischer Krankheit, durch Zufall oder Convenienz geleitet, sich noch verheirathen, und dadurch für sich gerettet werden, indem sie sich an ihrem schon halb siechen Körper in den gemäßigteren und lauterern Umarmungen einer jungen keuschen gesunden Gattin erholen und so aus Gerippen wieder fleischige Menschen werden. Wie kann aber die Athmosphäre solcher Männer den jungen Gattinnen heilsam seyn! Was können solche Wüstlinge für Nachkommen geben? Können sie der Nachwelt etwas anderes als Siechlinge bringen? Eben so auch Personen weiblichen Geschlechts, welche sich durch liederliche Lebensart jene Krankheit zugezogen haben, wie können sie gesunde Kinder zur Welt bringen, wie aus ihren vergifteten Brüsten ihren Kindern gesunde Nahrung geben!

Aussatzartige unheilbare Hautausschläge, Erbgrind, eingewurzelte Gicht, Skropheln und Krebs sind theils ansteckend, theils erblich. Personen mit diesen Krankheiten behaftet qualificiren sich also nicht zum Heirathen.

Personen, welche zu Blutflüssen geneigt sind, zerrütten ihre Gesundheit und verkürzen ihr Leben durch das Heirathen offenbar. Solche Männer bringen sich leicht zu Schwindsuchten und Abzehrungen, und solche Frauen leiden leicht Abortionen und schwere Geburten.

Endlich sollten auch bei Frauenzimmern gänzlicher Mangel des Monathlichen, hartnäckiger weißer Fluß, Unenthaltsamkeit des Urins und Vorfälle der Mutterscheide, bei Männern Samenfluß und voreilige Entladung des Samens bei Erectionen, als Zustände, welche dem Zwecke der Ehe entgegen sind, allemahl als Hindernisse der Verehelichung angesehen werden, wenn sie nicht mehr zu heben sind.

6.

Die Enthaltung vom unehelichen und ausserehelichen Geschlechtsgenusse, als ein Mittel zur Erhaltung und Beförderung der Gesundheit und zur Verlängerung des Lebens.

Die Natur lehret uns, daß bei dem Menschen beide Geschlechter bis zu den Jahren der Pubertät, auch wenn schon bei ihnen die Vollendung aller übrigen Entwickelungen geschehen ist, doch immer noch der Vollendung der Ausbildung des Zeugungsvermögens eine Zeit lang beraubt sind. Sie lehret uns, daß dasselbe sich erst zur Zeit der Reife der Mannbarkeit bei beiden Geschlechtern in seiner Vollendung zeiget. Wir sind also berechtiget, daraus zu schließen, daß die mehresten Vorbereitungen im Organismus des Menschen gerade dazu erforderlich seyn müssen, daß sehr viele — ja, ich möchte sagen alle — andere Entwickelungen zur Ausbildung des Zeugungsvermögens zusammenwirken müssen, daß also dieses Vermögen nicht nur einen in den gesammten Organismus tief eingreifenden, sondern auch einen nur für die reifere Lebenszeit erst bestimmten äußeren Zweck haben müsse, und daß also dasselbe ungestraft weder zu früh gebraucht, noch auch selbst in den Jahren der

Reife der blinden Willkühr einer rohen Sinnlichkeit Preis gegeben werden dürfe.

Eben daraus können wir aber auch erkennen, daß Enthaltung von der Befriedigung des Geschlechtstriebes bis zur vollendeten Pubertät eine Bedingung der Erhaltung und Beförderung der Gesundheit und der Verlängerung des Lebens sey, und daß selbst von der Zeit der Mannbarkeit an Mäßigkeit im Genusse der ehelichen physischen Liebe, und Vermeidung alles Geschlechtsgenusses ausser der Ehe Bedingung der Gesunderhaltung und Lebensverlängerung sey.

In der Vorzeit, wo die Ueberzeugung hievon recht fest gegründet gewesen seyn muß, ging man offenbar zu weit, wenn man von Personen, die etwas ausserordentliches leisten sollten, gänzliche Enthaltung vom Genusse der physischen Liebe überhaupt forderte. In unserer Zeit, in welcher die Sinnlichkeit leider ein sehr großes Uebergewicht gewonnen hat, ist man von der anderen Seite wiederum zu weit gegangen, wenn eben diese Sinnlichkeit durch höchst verderbliche Sophismen die Menschen zu dem blinden Irrglauben gebracht hat, daß Enthaltsamkeit von der Befriedigung des Geschlechtstriebes der Natur des Menschen zuwider sey, und deshalb die nachtheiligsten Folgen für denselben haben könne.

Zur Verbreitung dieses Irrglaubens tragen am mehresten solche Menschen aus höheren Ständen bei, welche die Gabe haben, ungeachtet oft der größten Unwissenheit, mit einer unbeschreiblichen, wirklich unverschämten Dreistigkeit in Gesellschaften über alles zu sprechen und abzuurtheilen, am mehresten über das, was sie nicht verstehen, die sich dabei gemeiniglich über den denkenden und verständigen Menschen, der solche Dreistigkeit nicht hat, erheben, Menschen, von denen Montaigne einst sehr treffend sagte: sie gleichen den Kornähren, die nur so lange sie leer sind ihr Haupt emporheben.

Häufig tragen aber auch zur Verbreitung jenes Irrglaubens solche Menschen bei, welche bereits wirklich durch jene Sophismen sich selbst betrogen haben, und unedel genug dann darauf ausgehen, auch andere zu betrügen und mit ins Verderben zu ziehen.

Genaue Bekanntschaft mit der Natur des menschlichen Organismus, treue Beobachtung und reife Erfahrung belehren und überzeugen uns sattsam, daß sowohl völlige Enthaltsamkeit vor der Zeit der Mannbarkeit, als auch Vermeidung des unehelichen und ausserehelichen Geschlechtsgenusses nach derselben den wohlthätigsten Einfluß auf die Gesundheit hat, ja Bedingung der Gesunderhaltung und Lebensverlängerung ist.

Von den nothwendigen und unvermeidlichen nachtheiligen Folgen, durch welche sich der zu frühe Geschlechtsgenuß vor den Jahren der Pubertät allemahl selbst bestraft, schweige ich hier, weil ich davon in einer besonderen kleinen Schrift bereits gehandelt habe, auf welche ich hier Aeltern, Erzieher und im Mannbarwerden begriffene junge Leute verweise.

Ich will hier nur insbesondere darauf aufmerksam machen, daß auch nach vollendeter Pubertät sowohl der zu häufige Genuß der physischen Liebe in der Ehe, als auch besonders der Geschlechtsgenuß ausser der Ehe die Gesundheit untergrabe und das Leben verkürze.

Der Natur nach ist bei den Menschen, von der Zeit der Mannbarkeit beider Geschlechter an, der vollendete Geschlechtstrieb rege, damit eines Theils der Mensch nach Verhältniß der ihm vom Schöpfer verliehenen moralischen Freiheit zu jeder Zeit zur Fortpflanzung geschickt sey, und damit es in seiner Gewalt stehe, nach höheren, aber nie bloß sinnlichen Motiven zu jeder Zeit davon Gebrauch machen zu können: damit aber auch anderen Theils dem Menschen eine nie versiegende Quelle der eigenen Stärkung, Gesunderhaltung und Veredelung seines Organismus gegeben sey.

Für alle Nachtheile, sowohl der Enthaltung von regelloser Befriedigung des Geschlechtstriebes, als auch der mäßigen ehelichen Befriedigung desselben hat die Natur den Menschen zureichend gesichert. Was in der Ehe bei dem mäßigen Genusse der physischen Liebe zur Fortpflanzung des Menschengeschlechts verwendet wird, das wird durch die den ganzen Menschen dabei betreffende Reizung bei der schönen naturgemäßen Harmonie im Inneren ohne allen Nachtheil des gesammten Organismus leicht wiederum ersetzt. Was bei dem Mangel höherer Motive zum Genuß der physischen Liebe im Menschen nicht zur Fortpflanzung des Menschen verwendet zurückgehalten wird, das wird wiederum in den eigenen Organismus zur Stärkung, Labung und Veredelung des physischen Menschen aufgenommen und verwendet, und muß dann natürlich auch auf das Physische des Menschen den wohlthätigsten Einfluß haben.

Was bei dem Menschen Liebe heißt, ist ein allen Thiergeschlechtern durchaus unbekannter Affekt, und der Geschlechtstrieb des Menschen darf dem der Thiere nie gleich gehalten werden. In dem durch eine vernünftige Seele und einen mit ihr vereinigten vollkommneren Organismus veredelten Geschöpfe, dem Menschen, ist auch der Geschlechtstrieb veredelt durch die wohlwollenden zärtlichen Neigungen, und die mannigfaltigen hohen Vergnügungen des Geschmacks, des Schönheitsgefühls und der Sympathie, welche der Schöpfer demselben beigesellet hat, durch die Anerkennung der Rechte der Vernunft, der Gesetzlichkeit und der moralischen Zwecke.

So nur ist die Befriedigung des Geschlechtstriebes, der Genuß der physischen Liebe rein, so nur der Würde der Menschennatur und der Absicht des Schöpfers gemäß, so nur der Gesundheit und Lebensdauer zuträglich; auf jede andere Weise aber ist sie beschämend für die Vernunft, und es kann weder moralische Selbstachtung dabei bestehen, noch Gesundheit und Lebensdauer dabei ungefährdet seyn.

Wie das Sittengesetz und die Religion jeden Geschlechtsgenuß ausser der Ehe für unerlaubt erklären, so muß die Arzneywissenschaft denselben für der Gesundheit und Lebenserhaltung gefährlich und nachtheilig erkären.

Bei dem unehelichen und ausserehelichen Geschlechtsgenusse erhöht der Wechsel des Gegenstandes durch die immer neue Reizung der Sinnlichkeit den physischen Begattungstrieb, und die Sinnlichkeit gewinnet dadurch ein dem ganzen Menschen höchst verderbliches Uebergewicht. Was Wunder, daß dann nur zu leicht die Folge davon Unmäßigkeit ist, deren unvermeidliche Nachtheile für Gesundheit und Lebensdauer nie ausbleiben, und um so größer und eingreifender sind, je später sie eintreten. Schon Marcard sagte in seiner Beschreibung von Pyrmont (Band 2, S. 241.) sehr richtig, daß diejenigen am schwersten für ihre Ausschweifungen im Geschlechtsgenusse büßen müssen, bei denen die Folgen am längsten ausbleiben.

Der uneheliche und aussereheliche Geschlechtsgenuß, für den ich den Ausdruck Genuß der physischen Liebe viel zu edel, viel zu erhaben finde, der vielmehr ohne Unterschied nach Luther mit dem Namen Huhrerey belegt zu werden verdient, setzt nur zu leicht der Gefahr der venerischen Ansteckung aus, und bringt dadurch der Gesundheit und dem Leben die allergrößte Gefahr. Nur zu leicht trügt der Schein, und Personen von dem gesundesten Ansehen, mit vollen rothen Wangen, die wohl gar selbst den Ruf oder Schein der Keuschheit haben, sind oft vom venerischen Gifte ergriffen, und theilen auch selbst dem vorsichtigsten Wollüstlinge, aller angewendeten Sorgfalt ungeachtet, das Gift mit. Die Folgen der geschehenen Ansteckung werden nicht allemahl so frühe erkannt, daß das empfangene venerische Gift sogleich wieder fortgeschafft oder vertilgt werden könnte. Oft sind auch die Folgen der Ansteckung, wenn sie gleich frühe genug erkannt worden sind, nicht allemahl sicher und völlig zu heben. Die Arzneywissenschaft hat kein in allen Fällen zuverlässiges Mittel gegen dieselben, und selbst das gepriesenste, vorsichtig angewendet in vielen Fällen allerdings oft wirksame Mittel, ich meine das Quecksilber, ist an sich ein gefährliches Gift und läßt als solches leicht eine neue nicht minder gefährliche Zerstörung im Organismus des Menschen zurück, wovon ich selbst einige traurige Beispiele, die sich mit dem elendesten Tode endigten, zu sehen Gelegenheit gehabt habe.

Oft kann sich auch das venerische Gift, wenn man schon von demselben befreiet zu seyn glaubt, noch unbemerkt im Körper aufhalten, und seine dem menschlichen Körper feindliche Wirkung im Verborgenen ausüben, bis es sich über kurz oder lang in ganz anderen und oft viel furchtbareren Gestalten wieder kenntlich macht und entweder den Menschen durch gänzliche Zerstörung einzelner Theile des Körpers brandmarkt und zum Abscheu für andere macht, oder durch herbeigeführte Abzehrung das Leben früh endiget, oder auch wohl das Leben, wenn gleich nicht in seiner Dauer, doch in seiner Regsamkeit auf die lästigste Weise verkümmert.

Oft wird auch von verehelichten Männern, welche verkennen, daß Erhaltung des Menschengeschlechts der alleinige äussere Zweck des Zeugungsvermögens ist, welche vielmehr den Genuß der mit der Befriedigung des Geschlechtstriebes verbundenen Wollust als Zweck desselben ansehen und sich der rohen Sinnlichkeit in Befriedigung desselben ausser der Ehe hingaben, — oft wird, sage ich, von solchen Männern das dabei empfangene venerische Gift ihren schuldlosen Gattinnen und Kindern mitgetheilet, so daß diese dadurch zu unschuldigen Opfern der Huhrerey des schuldigen Gatten gemacht werden. Ja es werden auch wohl von verehelichten Frauen, welche aus grober Sinnlichkeit dem ausserehelichen Geschlechtsgenusse sich Preis gaben, auf gleiche Weise ihre Gatten und Kinder unglücklich gemacht. Von der Wirklichkeit beider Fälle hat mir in meinem praktischen Leben die Erfahrung einige Mahle Ueberzeugung gegeben, und ich kann ohne ein gemischtes Gefühl von Abscheu und Rührung auch noch jetzt nicht jener Fälle mich erinnern. Auch die Erfahrung vieler anderer beschäftigter Aerzte hat schon Belege genug für die Wahrheit obiger Angaben geliefert.

Daß endlich der ausserehelich Geschlechtsgenuß, abgesehen von der Gefahr der venerischen, und von den übrigen physischen Nachtheilen, die nie von demselben getrennt bleiben, auch noch der moralischen üblen Folgen sehr viele hat, darf ich von dem nachtheiligsten Einflusse auf das Glück der Ehen, wie auf den ganzen geistigen Menschen selbst hier wenigstens nicht unangedeutet lassen, doch gehöret ihre Aufzählung selbst ganz und gar nicht hieher.

Wohl daher dem, der Enthaltsamkeit vom unehelichen und ausserehelichen Geschlechtsgenusse übet! Er bereitet und erhält seinem Organismus — was nicht oft genug in Erinnerung gebracht werden kann — eine nie versiegende Quelle der Selbststarkung, Gesunderhaltung und Lebensverlängerung, er erhält sich vor aller Gefahr venerischer Ansteckung gesichert, er bewahret sich ungetrübten Frohsinn, Ruhe der Seele und alle jene hohen und edlen Gefühle, durch welche der Mensch zu den mancherlei Arten von schönen edlen und geistigen Genüssen des Lebens fähig ist, er sichert dem Geiste seine volle Kraft, und macht und erhält sich empfänglich für den vollen und reinen Genuß ehelicher Glückseligkeit.

7.
Allgemeine Betrachtungen über die Nahrungsmittel des Menschen.

Der Genuß der Speisen und Getränke ist ein Mittel, dessen sich die Natur bedienet, um den Abgang, welchen der Körper täglich und stündlich sein ganzes Leben hindurch erleidet, wieder zu ersetzen, und um das zur Gesundheit nöthige Ebenmaß der Kräfte und die zu derselben erforderliche milde Beschaffenheit der Säfte zu erhalten. Es kömmt dabei freilich auf die Quantität der Nahrungsmittel allerdings viel an, da das zu viel eben so wohl der Erreichung jenes Zwecks entgegen wirkt, als das zu wenig. Aber ich will hier nur die Nahrungsmittel nach ihrer Qualität betrachten, jedoch ohne mich dabei auf die künstliche Bereitung der verschiedenen Speisen einzulassen.

Was uns ernähren, also den Ansatz neuer homogener Theile für unseren Organismus hergeben soll, das darf weder die Kräfte des Körpers zu sehr verändern, noch den Säften eine Abweichung von ihrer natürlichen milden Beschaffenheit mittheilen, darf also keine hervorstechenden Bestandtheile haben. Mögte jemand einwenden: wir sehen aber doch so oft Menschen, besonders aus den höheren Ständen, welche sich größtentheils nur mit Dingen ernähren, die den Gaumen reizen und im Magen eine stärkere Empfindung, als sie gewöhnlich ist, hervorbringen: so muß ich darauf erwiedern, daß es dem der die Sache genau prüft unverkennbar ist, daß bei solchen Menschen der tägliche Genuß von dergleichen Dingen auch allemahl erst durch Gewöhnung unschädlich gemacht seyn muß.

Aus zweien Naturreichen, dem Thier- und Pflanzen-Reiche, unsere Nahrungsmittel herzunehmen hat uns der Schöpfer angewiesen. Zwar lehret uns die Erfahrung, daß Menschen, durch Noth und Gewohnheit dazu gebracht, aus einem von jenen beiden Naturreichen allein leben und doch gesund seyn können, wie uns unter andern das Beispiel der Einwohner von Tahiti, welche mehrentheils nur allein aus dem Pflanzenreiche leben, und das Beispiel der Eskimohs in der Hudsonsbay, welche fast nichts als Fleisch und sogar rohes Fleisch essen, beweiset. Dennoch überzeuget uns die zwischen dem Bau der Fleisch fressenden und dem der Pflanzen fressenden Thiere fast das Mittel haltende Struktur unseres Körpers zureichend, daß der Mensch zum vereinten Genuß der Speisen aus beiden Naturreichen bestimmt sey. Ohne mich in eine ausführliche Erklärung dieser Struktur hier einzulassen, welche mich zu weit von dem Vorwurfe meiner Betrachtung entfernen würde, will ich nur bloß anführen, daß der Mensch in der Beschaffenheit der Zähne, des Kinnbackengelenks, des Magens, des dünnen und dicken Darms weder den Fleisch fressenden noch den Pflanzen fressenden Thieren gleich kömmt, sondern daß die Beschaffenheit jener Theile bei ihm gleichsam das Mittel zwischen beiden hält.

Die vegetabilischen Nahrungsmittel enthalten assimilable oder ernährende Stoffe mit nicht assimilablen Bestandtheilen vereiniget. Beiderlei Bestandtheile müssen in unserem Körper erst verändert oder verwandelt werden, ehe jene uns nähren können. Je mehr nicht assimilable Bestandtheile in Pflanzenkörpern enthalten sind, eine desto stärkere Verdauungskraft ist nothwendig, um die assimilablen Stoffe frei zu machen und sie für unseren Körper zur Ernährung und zum Ersatz geschickt zu machen. Dabei entwickelt sich aber dann gemeiniglich in unserem Nahrungskanale eine Menge kohlensaures Gas, und treibt denselben auf, wie dieses z. B. bei dem Genusse des Obstes und der trokkenen Hülsenfrüchte gar häufig der Fall ist. Ueberhaupt ist in Hinsicht der Beurtheilung der Dienlichkeit der Nahrungsmittel aus beiden Naturreichen die Nahrhaftigkeit von der Verdaulichkeit wohl zu unterscheiden, indem beide Eigenschaften nicht immer mit einander vereiniget, sondern oft einander entgegengesetzt sind. Darum muß bei Beurtheilung der Dienlichkeit der Speisen allemahl die bei den Menschen so sehr verschiedene Verdauungskraft, und was in ihrer Lebensweise diese befördert oder vermindert, mit in Erwägung gezogen werden.

Die animalischen Nahrungsmittel enthalten gleichfalls beiderlei Bestandtheile; doch sind in ihnen die ernährenden Bestandtheile im Verhältnisse zu den übrigen in größerer Menge vorhanden, als in den Vegetabilien.

Die animalischen Speisen können höchstens in kalten Gegenden und auf dürftigem Boden durch Gewohnheit den Mangel an Vegetabilien unschädlich machen: in wärmeren Climaten ist ihr alleiniger Genuß in vielfacher Rücksicht schädlich. Dagegen scheint in einem fruchtbaren Clima unter milden Himmelsstrichen die thierische Nahrung dem Menschen nicht durchaus nothwendiges Bedürfniß. Bloß von vegetabilischen Speisen zu leben scheint dem Menschen viel weniger nachtheilig zu seyn, nur dürfen dieselben sich in der Mischung ihrer Bestandtheile nicht alle zu sehr von den thierischen entfernen, wie z. B. bei dem Obste.

8.

Von den Nahrungsmitteln aus dem Thierreiche.

Die thierischen Nahrungsmittel ohne Unterschied enthalten Faserstoff, Eiweißstoff, Gallerte und Fett. Obgleich der Faserstoff größtentheils in den Darmkoth überzugehen scheint, so wird doch auch von demselben je nach der Vollkommenheit der Verdauungs-Säfte und Kräfte mehr oder weniger in uns aufgelöset. Die Gallerte ist der vorzüglichste nährende Stoff, der im Nahrungskanale völlig aufgelöset und in Speisebrei (chymus) verwandelt wird. Von allen Thieren ist das Fleisch, oder das, was die Anatomen Muskeln nennen, wegen der Menge von Eiweißstoff, der in demselben mit den übrigen Bestandtheilen vereiniget ist, schmackhafter, leichter verdaulich, und zugleich nährender als andere Theile der Thiere, als Leber, Lungen, Gedärme u. a.

In dem Thierreiche dienen Körper aus allen Classen desselben zur Ernährung des Menschen.

1. Aus der Classe der Säugethiere gibt das Fleisch des Rindviehes das beste Nahrungsmittel ab, weil dasselbe in der Mischung seiner Bestandtheile dem menschlichen Körper am nächsten kommt. Das

Fleisch von jungen Ochsen ist das beste, das Fleisch von zu alten Thieren hat zu viel Faserstoff. Das Fleisch von Kälbern ist weicher und zarter, und wird am besten gebraten genossen; hat aber je jünger sie sind desto mehr schleimige Theile. Hammelfleisch, wenn es nicht zu fett ist, Hasen- Reh- und Hirschfleisch sind gleichfalls zuträglich. Schweinefleisch ist am wenigsten heilsam; doch kann es durch mäßiges Einsalzen und Räuchern dienlicher gemacht werden. Das Fleisch der wilden Schweine besonders der Frischlinge ist schmackhafter und verdaulicher als das der zahmen.

Das Einsalzen überhaupt bewahret das Fleisch vor der Fäulniß, indem es dem Fleische das überflüssige Wasser entziehet, dagegen aber demselben Salz mittheilet und es dadurch reizender und leichter verdaulich macht. Zu lange eingesalzenes Fleisch aber muß aus eben den Ursachen härter und schwerverdaulicher werden. Wer viel und oft gesalzenes Fleisch ißt, dem sind säuerliche Vegetabilien dabei vorzüglich dienlich. Das Räuchern giebt dem Fleische noch mehr Härte und Schärfe; daher auch zu lange geräuchertes Fleisch nicht anders als gekocht genossen werden sollte.

Fleisch von Thieren die auf der Weide gemästet sind ist gesunder, als das Fleisch von solchen, die in engen und dunkeln Ställen fett gemacht worden sind.

Jedes Fleisch ist in seinem rohen Zustande zähe und ungenießbar, und muß deshalb durch Kochen oder Braten mürber, wohlschmeckender und erst genießbar gemacht werden. Auch muß alles Fleisch das man genießen will vor der Bereitung gehörig mortificirt seyn, d. h. es muß nach Beschaffenheit der Jahreszeit und Witterung einen auch wohl mehrere Tage vorher geschlachtet oder getödtet seyn, damit durch die der Fäulniß vorhergehende Entmischung der Zusammenhang der Fasern vermindert und das Fleisch mürber gemacht werde. Doch darf kein aashafter Geruch des Fleisches abgewartet werden, weil dieser schon ein Zeichen der wirklich begonnenen der Gesundheit nachtheiligen Fäulniß des Fleisches ist. Bei dem Braten wird das Fleisch durch die Hitze mürber gemacht, ohne daß ihm seine Gallerte entzogen wird. Bei dem Kochen wird es durch die Hitze und das Wasser erweicht, verlieret aber, wenn es lange und mit vielem Wasser gekocht wird, seine Gallerte. Daher kann Fleisch, von welchem Suppe gekocht worden ist, wegen Mangel an Gallerte in dem zurückgebliebenen Faserstoffe nur ein schlecht nährendes abgeben. Soll gekochtes Fleisch nahrhaft und leichtverdaulich bleiben, so muß es in wenigem Wasser und nicht zu lange gekocht werden.

Fleischsuppe (Fleischbrühe, Bouillon) ist Wasser, in welchem die Gallerte des Fleisches vorzüglich aufgelöset ist. Schwache Fleischsuppen sind nicht viel besser, als warmes Wasser, und können nur dadurch wenigstens einigermaßen nahrhaft und genießbar gemacht werden, daß in ihnen Reiß, Graupen u. d. gl. vegetabilischen Schleim enthaltende Dinge mit gekocht werden. Starke Fleischsuppe ist sehr nahrhaft und leicht verdaulich, nur darf man fette Beschaffenheit derselben nicht zu ihrer Stärke rechnen wollen; jedoch taugt dieselbe nicht zum täglichen Genuß, weil sie dann zu vollblütig macht und den festen Theilen zu viel Nahrung bringt.

Milch, dieses Produkt aus der Classe der Säugthiere, ist ein merkwürdiges Mittelding zwischen Speise und Trank, welches Kindern sowohl als Erwachsenen eine heilsame Nahrung gewähret. Die Sahne (der Rahm) ist weil sie noch Käsetheile und Molken enthält schwerverdaulicher als frische Butter. Käse ist frisch für gesunde Menschen besonders aus der arbeitenden Classe ein recht gutes Nahrungsmittel, zumal wenn etwas Kümmel in denselben gethan wird; alt ist er aber als ein bereits in Fäulniß übergehendes Produkt nachtheilig.

2. Von den Vögeln ist das Fleisch von jungen Hühnern das heilsamste. Auch das Taubenfleisch ist ein gutes Nahrungsmittel. Fleisch von Kuhnen (welschen Hühnern oder Putern) ist an sich nahrhaft und leicht verdaulich; nur das Fett desselben ist nicht gesund, und das Fleisch der Füße mehr nur zu Suppen tauglich. Das Fleisch von wildem Geflügel ist gleichfalls ein gutes Nahrungsmittel, stehet aber dem von den genannten zahmen Geflügeln nach. Das Entenfleisch ist weniger dienlich, als die

die vorhin genannten Fleischarten. Das Gänsefleisch ist am wenigsten von allen für diculich zu achten, wenigstens erfordert es eine stärkere Verdauungskraft.

Eidotter gibt roh und allenfalls auch weich gekocht einen milden Nahrungssaft, nur zu häufig genossen ist er zu nährend: hart gekocht ist er schwer zu verdauen. Das Eiweiß kommt dem Faserstoffe gleich, ist zur Nahrung nicht geschickt, und schwer zu verdauen.

3. Von den Amphybien werden die Schildkröten und Frösche am gewöhnlichsten als Nahrungsmittel gebraucht. Sie geben allerdings eine nahrhafte Speise ab; fordern aber durchaus einen Zusatz von Salz, Pfeffer und Zitronensalz, wenn sie nicht sehr schwerverdaulich seyn sollen. Dennoch ist ihr häufiger Genuß allemahl nachtheilig.

4. Von den Fischen überhaupt gilt fast dasselbe. Am zuträglichsten sind die Barsche, Hechte, Karauschen und Forellen. Weniger leicht verdaulich sind die Karpfen, Bleihe und Aale ihres Fettes wegen. Die Weißfische haben viel schleimige Theile, die Schleihen ein zu hartes Fleisch und eine schwerdauliche Haut: beide erfordern daher schon eine kraftige Verdauung.

Seefische, selbst der Häring sind im ganzen leichter zu verdauen, dienen aber doch wegen der Mischung ihrer Bestandtheile nicht zum häufigen, noch weniger täglichen Genuß. Lachs ist nur seines Fettes wegen zu tadeln, also bei guten Verdauungswerkzeugen nicht nachtheilig.

5. Von den Insekten nenne ich hier nur die Krebse als die gewöhnlichste Speise. Sie sind ihrer vielen Gallerte wegen eine nahrhafte Speise, und dabei wohlschmeckend, für schwache Verdauungswerkzeuge aber nicht am leichtesten zu verdauen. Sie haben das Besondere, daß sie bei manchen Menschen leicht eine Nesselsucht verursachen, welche aber bald wieder vorüber gehet. Solche Menschen thun aber doch wohl, Krebse nicht zu essen.

6. Unter den Würmern sind die Austern am beliebtesten. Ihr salziger Saft macht sie leicht verdaulich. Doch ist ihr Genuß in der heisseren Jahreszeit wenn sie ihre Brut bei sich tragen leicht nachtheilig. Muscheln, welche nie roh sondern nur gekocht genossen werden, sind schwerer zu verdauen. In den heissen Sommermonathen, wenn das Laich der Seesterne sich in den Flüssen anfindet und ihnen zur Nahrung dienet, ist ihr Genuß leicht nachtheilig. Schnecken sind wegen ihrer Gallerte nährend, aber sehr schwer zu verdauen, und werden deshalb nur zu Suppen gebraucht.

9.

Von den Nahrungsmitteln aus dem Pflanzenreiche.

In dem Pflanzenreiche hat uns der Schöpfer eine viel größere Mannigfaltigkeit von Körpern zum Genuß dargebothen, als im Thierreiche. In demselben treffen wir Körper an, welche nur die eigenthümliche Mischung der Vegetabilien haben, aber auch Körper, deren Mischung sich der thierischen nähert, und die gleich diesen eine Menge Stickstoff enthalten. Jene haben vorzüglich Pflanzenschleim (gummi), Zuckerstoff und Pflanzensäure und entweder gar nicht, oder doch nur sehr wenig Kleber (colla) und Eiweißstoff zu Bestandtheilen, und gehen bei ihrem Verderben nicht in Fäulniß, sondern in saure Gährung über. Diese aber enthalten ausser den genannten Bestandtheilen auch noch entweder mehr Kleber, der dem Faserstoffe der thierischen Speisen ähnlich ist, oder mehr Eiweißstoff, der dem thierischen Eiweißstoffe ähnlich ist, oder beides zusammen, und sind nährender als jene. Bei ihrem Verderben faulen sie als thierische Nahrungsmittel, und liefern bei der chemischen Zergliederung auch dieselben Produkte wie diese. Auf diese verschiedene Art des Verderbens der Pflanzenkörper muß man bei der Beurtheilung der Körper allemahl sein Augenmerk richten, weil dieselbe als Kennzeichen mit dient, die beiden Arten von Pflanzenkörper leichter zu unterscheiden.

Die Vegetabilien der ersten Art geben zum Theil sehr gute Nahrungsmittel ab. Dahin gehören z. B. die Mohrrüben (gelben Wurzeln, daucus carotta), die Scorzonerwurzeln (scorzonera hispanica) und mehrere andere Arten von eßbaren Wurzeln, die jungen grünen Schoten der Erbsen und der Vitsbohnen (phaseolus vulgaris), auch die jungen grünen Erbsen selbst.

Zu den Vegetabilien der zweiten Art gehören der Spargel, alle Arten der weissen Rüben, alle Kohl- und Salat-Arten. Sie erfordern eine lebhafte Thätigkeit des Darmcanals, wenn sie nicht zu viel Blähungen verursachen sollen. Sie bekommen im Allgemeinen solchen Menschen, welche thierische Speisen besser als Pflanzenspeisen vertragen können, viel eher als die Vegetabilien der ersten Art.

Die Kartoffeln, welche der holländische Admiral Drake zuerst aus Amerika nach Europa gebracht hat, stehen gleichsam zwischen beiden Arten, geben ein gut nährendes und für den größten Theil der Menschen ein heilsames Nahrungsmittel ab: nur macht die Menge des in ihnen enthaltenen Satzmehls dieselben für Menschen, welche keine starke Verdauung haben, und besonders eine sitzende Lebensart führen, eben nicht leichtverdaulich.

Das Brotkorn vereiniget die Eigenschaften der vegetabilischen Nahrungsmittel der ersten Art und Eigenschaften der thierischen Nahrungsmittel. Das Mehl desselben enthält so zu sagen Stoffe beiderlei Nahrungsmittel, unter anderen vorzüglich Kleber, Satzmehl, Pflanzenschleim und Zuckerstoff, alle aber in der den Vegetabilien eigenthümlichen Mischung: daher gehet es auch sich selbst überlassen nicht in faule, sondern in saure Gährung über. Ungegohren ist das Mehl wegen der Menge des enthaltenen Satzmehls höchst schwerverdaulich. Wenn die im Mehle enthaltenen Stoffe aber durch die geistige Gährung inniger gemischt sind, und der Teig durch das Backen ausgetrocknet ist, so ist das Brot eine leicht verdauliche und nährende Speise. Das Brot von Weitzen ist besonders wegen des häufigen Klebers nahrhafter als das Brot von Rocken; dagegen hat dieses wegen seiner gelinde zusammenziehenden Eigenschaft etwas mehr stärkendes, aber auch zugleich etwas mehr Säure als jenes. Deshalb bekommt Personen, die Neigung zur Magensäure, Sodbrennen u. d. gl. haben, Weitzenbrot auch allemahl besser als Rockenbrot.

Mit dem Brotkorne hat der Reiß viele Aehnlichkeit und gibt daher gekocht ein mildes und heilsames Nahrungsmittel. Auch das Sago (das zubereitete Mark einer Palmenart) zwischen dem Pflanzenschleime und Satzmehle gleichsam das Mittel haltend gibt eine vortrefflich nährende und leicht verdauliche Speise.

Die trockenen und reifen Hülsenfrüchte, als Erbsen, Linsen, große Bohnen und weisse Bohnen, obgleich sie in ihrer Mischung viele Aehnlichkeit mit dem Brotkorne haben, sind wegen der Menge des enthaltenen Satzmehls schwer zu verdauen und geben nur für Menschen mit starker Verdauung und bei zureichender körperlicher Thatigkeit ein gutes Nahrungsmittel ab.

Das Obst ist Speise und Trank zugleich und kann zur Noth beide ersetzen. Es enthält wenn es reif ist in einem Zellgewebe von vegetabilischem Faserstoffe eine wohlthätige Mischung von Zuckerstoff, vegetabilischer Säure, etwas wenigem Pflanzenschleime und noch wenigerem Kleber, und ist obgleich kein besonderes nähr-rendes doch ein sehr gesundes Nahrungsmittel. Zu vieles Obst macht Blähungen und Säure. Constitutionen, deren Mischung schon an sich zu viel Oxygen enthält, vertragen daher das Obst gar nicht. Obstarten, welche an sich zu viele Säure enthalten, sind jedem Menschen nachtheilig und dürfen selbst von ganz gesunden Menschen mit einer starken Verdauung nur in kleinen Quantitäten genossen werden. Roh ist das Obst eine natürlichere Speise, als wenn es gekocht ist. Doch wird es dadurch weniger blähend. Unreifes Obst hat zu viel herbe Säure, ist allen Constitutionen nachtheilig und verursacht leicht Krankheiten.

Welsche Nüsse (Wallnüsse), Haselnüsse und Mandeln erfordern wegen des vielen enthaltenen Oehls eine gute Verdauung. Dieses gilt auch von den

Cacaobohnen und der aus ihnen bereiteten Chocolade. Ueberhaupt erfordern alle vegetabilischen Oehle, obgleich sie im Verhältnisse zu dem thierischen Fette oder Oehle leichter verdaulich sind als diese, doch allemahl eine starke Verdauung. Sie gehen im Magen leicht in eine ranzige Beschaffenheit über und verursachen vermittelst der dadurch entstandenen Fettsäure Sodbrennen und Krankheiten mancherlei Art.

Der Zucker als ein von allen anderen Bestandtheilen befreieter Zuckerstoff ist weniger nährend, und schwächt die Reizbarkeit. Darum muß alles Zuckerwerk insbesondere den Kindern schlecht bekommen.

10.
Worte der Warnung vor Gefahren der Vergiftung der Speisen.

Kann wohl etwas schrecklicher gedacht werden, als wenn Menschen, ohne auf die entfernteste Weise die Absicht zu haben, sich und andere Menschen durch Speisen vergiften? Und doch ist dieses bei Unwissenheit, Leichtsinn oder Nachlässigkeit so leicht möglich, und, wie durch so viele bekannte traurige Beispiele der Art bewiesen ist, schon so unzählige Mahle wirklich geschehen.

Nur der Unverstand eines Menschen kann die Thiere darum, daß der Schöpfer ihnen einen Instinkt, nach welchem sie die Gifte erkennen und meiden können, eingepflanzt hat, glücklicher preisen, als den Menschen. Wir haben zwar einen Instinkt, dem das Gefühl des Bewußtseyns fehlet, nicht. Verlieh uns aber der gütige Schöpfer dafür nicht Vernunft und Erfahrung? Sind diese nicht genug sichere Leiter durch das Leben? Sind diese nicht dem mit einer vernünftigen Seele begabten Wesen viel angemessener und würdiger? Wehe aber dem Menschen, der sich der Benutzung dieses seines Vorzugs vor den Thieren entäussert! Wehe den Aeltern und Lehrern, welche die ihnen anvertraueten

Kinder nicht anführen, jene der Menschheit verliehenen Führer durch das Leben zu gebrauchen!

Nicht selten ist es, daß anstatt mancher schon im rohen Zustande eßbarer Pflanzentheile giftige Dinge genossen werden.

Wie oft geschieht es nicht, daß Kinder, die sich selbst überlassen in Gärten, Feldern, Wiesen und Wäldern mit ihnen unbekannten Saamen, Blättern, Blumen, Beeren, Früchten und Wurzeln sorgenlos umherspielen, und keine Gefahr kennend und ahnend dieselben aus Neugierde, Naschsucht oder Hunger genießen und sich so entweder unabwendlich den Tod zuziehen, oder sich doch wenigstens Zufälle veranlassen, welche, auch selbst wenn die Ursache derselben sogleich erkannt und die Hülfe sogleich gegenwärtig ist, nur mit Mühe, und auch dann oft nicht ohne Zurücklassung bleibender Gebrechen der Gesundheit gehoben werden können. Wie oft ist es nicht, daß selbst unwissende erwachsene Menschen aus Leichtsinn, Neugierde, Naschhaftigkeit oder Hunger gleich jenen Kindern zu solchen giftigen Pflanzentheilen greifen und sich durch ihren Genuß in gleiche Gefahr bringen.

So sind z. B. schon oft statt der kleinen süßen schwarzen oder Weichselkirschen, anstatt der Schlehen, der kleinen runden Pflaumen und der Heidelbeeren die giftigen Beeren der Tollkirsche (atropa belladonna), anstatt mehrerlei rother eßbarer Beeren die giftigen Beeren des Kellerhalses (daphne mezereum), oder auch die giftigen Beeren des Bittersüßes (solanum dulcamara), anstatt der eßbaren süßen Mandeln die giftigen bitteren Mandeln genossen worden und dadurch Vergiftungen geschehen.

Wer erkennt hier nicht die Nothwendigkeit an, daß Kinder und junge Leute mit den Gefahren bekannt gemacht werden, welche aus dem Genusse uns unbekannter Dinge so leicht entstehen können.

Nicht selten werden aber auch anstatt gesunder Pflanzentheile, welche erwachsene Menschen zur Zubereitung der Speisen einsammeln, giftige ergriffen, oder doch zugleich mit den eßbaren Gewächstheilen genommen.

So ist es z. B. bekannt, daß unwissende Menschen die eßbaren Wurzeln von Pastinak, Petersilie und Cichorien mit den giftigen Wurzeln des Schierlings (cicuta) und des Bilsenkrauts (hyoscyamus), eßbares Körbel= und Petersilien=Kraut mit dem giftigen Kraute vom Schierling und vom Wasserfenchel (phellandrium aquaticum), die gesunden Salatarten mit dem giftigen Lattich (lactuca virosa), eßbare Hülsenfrüchte mit den giftigen Erven (ervum ervilia), Platterbsen (lathyrus cicera) und Eichern (cicer arieticum), die eßbaßen Heidelbeeren mit den giftigen Sumpfbeeren (vaccinium uliginosum), den eßbaren Kümmel mit dem giftigen Saamen des Stechapfels (datura stramonium), den eßbaren Fen=

chelsaamen mit dem giftigen Saamen des Bilsenkrauts und eßbare Schwämme mit giftigen Schwämmen verwechseln können.

Wie nothwendig ist es daher, daß in jedem Lande die Einwohner über die in demselben wachsenden giftigen Gewächse belehret und mit den Merkmahlen und Unterscheidungszeichen derselben bekannt gemacht werden. Es sollten wirklich in allen Ländern junge Leute jedes Standes und Geschlechts nicht eher aus den Schulen gelassen werden, bis sie wenigstens mit den in ihrer Gegend wachsenden Lebensfeinden bekannt gemacht wären. Besonders sollten Aeltern ihre Töchter Musik, Stickerei u. a. dgl. entbehrliche Dinge lieber etwas weniger treiben und dafür lieber die Gifte kennen lernen lassen, damit sie nicht einst als Hausfrauen — wenn dieses anders noch ferner als eine Bestimmung der verehelichten Frauenzimmer anerkannt werden sollte — ihre Männer, Kinder und übrigen Haus = und Tisch=Genossen vergiften lassen. Auch alle Gärtner sollten sich in der Kenntniß der Gifte eine Fertigkeit verschaffen, damit sie dieselben aus ihren Küchengewächsen gänzlich auszurotten im Stande wären. Alle Köche und Köchinnen und alle, die sonst noch das Geschäft haben, Speisen und Getränke für Menschen zu bereiten, sollten in der Kenntniß der Gifte unterrichtet werden, damit sie nicht anstatt Nahrungsmittel Gifte bereiten.

Ferner werden nicht selten an sich gesunde Speisen durch die Gefäße vergiftet, in welche sie gethan werden. Es ist allgemein bekannt, daß Zinn häufig viel Blei, immer aber doch etwas Blei enthält. Speisen also, welche in zinnernen Gefäßen gekocht und lange stehend erhalten werden, können von den Bleitheilen leicht etwas auflösen, und dadurch vergiftet werden.

Eben so bekannt ist es, daß Kupfer Gift ist. Es dürfen deshalb nicht alle Speisen in kupfernen Geschirren gekocht werden und die wenigsten in denselben erkalten. Der Gefahr der Kupfervergiftung kann zwar allerdings durch eine gute Verzinnung der kupfernen Kochgeschirre abgeholfen werden. Dann muß aber die Verzinnung vollkommen ächt seyn, damit nicht diese wiederum zu einer Bleivergiftung Gelegenheit gebe, und — was wohl zu merken ist — muß beständig in vollkommen gutem Stande erhalten werden, weil sonst eben sowohl eine Kupfervergiftung statt haben kann, als wenn das Geschirre ganz unverzinnt ist.

Endlich werden auch nicht selten Speisen dadurch vergiftet, daß man Arsenik wider die Ratzen und Mäuse legen läßt, und den davon übrig bleibenden Arsenik nicht mit aller Vorsicht und entfernt von allen Eßwaaren aufbewahret.

Schon sind der traurigen Beispiele zu viele bekannt, daß Personen, die entweder vergessen oder auch gar nicht gewußt haben, daß übrig gebliebenes Gift unvorsichtig und ohne Aufschrift an Orte weggelegt worden ist, wo auch Speisezusätze, als Zucker, Mehl u. dgl. verwahret werden, Arsenik für Zucker oder Mehl angesehen und an Speisen gethan und auf solche Weise sich und andere Menschen vergiftet haben. Der wider Ratzen und Mäuse gelegte Arsenik kann auch von denselben verschleppt und an Orte gebracht werden, wo man ihn nicht vermuthen, auch wohl gar nicht entdecken kann. So erinnere ich mich auch eines Beispiels, daß in einer zur Aufbewahrung der Milch bestimmten Stube, in welcher Arsenik wider die Ratzen gelegt war, die Milch durch die Ratzen, welche von dem Arsenik gefressen und darauf von der Milch getrunken hatten, vergiftet worden war, und daß diese Milch bei allen den Menschen, welche von derselben gegessen hatten, alle Zufälle einer Arsenikvergiftung hervorbrachte.

Wie gut wäre es daher, wenn das Legen des Arseniks wider Ratzen und Mäuse ganz verbothen würde, da es auf so mannigfaltige Art für andere Thiere sowohl, als auch für Menschen so leicht gefährlich werden kann. Man hat ja andere Mittel genug, Ratzen und Mäuse zu vertreiben und zu vertilgen; warum muß denn der Gebrauch eines den Menschen so gefährlichen Mittels beibehalten werden? —

11.

Die richtige Speiseordnung.

Ein jeder Mensch besitzt so viel Verdauungskraft, als er zu seiner Erhaltung bedarf. Da aber die mannigfaltigen Arten von Speisen, welche dem Menschen zum Genuß dargebothen werden, theils an sich mehr oder weniger ernährungsfähig sind, theils mehr oder weniger Verdauungskraft erfordern, und die Verdauung der Speisen selbst auf mannigfaltige Weise sowohl begünstiget und befördert, als gestöret und gehindert werden kann; so muß nothwendig ein jeder Mensch dahin streben, sich selbst bestimmen zu können, welche Speiseordnung für ihn die beste sey, bei welcher die Verdauung am freiesten, und die Assimilation am leichtesten und schnellsten geschehe, und bei welcher er seinen Magen gar nicht fühle.

Doch läßt sich allerdings auch schon im Allgemeinen gewissermaßen bestimmen, was für jeden Menschen zu einer richtigen Speiseordnung gehöret, indem wir auf die Qualität der Speisen, auf die Quantität derselben, auf die Folge, in welcher wir sie genießen, auf die Zeit zum Essen, auf die Art zu essen, auf die Stimmung des Gemüths und Richtung des Geistes bei dem Essen, und auf das Verhalten unmittelbar nach dem Essen unser Augenmerk richten. Eine solche allgemeine Bestimmung einer richtigen Speiseordnung, die sich auf eine genaue Kenntniß der Natur des Menschen und auf eine aus treuer und sorgfältiger Beobachtung hergenommene allgemeine Erfahrung gründen muß, verdienet von jedem Menschen gekannt und beherziget zu werden.

Ich will die genannten zu einer richtigen allgemeinen Speiseordnung führenden Rücksichten hier der Reihe nach, so viel es in der Kürze geschehen kann, durchgehen, damit ein jeder daraus die Regeln abnehmen und sich aneignen könne, welche sich aus einer allgemeinen Speiseordnung für die Individualität eines jeden Menschen herleiten lassen.

Der zu einer jeden richtigen Speiseordnung nothwendige allgemeine Grundsatz, der nie aus der Acht gelassen werden darf, ist der: der Mensch lebt nicht, um zu essen, sondern ißt, um zu leben. Ich schicke denselben hier voraus, weil er als die Basis aller Speiseordnung anzusehen ist.

Von der Qualität der Speisen ist bereits in den Aufsätzen 7 — 9 im Allgemeinen die Rede gewesen; ich übergehe daher hier die Rücksicht auf dieselbe ganz, und wende mich sogleich zuerst zur zweiten.

In Rücksicht der Quantität der Speisen fordert eine richtige Speiseordnung, daß man zu keiner Zeit mehr esse, als das gegenwärtige Bedürfniß erheischt. Wer so lange ißt, bis er nicht mehr kann und bis er seinen Magen fühlt, der ißt allemahl zu viel. Zwar verleitet der Hang zur Sinnlichkeit den ihm folgenden Menschen bei den tausendfachen sinnreichen Erfindungen dem Gaumen zu schmeicheln, nur zu leicht, das Bedürfniß zu überschreiten; aber es bleiben auch nie die natürlichen nachtheiligen Folgen davon aus. Je schwächer der Mensch ist, den Reizungen der Sinnlichkeit zu widerstehen, je mehr er nach bereits befriedigtem Bedürfnisse sich durch die Lockungen der Gaumenreize zum weiteren Genusse von Speisen verleiten läßt, desto bedeutender sind die Nachtheile, und um so bleibender, je häufiger er das Bedürfniß überschreitet. Zu geschweigen, daß nach den Gesetzen der Gewohnheit Unmäßigkeit und Gefräßigkeit gar leicht dem Menschen einheimisch wird, so fliessen aus der Nichtbefolgung jener oben angegebenen Regel unzählig verschiedene Zufälle, Beschwerden und Krankheiten, die oft das ganze Leben verbittern und verkümmern.

Daß das gegenwärtige Bedürfniß zu essen aber nicht bei allen Menschen gleich groß seyn kann, wird jedem einleuchten, wenn er darauf merkt, daß die körperlichen Verhältnisse der Menschen von mannigfaltiger Verschiedenheit sind. So sind sie z. B. verschieden nach dem Alter, nach dem Geschlechte, nach der Körperconstitution, nach der Gewohnheit, nach so vielen äusseren Bestimmungen, als der Hitze und Kälte der Athmosphäre,

der

der Körper- und Geistesthätigkeit, des Müssigganges und der Ruhe u. d. gl. mehr. Alles dieses verdienet berücksichtiget zu werden, wenn jemand die obige allgemeine Regel auf sich anwenden will.

Ferner fordert eine richtige allgemeine Speiseordnung, daß wir im Genusse der Speisen eine zweckmäßige Ordnung und Verbindung beobachten. Nicht so sehr für frugale mit wenigen einfachen Gerichten besetzte Tische, denen man es ansehen kann, daß man ißt um zu leben, als vielmehr für reich oder gar übermäßig besetzte Tafeln, durch welche man zu dem Glauben verleitet werden mögte, daß die Menschen lebten um zu essen, ist diese Regel einer richtigen allgemeinen Speiseordnung nothwendig. Zweckmäßige Ordnung und schickliche Verbindung der Speisen ist nur mit der Simplicität der Genüsse vereinbar. Je heterogener die Folge und Verbindung der mannigfaltigen Speisen ist, desto mehr wird ihre Auflösung und Assimilation erschwert und die Verdauungskraft erschöpft. So geben z. B. warme und kalte, fette und saure Sachen, Braten und Salat unmöglich eine heilsame Verbindung ab. Wenn z. B. ganz dünne Suppen und andere ganz dünne Speisen den festen vorausgehen, wenn schwerverdauliche erst nach den leichteren folgen, wenn kühlende Dinge als Obst, Melonen und Gefrornes die Mahlzeit beschliessen, so kann man dieses unmöglich eine dienliche Ordnung der Speisen nennen.

Ich will es nicht unternehmen, für die reich besetzten Tafeln der Großen und Reichen, bei welchen alle Himmelsgegenden, alle Elemente, alle Naturreiche, alle Künste der sublimaren Kochkunst in Anspruch genommen werden, eine dem Zwecke einer Mahlzeit angemessene Ordnung und Verbindung der Speisen vorzuschlagen. Erinnern muß ich aber, daß jeder Theilnehmer an solchen Tafeln nicht ohne Wahl, nicht von allem was vorkommt geniesse, sondern daß er diejenigen Speisen, die in einer ihm nachtheiligen Folge vorkommenden, und besonders von der allemahl vorkommenden größeren Anzahl der Fleischspeisen mehrere vorübergehen lasse, und auch hier nicht vergesse, daß man nur essen müsse um zu leben. Es ist und bleibt ausgemacht wahr, daß häufige oder wohl gar beständige luxuriöse Nahrung auch ein beständiges Zerstörungsmittel des Gesundheitswohls ist. Mögten doch alle in der großen Welt lebende und sich zu derselben drängende Menschen die darin liegende Warnung für zu häufige Schmausereien, bei denen die Gelegenheit so leicht zum sündigen verleitet, nicht unbeachtet lassen! Könnten alle schwelgende Gourmands, welche an den reichsten Tafeln essen, als wenn sie dafür bezahlt würden, nur einmahl von einem an Indigestion verstorbenen Schwelger den ekelhaften Mageninhalt, den vielleicht mehrere Humpen nicht zu fassen vermögen, sehen: gewiß sie würden nicht mehr der Schwelgerei ergeben bleiben.

Von der rechten Zeit zum Essen werde ich in dem nächsten Aufsatze besonders handeln; hier muß ich aber doch bemerken, daß es zu einer richtigen Speiseordnung erforderlich ist, daß man nie seine Mahlzeit beginne, wenn man eben durch eine heftige körperliche Bewegung sich erhitzt und ermüdet, oder durch Zorn und Aerger seinen Verdauungssäften Schärfe mitgetheilet hat.

In Hinsicht der Art zu essen fordert eine richtige Speiseordnung, daß wir zu allen Suppen und anderen dünnen Speisen, welche nicht schon Kauen erfordernde Ingredientien enthalten, etwas Brot essen, damit die dünnen Speisen nicht unvermischt mit Speichel verschlungen werden. Auch will sie, daß wir alle festen Speisen gehörig kauen, und überhaupt langsam essen. Das Sprichwort: gut gekauet ist halb verdauet, enthält allerdings Wahrheit. Die gehörige Zertheilung und Verkleinerung der Speisen durch die Zähne, und die dabei statt findende Vermischung derselben mit Mundspeichel ist die erste Bedingung einer guten Verdauung, und in so fern ist langsames Essen und sorgfältiges Kauen auch Bedingung einer guten Ernährung des Menschen.

Wie nun die Vermischung der Speisen mit Speichel ein wesentliches Beförderungsmittel der Verdauung ist, so ist auch eine mäßige Vermischung der Speisen mit zweckmäßigem Getranke bei der Mahlzeit keinesweges für der Verdauung hinderlich zu halten; indem offenbar dadurch die Zersetzung der Speisen erleichtert, der Speisebrei verdünnet, die Aussonderung des Nahrungssaftes aus demselben befördert und überhaupt der ganze Prozeß der Assimilation unterstützt wird. Darum verwerfe ich auch die sonst wohl von Diätetikern gegebene Regel: bei Tische gar nicht zu trinken, gänzlich.

Die mehresten Menschen fühlen bei der Mahlzeit das sich durch Durst ankündigende Bedürfniß zu trinken. Schon Kinder, die eben erst selbst zu essen gelernt haben, bei denen also doch noch nicht Gewohnheit das Bedürfniß eingeführt haben kann, äussern dasselbe sehr lebhaft.

Das Maaß des Getränks bei der Mahlzeit darf aber nicht dem Maaße der Speisen gleich kommen, noch weniger dasselbe übertreffen: nur so oft der Durst das Bedürfniß zu trinken anzeigt, nur so viel die Beschaffenheit der Speisen eine Verdünnung nöthig macht, darf bei der Mahlzeit in kleinen Quantitäten getrunken werden. Unter allen Getränken bei der Mahlzeit ist Bier das unschicklichste, Wasser das natürlichste, Wein, wenn er nicht zu stark ist und erst mehr gegen das Ende der Mahlzeit und mäßig getrunken wird, der Verdauung nicht undienlich.

Noch fordert eine richtige Speiseordnung auch, daß man heiter und sorgenfrei unter Scherz und Frohsinn was Gott bescheeret geniesse. Darum zähle ich heitere Laune, Scherz und Lachen zu den die Gewürze beider Indien ersetzenden Verdauungsmitteln. Vom

Tische muß jede Leidenschaft, Zank, Streit, Haß, Neid, Kummer und Sorge, Aerger und Unwille entfernt gehalten, und Anstrengung des Geistes, sie geschehe durch Lesen, Rechnen, gelehrte angestrengte Unterhaltung, oder stilles Nachdenken über Gegenstände der Gelehrsamkeit und Speculation bei der Mahlzeit vermieden werden. Nur dann kann der Genuß bekommen, nur dann können die Speisen leicht verdauet und leicht assimilirt werden.

Endlich muß ich auch noch als zu einer richtigen Speiseordnung gehörend bemerken, daß man sich auch nach dem Essen noch eine kurze Zeit körperlich und geistig in Ruhe erhalte, und jede heftige Körperbewegung, jede Geistesanstrengung, jede Leidenschaft als Feinde der guten Verdauung vermeide.

Das ist's, was sich, wie ich glaube, von einer richtigen Speiseordnung im Allgemeinen sagen läßt. Das Nähere kann und darf nur nach der Individualität eines Jeden bestimmt werden. Die Aufmerksamkeit eines jeden Menschen auf sich selbst gibt hier den besten Lehrmeister ab: nur darf dieselbe nicht bis zur pedantischen Aengstlichkeit getrieben werden.

12.

Die rechte Zeit zum Essen.

Der Zweck des Essens ist Erhaltung des Lebens; alles andere kann nur Nebenzweck seyn.

Der Mensch wird zum Genuß der zur Erhaltung des Lebens nothwendigen Dinge durch unangenehme sinnliche Gefühle, deren der Schöpfer ihm zwei, nämlich den Hunger und Durst zugetheilt hat, aufgefordert und angemahnt. Beide sprechen richtig und wahr, und verlangen Befriedigung. Unbefriedigt wachsen sie vom leisesten Gefühle bis zur wüthendsten quälendsten Stärke, und können wohl gar den Tod bringen. Der Hunger wird durch den Genuß fester und trockener Speisen vollkommen gestillet, doch kann er auch, wenigstens auf kurze Zeit, durch flüssige Dinge besänftiget und gewissermaßen befriediget werden. Der Durst kann nie durch feste und trockene Speisen, sondern nur allein durch Flüssigkeiten gestillet und befriediget werden.

Durst ist eine peinliche Empfindung von Trokkenheit im Schlunde und in der Gaumgegend, oft auch im Magen, welche durch Herbeiführung flüssiger Dinge gestillt wird. Man erklärt den Durst auch wohl durch eine Empfindung des Uebermaßes von freier Electricität im Körper überhaupt und im Magen insbesondere, dessen Befriedigung nur durch Zuführung des Wassers als eines Leiters entweder durch den Mund, oder durch die Haut, besonders bei dem Baden, oder durch die Lungen bei dem Athemholen in feuchter Luft geschehen kann. Er sei was er wolle, so bleibt er doch allemal ein Zeichen, daß zum guten Bestande des Organismus die Herbeiführung einer reinen milden Flüssigkeit nöthig sey. Mangel des Durstes im natürlichen und gesunden Zustande ist also ein Beweis, daß die zum Bestehen des Organismus nöthige Flüssigkeit zureichend vorhanden ist.

Hunger ist ein unangenehmes Gefühl im Magen, das durch ein krampfhaft werdendes enges Zusammenfalten der innern Magenhaut entstehet und sich mit fortschreitender Ermattung und Unruhe durch den ganzen Körper ausbreitet. Die Stillung des Hungers geschiehet durch Aufhebung jenes Magenzustandes, ohne daß das damit verbundene Gefühl des Wohlbehagens schon Folge eines wirklichen Ersatzes seyn kann. Wie wäre es sonst möglich, daß der Mensch mit ganz nahrungsstofflosen Dingen auch schon seinen Hunger stillen könnte! Sattseyn oder nicht mehr hungern berechtiget uns also eigentlich noch nicht zu behaupten, daß wir gegessen haben, was wir zur vollständigen Ernährung bedürfen: es ist wohl ein Zeichen, daß der Magen keine Speise mehr bedarf, um von jenem unangenehmen Gefühle frei zu seyn, aber noch kein Beweis, daß der übrige Körper keine Nahrung mehr bedarf. Mangel an Eßlust findet statt, wenn der Magen nicht mehr im Stande ist, sich in die feinen Falten zusammenzuziehen, wodurch die Empfindung des Hungers hervorgebracht wird. Dieses ist der Fall, wenn der Magen mit Speisen angefüllet ist. Es kann aber auch der Fall seyn, wenn entweder die innere Haut des Magens mit vielem Schleime überzogen ist, oder wenn die Nerven des Magens in Unthätigkeit und Fühllosigkeit versetzt sind.

Es kann auch falscher Hunger statt finden, wenn der Magen durch einen widernatürlichen Reiz zu jener Ursache des Hungers gebracht wird. Dieser kann nun entweder als reizender Stoff, oder, wie man zu sagen pflegt, als Unreinigkeit im Magen selbst liegen, oder er kann bloß in einer zu großen Reizbarkeit des Magens seinen Grund haben, oder durch von außen kommende Reizungen, durch Gesicht, Geruch und Geschmack bestimmt werden. In allen diesen Fällen kann der falsche Hunger zu Fehlgriffen verleiten und zu nachtheiligen Folgen führen. Wie es einen falschen Hunger gibt, so kann es auch, besonders aus der letzten Ursache, einen falschen Durst geben.

Die sicherste Probe, den falschen Hunger und Durst zu erkennen, ist, wenn man die gewöhnlichen Dinge nicht mehr, wohl aber reizende Dinge noch genießen mag.

Bleiben wir nun bei dem Hunger als dem Triebe zum Essen stehen, so sollte nur Hunger uns zum Essen bewegen, nur Nothdurft uns zum Genuß der Speise führen, indem eigentlich nur der Erfolg des Essens aus

Nothdurft in seinem ganzen Maaße ersprießlich ist. Aber es ist gewöhnlich und bei den mehresten Menschen dem nicht also. Vielmehr bringen Ueppigkeit und die liebe Gewohnheit, deren Leitung sich die Menschen leider zu ihrem eigenen Nachtheile nur zu sehr überlassen, am mehresten die Menschen zum Essen; obgleich der Erfolg des Essens aus diesen Ursachen für den Körper nie für zuträglich erkannt werden kann. Wer ohne Nothdurft und über Nothdurft ißt und trinkt, der ißt und trinkt unzeitig, schwächt dadurch seine Verdauungswerkzeuge, und macht, daß sie nur schlechten und rohen Nahrungssaft bereiten können, der nur übel gemischtes und schlechtes Blut geben, nur Verschleimung und unreine, die Thätigkeit ihrer Gefäße nicht genug oder zu sehr reizende Säfte erzeugen kann.

Die nachtheiligen Folgen des unzeitigen Essens äussern sich unmittelbar oder mittelbar, bemerklich oder unvermerkt, schnell oder allmählig allemahl zunächst im Körper, sind aber auch für das geistige und moralische Leben nicht zu verkennen.

Die Zeiten zum Essen und Trinken werden bei allen Völkern, die sich einer bürgerlichen Verfassung erfreuen, gewöhnlich nicht durch die Nothdurft, nicht durch Hunger und Durst, sondern durch das mächtige Gebot der Gewohnheit bestimmt, indem man dem Hunger und Durst durch die Glocke Gesetze zu geben pflegt. Genau erwogen und von der rechten Seite betrachtet geschiehet aber dadurch die größte Verschwendung in der Welt.

Man glaubt gewöhnlich, daß der Ersatz der Kräfte am gewissesten und besten durch Nahrungsmittel geschehe; und doch ist dieses bei weitem nicht immer der Fall. Oft thun, wo Nahrungsmittel Schaden bringen würden, einige Stunden der Ruhe, auch wohl des Schlafes, die beste Wirkung. Siehet man nicht oft Menschen, welche die kräftigsten und nahrhaftesten Speisen genießen, kraftlos, dürre und mager bleiben? Der Mensch ist ja keine Verdauungsmaschine allein. Wie viele Menschen kommen nicht nur nicht hungerig, sondern sogar mit Abneigung gegen das Essen zu Tische und zwingen sich doch, weil es Essenszeit ist, die Speisen hinein! Wie viele Menschen, deren Verdauungswerkzeuge durch Leidenschaften, die eine Verdorbenheit ihrer Verdauungssäfte, vorzüglich ihrer Galle, hervorgebracht haben, gleichsam gelähmt sind, setzen sich zu Tische und essen, weil die zur Mahlzeit rufende Stunde geschlagen hat! Wie viele Gelehrte und Geschäftsmänner gehen, ohne das mindeste Bedürfniß zum Essen zu empfinden, vom Arbeitstische zum Eßtische, bloß weil die gewohnte Eßstunde geschlagen hat!

Die rechte Zeit zum Essen kann der Natur nach keine andere seyn, als diejenige Zeit, zu welcher wir das Bedürfniß zu essen empfinden, zu welcher der Hunger uns zum Essen auffordert. Die Nothdurft und nicht die Glocke muß das Gesetz geben. Werden wir durch unvermeidliche Umstände, Lagen und Verhältnisse abgehalten, dieses Gesetz sogleich zu erfüllen, so ist die Erfüllung desselben nachher desto süßer und lohnender. So lange der Hunger nur erst ein leises Anmahnen ist, fordert dieses Gebieten der Natur nicht immer augenblicklich Gehorsam. Das Verbieten der Natur fordert aber unbedingten augenblicklichen Gehorsam. So nachsichtig die Natur ist, wenn sie gebietet, so unerbittlich strenge ist sie, wenn sie verbietet: es bleiben nie nachtheilige Folgen aus, auch wenn wir sie nicht gleich bemerken. Ihr Verbot gilt in seiner ganzen Kraft, und der Mensch sollte es strenge beobachten, bis sie wieder gebietet.

Die nothwendigen Geschäfte und die unvermeidlichen Verhältnisse des bürgerlichen Lebens hindern fast jeden Menschen, daß er nicht allemahl zu der Zeit essen kann, wenn die sich selbst überlassene Natur ihn wohl dazu aufforderte. Darum bleibt dem Menschen dann nichts weiter übrig, als den Hunger und Durst, und insbesondere den Hunger, an eine den nothwendigen Geschäften und unvermeidlichen Verhältnissen des bürgerlichen Lebens gemäße Zeit zu gewöhnen. Müssen wir uns gewöhnen, zu bestimmten Zeiten zu essen, so ist durchaus nothwendig, daß wir unsere Genüsse den Tag über so ordnen, daß es uns auch möglich wird, zu den bestimmten Zeiten hungerig zu werden. Wer dieses nicht thut, schadet sich durch das Essen in bestimmten Stunden allemahl. Beiläufig muß ich hier auch bemerken, daß hieraus der Unsinn der Mode, bei Mahlzeiten zum Essen viel zu nöthigen, recht deut=

lich erhellet, indem man verlangt, daß ein Mensch zu einer bestimmten Stunde, zu welcher hungerig zu werden er sich nicht gewöhnt hat, essen soll.

Eine bestimmte Regel läßt sich über die dem Essen gewidmete Zeit im Allgemeinen nicht festsetzen. Ein jeder Mensch muß dieses nach seinen erprobten individuellen Verdauungskräften und Bedürfnissen des Körpers einrichten lernen. Wer zur Mittagsstunde der Natur nach essen will, wird z. B. entweder gar kein ordentliches Frühstück, oder wenigstens zum Frühstück nichts Festes genießen dürfen, und um dieses entbehren zu können, Abends eine Mahlzeit halten müssen. Menschen, welche eine sitzende Lebensart führen, oder Schwächlichkeit halber zu führen gezwungen sind, müssen ganz besonders darauf Acht haben. Oft und wenig zu essen, also den Hunger nur für den Augenblick einigermaßen befriedigen, damit derselbe oft wiederkehre, kann gesunden erwachsenen Menschen nie zuträglich seyn; wenn es gleich Kindern, und in manchen Fällen auch wohl kranken und schwachen erwachsenen Personen heilsam seyn kann.

Das beständige unordentliche Essen den ganzen Tag über und außer den Hauptmahlzeiten muß für bestimmt nachtheilig gehalten werden, es muß dadurch die Verdauung leiden und der ganze Organismus in Unordnung kommen. Denn zu einer guten Verdauung ist unumgänglich nothwendig, daß der Magen von Zeit zu Zeit ruhen und leer werden muß, damit sich in demselben neue Kräfte sammeln und frische Säfte anhäufen und diese den zur Bewirkung der Verdauung gehörigen Grad von Schärfe erlangen können. Am schicklichsten und der Natur der mehresten gesunden und unverwöhnten Menschen am angemessensten scheint für eine jede Mahlzeit eine Pause mindestens von 6 — 7 Stunden zu seyn, damit der Magen nach vollendeter Verdauung der genossenen Mahlzeit noch Zeit gewinne, leer zu bleiben und auszuruhen. Doch leidet diese Bestimmung nach mehreren Umständen und vorzüglich nach dem Lebensalter manche Veränderung. Insbesondere muß die schnellere und thätigere Verdauung und die schleunigere Consumtion im kindlichen Alter nicht unberücksichtigt gelassen werden.

Wenn ein Mann nach seinen jedesmahligen Verhältnissen, Geschäften und Vergnügungen zur Mittags- und Abendmahlzeit täglich eine andere jenen gemäße Zeit bestimmt, und deshalb durch zeitige Zwischengenüsse seinen Hunger so leitet, daß er bequem diese Zeit abwarten kann; so läßt sich, wenn man ihn für sich allein betrachtet, und wenn die Oekonomie dabei nicht berücksichtigt zu werden braucht, auch von diätetischer Seite dagegen nichts sagen. Vielen und gerechten Tadel verdient es aber, wenn man auch auf seine Familie und besonders seine Kinder dabei sehen muß. Ich halte es für einen hohen Grad eines sündlichen Egoismus, für eine offenbare Grausamkeit gegen die Kinder, wenn ein Vater diese oft lange auf die Mahlzeit warten, Abends sie wohl gar erst eine oder mehrere Stunden auf dem Sopha oder auf Stühlen ausschlafen läßt, bis er es seiner und seines Magens Convenienz gemäß findet, daß er mit der Familie zu Tische gehet.

Die Befriedigung des Durstes hat nicht eigentlich die Ernährung zum Zweck; sondern ihr Zweck ist nur Beihülfe zur Ernährung durch Verdünnung, Mischung und Reinigung des Milchsaftes und Bluts: deshalb braucht sie auch nicht so wie die Befriedigung des Hungers an bestimmte Zeiten gebunden zu seyn. Es ist zwar sehr gebräuchlich, während der ganzen Mahlzeit zu trinken; dieses ist aber mehr Gewohnheit, als Bedürfniß. Es sey aber welches von beiden es wolle, so ist das Trinken während des Genusses aller Arten von Speisen nicht zuträglich. Nur bei festen Speisen und gegen das Ende der Mahlzeit ist es dem, der das Bedürfniß dazu fühlt, oder dem es zur Gewohnheit geworden ist, zuträglich: nur darf dann zum Getränk nicht Bier, sondern Wein oder Wasser gewählet werden.

13.

Ueber das Frühstück.

Wenn der Organismus des Menschen die Nacht hindurch nur geringe Thätigkeit geübt, und in einer mehr oder minder vollkommenen Ruhe Erholung gefunden hat, so kann das Bedürfniß: zu essen und zu trinken, unmöglich schon mit dem Menschen erwachen; sondern es muß sich erst längere Zeit nach dem Aufseyn und der begonnenen Thätigkeit im Wachen bei der Leerheit des Magens einfinden und dann erst uns zum Genuß des Frühstücks einladen. Das Frühstück bestehe worin es wolle, so wird der zu frühe Genuß desselben bald nach dem Erwachen, wie er gemeiniglich bei den mehresten Menschen oft schon vor aller Thätigkeit und Arbeit, ja wohl gar schon im Bette geschiehet, durch die Natur keinesweges gefordert: er ist vielmehr der Natur entgegen. Haben Menschen durch Gewöhnung bereits der Natur das Bedürfniß aufgebürdet, sogleich des Morgens frühe ihr Frühstück zu geniessen, so kann es derselben freilich durch die Gewohnheit wohl unschädlich seyn; doch wird und kann die Gewöhnung ihren Nachtheil nie verfehlt haben.

Wodurch kann und soll aber nun die Wahl des Frühstücks bestimmt werden? Der verschiedene Erregungszustand des Menschen kann nicht der einzige Bestimmungsgrund seyn, da das Frühstück zunächst auf einen eigen organisirten Theil, den Magen, einwirkt. Die verschiedene Beschaffenheit des Magens kann auch nicht der alleinige Bestimmungsgrund seyn, weil die Gewohnheit des Menschen hier einen großen Unterschied macht. Es muß also bei der Wahl des Frühstücks eine gleiche Rücksicht auf alle Umstände, insbesondere aber auf die mehr oder minder consumirende Beschäftigung und Lebensart des Menschen am Morgen genommen werden.

Bei den Griechen bestand das Frühstück in einem Stücke Brotes in reinen Wein getaucht. Bei uns ist insbesondere der Genuß warmer wässeriger Getränke zur allgemein herrschenden Gewohnheit geworden. Ein hergebrachtes Vorurtheil beherrscht in unserer Zeit die Menschen aller Stände so sehr, daß sie glauben, der nüchterne Magen fordere durchaus etwas Warmes. Der Magen erkaltet weder die Nacht hindurch, daß deshalb eine Erwärmung desselben nothwendig würde: noch ist er die Nacht hindurch in den warmen Betten so sehr erwärmt, daß man fürchten dürfe, ihn durch ein kaltes Frühstück zu erkälten. Es gibt mehrere Nationen, die beständig ein kaltes Frühstück genommen und doch eine thätige Verdauung behalten haben.

Gewöhnlich wird bei uns Thee oder Kaffe zum Frühstück gewählt. Wir wollen daher diese Getränke nach ihren Bestandtheilen und nach ihrer Wirkung betrachten.

Betrachten wir diese Getränke zuerst nach ihrem Wassergehalte, so kommt es hier auf die Eigenschaften und Wirkungen des warmen Wassers an. Von diesem wissen wir, daß es alle Fasern erschlafft, das Blut verdünnt und flüssig macht, den thierischen Leim auflöset, die Verdauungswerkzeuge schwächt, den Magensaft verdünnt und zur Auflösung der Speisen unkräftig macht, den in Wasser auflöslichen Theil des Nahrungssaftes aus den Speisen zu schnell ohne alle thierische Vorbereitung fortführt, die Unthätigkeit der Muskelfasern begünstiget, und den Nerven eine widernatürliche Empfindlichkeit giebt. Hat das Wasser einen höheren Grad von Wärme, als der Magen, so schwächt es den Nahrungskanal um so mehr, spühlt den feinen Magen- und Darmschleim, der gleichsam zum Schutz der Nerven den Wänden dieser Theile anhängt, weg, und verursacht Magenbeschwerden, Aufblähung, allgemeine Schwäche und Nervenempfindlichkeit. Je jünger und schwächer der Mensch ist, desto schädlicher ist es.

Der Thee, oder der Aufguß von heißem Wasser auf braune oder grüne Theeblätter, welche erstere von der Thea bohea, letztere aber von der Thea viridis genommen werden, wirkt, wenn er schwach getrunken wird, wenig anders als warmes Wasser; ganz anders aber ist die Wirkung des stärkeren Thees, indem dabey die wirksamen extrahirten Bestandtheile der Theeblätter mehr mit in Rechnung kommen, und die erschlaffende Eigenschaft des warmen Wassers durch die den Theeblättern einwohnenden zusammenziehenden und die flüchtig reizenden öhligen Bestandtheile zum Theil aufgehoben wird. Als solcher wirkt er nach Maaßgabe seiner Stärke durch die in den Blättern enthaltenen resinösen zusammenziehenden Bestandtheile gelinder und stärker adstringirend, durch die in den Blättern enthaltenen höchst flüchtigen ätherisch öhligen Bestandtheile, von welchen insbesondere der angenehme Geschmack und Geruch des Aufgusses abhängt, reizend. Beyderley Eigenschaften des Thees sind durch die gelinde schleimigen Bestandtheile der Theeblätter einigermaßen gemildert. Wird der Thee sehr heiß getrunken, so wird nicht nur die reizende Eigenschaft des Thees erhöhet, sondern auch die schwächende Eigenschaft des zu warmen Wassers mitwirkend erhalten.

Zum Frühstück, wenn der Magen noch leer ist, kann der Thee, er sei schwach oder stark, nie gesund seyn, weil er den Magen zu einer Zeit, wo derselbe nichts zu verdauen hat, entweder erschlafft und geradezu schwächt, oder so sehr reizt, daß durch die leeren Bestrebungen die Energie des Magens um so eher verloren gehen muß. Doch kann und will ich nicht läugnen, daß der Nachtheil des Thees durch die Verbindung desselben mit nährenden Stoffen, dergleichen der Zusatz von Milch und Zucker, und das Einbrocken von Semmel, Zwieback u. dgl. ist, in etwas verringert wird.

Das zweyte zum Frühstück gebräuchlich gewordene Getränk, der Kaffeh, hat, wenn er schwach und warm getrunken wird, die erschlaffende Eigenschaft mit dem Thee gemein. Stärker bereitet ist er aber allerdings ein in seiner Wirkung sehr verändertes Getränk, und verdient daher auch noch eine besondere Betrachtung.

Die Kaffehbohnen aus der Levante, von Mocca, Java rc. sind die besten, die von Domingo halten das Mittel, und die von Martinique und Guadeloupe sind die schlechtesten.

Zur Bereitung dieses Getränks werden die Kaffehbohnen nicht roh genommen, weil ein Aufguß und Absud von solchen Bohnen nicht nur dem Geschmacke nicht angenehm ist, sondern auch ganz und gar nicht die Wirkung hat, als wenn er von gebrannten oder gerösteten und feingemahlenen Bohnen bereitet wird. Durch das Brennen oder Rösten werden die in den Bohnen nach ihrer Güte in verschiedenen Verhältnissen enthaltenen sowohl feuerbeständigen bitteren extractivartigen, als flüchtigen feinen öhligen Bestandtheile entwickelt.

Das Rösten des Kaffehs muß in einer verschlossenen eisernen Pfanne oder einem sogenannten Kaffehbrenner langsam geschehen und so lange fortgesetzt werden, bis die Bohnen eine kastanienbraune Farbe, einen starken angenehmen Geruch bekommen und zu schwitzen oder öhlicht zu werden anfangen. Dann müssen sie schnell abgenommen, zur geschwinderen Abkühlung auf flachen Schüsseln dünne ausgebreitet, und um das Verfliegen der flüchtigen und riechenden Bestandtheile zu verhindern, wohl zugedeckt werden. Je weniger die Bohnen geröstet werden, desto weniger entwickeln sich insbesondere die ätherisch öhligen Bestandtheile. Je stärker sie gebrannt werden, desto eher wird das Oehl brennzlich, und das davon bereitete Getränk um so erhitzender. Gebrannte Kaffehbohnen dürfen nicht lange aufbewahrt werden, am wenigsten, wenn sie auch gleich gemahlen sind, weil sie dann ihren Geschmack und ihre Kraft sehr verlieren. Werden die gebrannten und gemahlenen Kaffehbohnen blos mit kochendem Wasser infundirt, so hat der Aufguß nur die flüchtigen Bestandtheile derselben in sich und wirkt um so schneller erregend, je besser die Sorte der Bohnen, je stärker der Aufguß ist und je wärmer er getrunken wird. Werden dieselben mit Wasser ordentlich gekocht, so gehet durch das Kochen ein großer Theil ihres flüchtigen Reizstoffes verloren, und es werden mehr fixe Bestandtheile aufgenommen, wodurch das Getränk weniger angenehm und mehr anhaltend reizend wird. Die beste Bereitungsart ist, die Kaffehbohnen mit kochendem Wasser zu infundiren und dieses Infusum mit den Bohnen noch einmahl aufkochen zu lassen, ehe man das Getränk filtrirt. Durch den Zusatz von Milch und Zucker wird der Kaffeh nahrungsfähiger gemacht und sein Reizvermögen gemindert.

Für Menschen, welche einmahl an warme Getränke zum Frühstück gewöhne sind, ist ein mäßig starker Kaffeh im Allgemeinen kein schädliches Getränk, weil es zur völligen Vertreibung der Schläfrigkeit wirkt, beym Mangel an Wärme der Athmosphäre die Wärme des Körpers belebt, das Gemüth erheitert, die Geisteskräfte hebt, wider die Nüchternheit, welche von dem im leeren Magen gesammelten Magensafte und der etwa von den Abends vorher genossenen Speisen zurückgebliebenen Säure entstehet, dienlich ist, und den Abgang der die Nacht hindurch verhaltenen Blähungen und des Stuhlgangs befördert. Insbesondere ist dieses Getränk kalten phlegmatischen Naturen, Menschen die einen trägen Puls, schwammigte Fasern und schleimige Säfte haben, deren gewöhnliches Getränk am Tage Wasser oder Bier ist, ein heilsames Frühstück. Im Herbste und Frühjahre und in feuchten Wintern ist es am dienlichsten. Hitzigen und cholerischen Constitutionen, Kindern, jungen und vollblütigen Personen, Menschen die Wein und andere geistige Getränke den Tag über genießen, ist im Allgemeinen der Kaffeh kein dienliches Frühstück. Auch ist er im Sommer weniger zuträglich.

Für Menschen, welche mit dem Kopfe arbeiten müssen, oder doch sonst eine Lebensart führen, die keine körperliche Anstrengung erfordert, ist, wenn sie an warme Getränke sich einmahl gewöhnt haben, der Kaffeh mit Milch oder Sahne und Zucker das dienlichste Frühstück, und ich mögte sagen durch nichts zu ersetzen: nur muß man nicht, wie manche Menschen zu thun pflegen, den ganzen Vormittag daran schlürfen, und der Kaffeh muß nicht zu stark seyn. Zu starker

Kaffeh trocknet den Körper aus, macht dickes schwarzes Blut, scharfe Galle, Herzklopfen, Beängstigungen, Gliederzittern und Schwindel. Menschen, die andere Beschäftigung haben und eine andere Lebensart führen, müssen, wenn sie an warme Getränke gewöhnt sind, sich ein anderes und zwar solches warmes Frühstück erwählen, welches ihrer Constitution, ihrem Alter und ihren Verhältnissen am angemessensten ist und ihnen am besten bekommt. Für die mit ihrem Körper arbeitende und sich bewegende Klasse von Menschen ist eine warme Grütze oder eine andere Suppe, warmes Bier mit etwas Kümmel oder Ingwer u. dgl. ein vorzüglicheres Frühstück. Alle aus den sogenannten Kaffehsurrogaten bereiteten Getränke sind nichts anders als Rußwasser, welches für keinen Menschen ein dienliches Frühstück abgeben kann.

Kinder und noch unverwöhnte Menschen sollten doch ja nicht daran gewöhnt werden, daß ihnen ein warmes Getränk zum Frühstück tägliches Bedürfniß wird. Hätte der Schöpfer warme Getränke für die ganze Menschheit unumgänglich nothwendig erachtet, so würden wir gewiß allenthalben warme Quellen finden, damit jeder Mensch sein warmes Frühstück schon in der Natur bereit fände. Man versammle also doch ja nicht, wie es in vielen Familien üblich ist, Morgens gleich alle Kinder um die Kaffehkanne! Man gewöhne sie überhaupt nicht, allemahl gleich nach dem Aufstehen ein warmes Frühstück zu nehmen, sondern man lasse sie erst das Bedürfniß dazu fühlen, und reiche ihnen dann, je nachdem sich entweder Hunger oder Durst bey ihnen ausspricht, zu essen oder zu trinken, im letzteren Falle aber keine warme Getränke, wenigstens doch nicht täglich!

Auch von dem zweyten Frühstücke, welches viele Menschen noch am Vormittage zu sich nehmen, muß ich einige der Beherzigung nicht unwerthe Worte vorbringen.

Daß Menschen, bey denen sich am Vormittage das Bedürfniß etwas zu genießen durch Hunger und Durst ankündiget, dieses Bedürfniß befriedigen, kann ich an sich nicht tadeln: doch muß man dabey die im vorigen Aufsatze angegebenen Rücksichten nicht aus der Acht lassen. Tadelnswerth ist nur oft die Art und Weise, wie Menschen ein solches Frühstück genießen.

Viele Menschen wenigstens aus den höheren Ständen und von der Classe der Reichen, und deren, die sich ihnen gleichstellen wollen, siehet man in Städten in Conditoreyen frühstücken. Diätetisch betrachtet können aber die daselbst anzutreffenden Leckerbissen durchaus kein schickliches Frühstück abgeben. Man schadet sich nur zu leicht, wenn man dem leeren Magen keine an sich gesunde Befriedigung seines Hungers giebt, und entwöhnet wenigstens allemahl den Magen von dem natürlichen Appetite an gesunden Nahrungsmitteln.

Viele andere Menschen frühstücken in Wein-, Bier- und Branntweinsstuben, wo sie nur starke geistige Getränke zu sich nehmen. Daß auch dieses nicht eine gesunde Art zu frühstücken ist, bedarf hier keiner Auseinandersetzung. Ich verweise die Leser auf die Aufsätze vom Wein= Bier= und Branntweintrinken überhaupt.

Es genüge hier nur der Wink, bey der Wahl eines zweyten Frühstücks vorsichtig zu Werke zu gehen, wenn man nicht wider die Pflicht der Sorge für seine Gesundheit und sein Leben handeln will.

14.

Ueber den Werth des Wassertrinkens.

Ehe ich mich zu dem eigentlichen Gegenstand dieser Abhandlung wende, schicke ich eine mir zweckmäßig scheinende Erinnerung voraus, um die Leser um so eher in den Stand zu setzen, das was ich in dieser und den drey folgenden Abhandlungen über die Getränke sagen werde, bey der Wahl eines Getränks für sich leichter in Anwendung bringen zu können.

Die eigentliche Bestimmung eines Getränks ist und darf keine andere seyn, als daß es den Körper hinlänglich feucht, die Säfte desselben milde und flüssig erhalten, und die bey der Ernährung durch Speisen statt findende Mischung befördern helfen soll. Diesen Zweck eines Getränks fest in den Augen haltend bestimme man sich die Quantität und Qualität seines Getränks. Wo aber Gewohnheit bereits in Hinsicht beyder ein vernünftigen physikalischen Grundsätzen nicht entsprechendes Gesetz einzuführen angefangen hat, da folge man den folgenden Betrachtungen der Getränke, und ändere den hier bestimmten Grundsätzen gemäß seine Gewohnheit danach ab.

Unter allen Getränken ist das Wasser das natürlichste. Wenn die Natur uns aus dem Thier- und Pflanzenreiche eine sehr große Mannigfaltigkeit von Naturkörpern und ihren Produkten zu Nahrungsmitteln bestimmt hat: so müssen wir darin schon gewissermaßen das Bedürfniß einer Mannigfaltigkeit bey der Ernährungsweise des Menschen anerkennen. Wenn uns aber die Natur zum Getränk nur allein das Wasser darbiethet: müssen wir darin nicht ebenwohl erkennen, daß in Hinsicht des Getränks keine Mannigfaltigkeit uns Bedürfniß ist? Müssen wir es nicht anerkennen, daß das Wasser den oben angegebenen Zweck eines Getränks zureichend und vollkommen zu erfüllen im Stande ist, und daß es für gesunde Menschen jedes Alters (das Alter des Säuglings ausgenommen) alle anderen künstlich bereiteten Getränke entbehrlich zu machen vermag? Das Wasser also ist das erste und beste Getränk in der Welt.

Das Wasser kömmt in der Natur nie ganz rein oder durchaus frey von fremden Stoffen vor. Immer sind fremde Stoffe entweder schon durch das Wasser an sich als Auflösungsmittel derselben, oder durch die Affinität der durch das Wasser an sich aufgelöseten Stoffe zu noch anderen in demselben vorhanden. Man nennt deshalb auch schon dann ein Wasser rein, wenn es nur wenig fremdartige und nur durch das Wasser an sich aufgelösete Stoffe in sich enthält. Ein solches Wasser nennt man auch ein weiches Wasser, in welchem nichts als etwas Kohlensäure enthalten ist. Enthält es aber mehrere Stoffe, sogenannte erdige Mittelsalze, so nennt man es hartes Wasser.

Ein gutes Trinkwasser muß völlig klar, farbe-, geschmack- und geruchlos seyn. Durch die demselben beywohnende geringe Menge Kohlensäure — und, wenn es schon etwas härter ist, kohlensaure Kalkerde — erhält es gerade so viel Reizkraft, als für die Zunge, den Gaumen, den Magen und die einsaugenden Gefäße nöthig ist, also das was erforderlich ist, daß es leichtverdaulich wird.

Was die Wirkung des Wassers als Getränk anbetrifft, so unterhält es den gehörigen Grad von Flüssigkeit in den Säften, es mindert die Einwirkung aller scharfen und salzigen Theile, es mildert die Galle ohne jedoch diese und den Magensaft in seiner Mischung zu verändern, es befördert die Verdauung, unterhält die Mischung und Zersetzung der genossenen Speisen, und begünstiget alle Absonderungen, ohne das natürliche Kräfteverhältniß im Organismus abzuändern. Es hat auch vor allen anderen Getränken den Vorzug, daß es nie zur Ueberladung einladet. Das Wasser ist also für ein allen Altern (das Säuglingsalter ausgenommen) und allen Constitutionen beyder Geschlechter heilsames Getränk zu halten.

In unseren Zeiten ist es unter den höheren Ständen sehr zur Mode geworden, Zuckerwasser, das ist Wasser, in welchem man eine größere oder geringere Quantität Zucker aufgelöset hat, besonders nach dem Essen zu trinken. Diese Gewohnheit ist aber nicht zu billigen. Soll der zugesetzte Zucker die Verdauung befördern, so ist offenbar seine Reizkraft zu gering, als daß man jene Wirkung von ihm erwarten könnte, von der anderen Seite aber ist seine Neigung in saure Gährung überzugehen zu groß, als daß er nicht vielmehr schaden müßte. Es ist also das Zuckerwasser kein dienliches Getränk für gesunde Menschen.

Ueberflüssiges Trinken des Wassers ist, überhaupt wo irgend Schwäche und Erschlaffung der festen Theile da ist, oder die Säfte nur irgend zu zähe sind, allemahl schädlich. Daher ist dasselbe insbesondere alten Leuten und dem schwächeren weiblichen Geschlechte nicht zuträglich.

Obgleich ein gewisser Grad von Kälte dem Wasser immer natürlich ist *): so ist doch wohl zu merken, daß bey dem Genusse des Wassers darauf gesehen werden müsse, daß der Kältegrad des Wassers dem Wärmegrade unseres Körpers nicht zu sehr entgegengesetzt sey. Ist es z. B. zwischen 40—50 Grad Fahrenheit, so ziehet es zu sehr zusammen und wirkt dadurch reizend. Ist der Körper im erhitzten Zustande, so bringt ein Trunk auch selbst ganz mäßig kaltes Wasser Gefahr der Krankheit und oft des schnellen Todes.

Manche Menschen stehen in dem Wahne, abge=

*) Die natürliche Wärme mancher Mineralquellen kann niemand einwerfen, weil hier von dem Wasser für gesunde Menschen, von dem Wasser zum diätetischen Gebrauche die Rede ist.

kochtes und wieder kalt gewordenes Wasser sey leichter verdaulich; dieses ist aber durchaus falsch, indem das Wasser durch das Kochen seine Kohlensäure verlieret, und dann den Magen beschweret und eher Stockungen in den einsaugenden Gefäßen macht.

Das beste Wasser zum Getränk ist das Quellwasser *). Diesem zunächst ist das Flußwasser das beste, nur muß das Flußbett rein seyn, der Fluß schnell fliessen, und das Wasser desselben durch nichts verunreinigt seyn.

Auch Brunnenwasser ist ein gutes Getränk, wenn der Brunnen sein Wasser aus einer oder mehreren guten Quellen empfängt und nicht ganz offen ist, also auch das Wasser nicht der Vermischung mit Regenwasser und der Verunreinigung durch andere Dinge ausgesetzt ist. Wasser aus verschlossenen und mit Pumpen versehenen Brunnen kann nur ein gutes Trinkwasser seyn, wenn an der Pumpe ein Communicationskanal angebracht ist, durch welchen der athmosphärischen Luft der Zutritt in den Brunnen gestattet ist. Brunnen in einem sandigen Boden geben besseres Wasser, als die in einem leimigen oder kalkigen Erdreiche. Brunnen in einem morastigen und sumpfigen Boden geben das schlechteste Wasser. Wasser aus Cysternen taugt gar nicht zum Trinkwasser.

---

*) Schon Ovid sagte: dulcius bibuntur aquae ex fontibus ipsis.

Wenn in manchen Gegenden und Orten gar kein reines Trinkwasser zu haben ist, so bleibt nichts weiter übrig, als das Wasser allemahl erst vorher zu reinigen, welches entweder auf eine chemische Weise, die jedoch nicht jedermanns Sache seyn kann, oder auf eine mechanische Weise durch Filtriren geschehen kann. Am besten kann jedermann die Reinigung des schlechten Wassers vornehmen, wenn er in den Filtrirapparat Kohlenpulver thut, und durch dieses dann das Wasser laufen läßt.

15.

Ueber den Wein als Getränk.

Nach dem Wasser ist der Wein das natürlichste Getränk, weil zu dessen Bereitung nichts weiter erfordert wird, als daß der aus den reifen Trauben gepreßte Saft (Most) der einfachen weinichten Gährung unterworfen wird, um die geistigen, wässerigen und sauren Bestandtheile der Trauben desto inniger zu vereinigen.

Der Wein gehöret zu den flüchtigen Reizmitteln des Lebens, die der Schöpfer den Menschen, wie überhaupt alle flüchtigen Reizmittel überhaupt, zum Gebrauch zu besonderen Zwecken bestimmt hat. Wer sie gedankenlos bloß aus Gewohnheit anwendet, mißbraucht sie. Wer aber dann, wenn man seine Thätigkeit zu erhöhen Ursache hat, Wein trinkt oder sich überhaupt flüchtiger Reizmittel bedient, macht den rechten Gebrauch davon.

Soll ein Wein gesund seyn, so müssen weder die geistigen noch die sauren Theile hervorstechen. Je jünger ein Wein ist, desto prädominirender ist allemahl die Säure, welche den Magen zu sehr reizt und Magensäure verursacht, und wenn zugleich ein Ueberfluß an Weinstein da ist auch erdige Anhäufungen in den Säften macht. Hat ein Wein zu viel geistige Bestandtheile, so reizt er das Muskel- und Nervensystem zu sehr, irritirt auch das Blut zu sehr, und ist daher vorzüglich jungen und reizbaren Personen nachtheilig.

Ein guter leichter nicht zu junger Wein, wenn er mäßig getrunken wird, erquickt, ermuntert, giebt Heiterkeit, frohe Laune und Muth. Im Ueberflusse genossen ist auch der leichteste und beste Wein nachtheilig. Man kann sich freylich durch Gewöhnung dahin bringen, viel Wein vertragen zu können: aber deshalb bleibt die nachtheilige Wirkung doch nie aus. Wein sollte man nur trinken, wenn man durch anhaltendes Arbeiten, langes Gehen u. dgl. ermüdet ist, oder wenn man der Anreizung zum Frohsinn und zur Lebhaftigkeit bedarf. Bey der Mahlzeit viel Wein zu trinken ist allemahl nachtheilig, es verändert den Magensaft und die Galle, und störet die Verdauung. Auch der daran gewöhnte Mensch haucht dann nach der Mahlzeit einen sauren Geruch als Zeugen der Gährung im Magen aus.

Die gewöhnlichen Bestandtheile der Weine sind Weingeist, Extractivstoff, Schleim, Zucker, Weinstein und einige vegetabilische Säuren. Diese Bestandtheile wechseln aber in den verschiedenen Weinen in einem gar mannigfaltig verschiedenen Verhältnisse zu einander ab.

Die süßen oder Dessert-Weine haben die wenigsten Säuren, und diese sind noch durch Weingeist und Schleimzucker gemildert; dagegen aber haben sie außer einer ansehnlichen Quantität Weingeist auch einen beträchtlichen Theil eines noch nach der Gährung unzersetzt gebliebenen Zuckerstoffs, der ihnen jene klebrige

Be-

Beschaffenheit und Süßigkeit gibt, welche durch einen eigenthümlichen aromatischen Grundgeschmack eine besondere Lieblichkeit erhält. Sie sind entweder natürliche, d. h. bloß aus gewöhnlichem Moste erzeugte, oder künstliche, d. h. durch eine Art Concentration des Zukkerstoffs der Trauben hervorgebrachte. Zu den letzteren gehoren unter andern die ungarischen so genannten Ausbrüche.

Zu der Classe der süßen Weine gehören übrigens der Tokayer, der rothe und weisse Capwein, der Madera, der Malvesirwein, der Alicante, Yeres, Mallaga, der Canarien- oder Palmsect, Yimenes, Lacrima Christi-Wein, Cyperwein, Malvasier- und Muskat-Wein, auch die Sorte desselben, welche Estestest genannt, der rothe und weisse Muskateller, der Lünell, Frotignac und Claretwein.

Diese Weine zu einem gewöhnlichen Getränke zu machen, fällt freilich wohl niemandem ein; wohl aber haben Menschen den Gebrauch, sie zu Frühstücken, und bey Mahlzeiten sowohl nach der Suppe, als auch zum Dessert zu geniessen. So erquickend und labend sie auch dem Geschmack und dem Gemeingefühle des Geniessenden überhaupt sind, so zehren sie doch, wenn sie von gesunden Menschen häufig und in nicht sehr kleiner Portion genossen werden, das Lebensprincip auf. Die Lebensflamme mag nach ihrem Genusse wohl heller brennen, aber sie zehret sich dafür auch schneller auf. Nach heftigen erschopfenden Anstrengungen und bey Menschen, die vom Alter oder durch Krankheiten geschwächt sind, müssen sie als besonders dienlich anerkannt werden; aber als Getränk für Gesunde können sie unbedingt nicht empfohlen werden.

Die sauren Weine haben weniger Weingeist und Schleimzucker, aber mehr Säure, und sind also nicht besonders geistig. Ist in diesen Weinen das Verhältniß der Säuren zu hervorstechend, so schwächen sie die Energie des Körpers und machen ihn reizbarer, stören die Verdauung, bringen Magensäure, Sodbrennen, Magenkrampf hervor, disponiren zu Blasensteinen, Ausschlägen überhaupt und Kupfer im Gesichte, können aber vielleicht bey zu großer Heftigkeit zur Schmelzung des Fetts helfen; doch muß diese dann gehörig behandelt werden, wenn nicht Wassersucht entstehen soll. Ist aber in den Weinen der Säure nicht eben zu viel, so geben sie mäßig genossen ein gutes Getränk für Gesunde nach Arbeiten des Geistes und Körpers und nach niederdrückenden Leidenschaften.

Zu den sauren Weinen der ersten Art gehören, besonders wenn die Trauben nicht den vollkommenen Grad der Reife erlangt haben, oder wenn die Weine noch jung sind, oder wenn die Weine sich übergohren haben, die mehresten österreichischen Weine, der Frankenwein, der Neckarwein, der Bergstraßer Wein, der rothe und weisse Elsasser, der Moselwein und die leichteren Sorten des jungen Rheinweins. Doch gibt es auch unter diesen Weinen, wenn sie von guten Jahrgängen sind, wenn sie bey der Gährung sorgfältig in Acht genommen worden sind, und einige Zeit gelegen haben, manche recht schöne reine schmackhafte und gesunde Weine, die dann zu den sauren Weinen der zweyten Art gerechnet zu werden verdienen. Je leichter und weniger geistig diese Weine dann sind, desto besser bekommen sie Kindern (wenn diese ja Wein trinken sollen, was ich nicht einmal ganz billigen kann), jungen energischen Subjekten und dem reizbaren weiblichen Geschlechte. Ueberhaupt hat das alte Sprichwort: „junge Leute junge Weine, alte Leute alte Weine" allerdings viel wahres.

Zu den sauren Weinen der zweyten Art gehören die weissen Franzweine, nachdem sie etwas älter geworden sind und dann einen guten Tischwein abgeben, von den Frankenweinen der Stein- der Leisten- und der Gressenwein, welche aber etwas zu feurig sind und deshalb nur in geringer Menge getrunken werden dürfen, von den Rheinweinen der von guten Jahrgängen genommene Nierensteiner, Markenbrunner, Johannisberger, Riedesheimer, Hochheimer u. s. w.

Da die sauren Weine häufig geschwefelt sind, so hat man besonders darauf zu sehen, daß dieses wenigstens nicht stark geschehen sey, weil in diesem Falle solche Weine Magensäure, Kopfweh, rauhen Hals, Schwindel und mehrere andere Uebel verursachen. Man erkennt dieses theils an der hochgelben Farbe des Weins, theils wenn ein in denselben hineingelegtes Ey schwärzlich gefärbt wird.

Die herben Weine haben neben dem Weingeiste ausser der mehr oder weniger hervorstechenden Säure auch Weinstein und vielleicht auch Gerbestoff in ihrer Mischung, und dienen mehr schwammichten und phlegmatischen Subjekten. Sind sie aber von guten Jahren, aus wärmeren Regionen, mehr alt, hat sich der Weinstein abgesetzt und sind die Säuren mehr durch den Weingeist gedämpft: so geben die leichteren Sorten dieser Weine für alle Personen, die eines mehr anhaltenden als flüchtigen Reizes bedürfen, oder doch jenen eher als diesen vertragen können, einen dienlichen Tischwein ab. Zu diesen gehören der Medoc, Tavel, Chateau neuf, la Fite und Chateau Margaux.

Stärker und schwerer sind aber von den französischen Weinen Pontac, Cahors, Grand constant, Roussillons, Hermitage, rother Elsasser, rother Bleicher, mehrere rothe österreichische Weine, von den ungarischen der Ofener und Neustädter, von den Portugisischen der Portwein, und noch von den französischen der Burgunderwein. Doch ist von den beyden letzten Arten von Weinen noch zu bemerken, daß sie zu feurig sind, um zum gewöhnlichen oder doch häufigem Getränke empfohlen werden zu können.

Die Weine, deren Gährung unterdrückt worden ist, enthalten viel Kohlensäure. Sie werden in Bouteillen gefüllet und verpicht. Tritt bey dem Oeffnen der Bouteillen dann Luft hinzu, so gehet die Gährung wieder vor sich und wird dann bey dem Ausschenken und Trinken fortgesetzt und erst im Magen nach einiger Zeit beendiget. Sie sind erquickend und kühlend beym Genusse, stören aber bey der Mahlzeit getrunken leicht die Verdauung, und bekommen überhaupt schwächlichen und zur Magensäure geneigten Personen nicht. Zu dieser Classe gehören der rothe und weisse Champagnerwein.

Von den abgekochten Weinen d. h. solchen, bey deren Bereitung der Most, um sie süß und länger dauernd zu erhalten, gekocht wird, will ich nichts erwähnen, da sie ausser Tyrol selten vorkommen.

Der durch Pomeranzen aus rothen Weinen gemachte Bischoff, und aus weissen Weinen gemachte Cardinal ist zwar, wenn die dazu genommenen Weine gut sind, magenstärkend, aber sehr reizend und erhitzend, zumal wenn er nur allein aus der äusseren gelben Schale gemacht ist, wie es in unserer Zeit gemeiniglich zu geschehen pflegt, indem man die alte Bereitungsart aus den frischen gebratenen Pomeranzen selbst mit Unrecht ganz verlassen hat. Beyde Getränke dürfen also nicht häufig und nicht viel getrunken werden.

Kein Getränk des Menschen ist wohl mehr der Verfälschung unterworfen, als der Wein. Bald wird dem blassen Weine durch gebrannten Zucker Farbe, bald sauren Weinen durch weissen Zucker mildere Süßigkeit, bald schwachen Weinen durch Weingeist Feuer, bald hellen rothen Weinen durch Heidelbeeren u. dgl. eine dunklere Farbe gegeben, bald wird ein Wein erkünstelt oder nachgemacht, z. B. Mallaga aus einem anderen schlechten Weine durch Zusatz von gebrannten Mandeln, Rosinen u. a. Dingen mit etwas wenigem ächten Mallaga, bald wird ein saurer Wein überschwefelt, bald wird saurer Wein auch wohl gar durch Bley versüßt, und dadurch wirklich vergiftet.

Man hat also alle Ursache darauf zu sehen, daß man seine Weine von vollkommen sachverständigen aber auch zugleich anerkannt redlichen und gewissenhaften Menschen beziehet.

16.

Ueber die verschiedenen Arten des Biers als Getränk.

Das Bier wird aus Getreide, welches vorher in eine weinichte Gährung versetzt worden ist, durch Kochen bereitet, und dann abermahls der weinichten Gährung unterworfen. Das Getreide an sich ohne weitere Vorbereitung ist zum Biere ganz untauglich, es muß allemahl erst durch das Malzen in seinem Innern so verändert werden, daß der in demselben enthaltene Kleber durch das Uebergehen in die Keime vermindert, und dagegen dem bleibenden Korne der Zuckerstoff vermehrt werde. Das Bier ist sehr verschieden theils nach der Getreideart, die man dazu nimmt, wovon Weitzen und Gersten die gewöhnlichsten sind, theils nach der verschiedenen Art zu malzen, indem das gekeimte Getreide entweder durch die Wärme eines Feuers gedörret, oder allein an der Luft getrocknet wird, theils nach dem verschiedenen Verfahren bey dem Brauen des Bieres selbst. Man bereitet entweder braunes oder weisses Bier.

Das braune Bier wird aus Gersten bereitet. Der reife Gersten wird mit Wasser angefeuchtet, bey gelinder Warme zum Keimen gebracht und am Feuer auf eigens dazu eingerichteten Dörren getrocknet. Dann wird das so bereitete Malz geschroten, in Wasser gekocht,

Hopfen zugesetzt und dann zur Gährung gebracht. Durch das Keimen werden die schleimigen Theile des Gerstens in eine geistige Gährung gebracht, wodurch sich Weingeist entwickelt. Durch das Dörren am Feuer werden einige Theile in einen gelinden brenzlichten Zustand versetzt, wodurch ein brenzlichtes öhliges Wesen entbunden wird, welches in dem Biere die Entbindung mehreren Weingeistes begünstigt, besonders wenn es nach dem Kochen, wodurch der Schleim und Extractivstoff des Malzes ausgezogen wird, noch eine kurze Zeit in Gährung gesetzt wird.

So erhält man ein Getränk, welches nährend, flüchtig und anhaltend reizend zugleich ist. Das braune Bier ist seiner stark nährenden Eigenschäft wegen nur mehr arbeitsamen Leuten, bey denen eine schnellere Aufzehrung der Säfte statt findet, und deren Speisen weniger nährend sind, zuträglich. Seiner zugleich reizenden Eigenschaft wegen ist es nur bey geringeren Graden einer verminderten Erregung dienlich. Täglich und in Quantitat genossen vermindert es durch seine nährende Eigenschaft den Appetit, störet die Verdauung und gibt Anlage zum Fettwerden; durch seine reizende Eigenschaft vermindert es durch Ueberreizung die Energie des Körpers, und bey Vermehrung der Masse die Sensibilität und Agilität desselben.

Soll das Bier an sich für diejenigen Menschen, denen es dienlich seyn kann, ein gesundes Getränk wer=

den, so kommt es auf mehrere Umstände an, die ich hier in kurzem erwähnen muß.

Der Gersten muß rein, reif und trocken eingebracht seyn, er muß bey dem Malzen nicht zu wenig und nicht zu viel gekeimt haben, der gekeimte Gersten muß weder zu schwach noch zu stark gedörret seyn, es muß nicht zu viel aber auch nicht zu wenig Malz zu einem Gebräude genommen, es muß nicht zu kurze, aber auch nicht zu lange Zeit gekocht werden; wenn das Bier nicht entweder trübe, oder weniger schmackhaft, oder zu dünne, oder zu nahrhaft, oder zu bitter, oder ungesund werden soll. Es muß aber weder zu viel noch zu wenig Hopfen dazu genommen werden, wenn es nicht entweder zu reizend und rauschend, oder zu wenig reizend, geistlos und leicht verderblich seyn soll. Auch muß es nicht zu lange gähren, weil es dadurch sowohl an seiner nährenden als reizenden Eigenschaft verliert. Nur das rechte Maß von allen diesen macht das Bier für diejenigen Menschen, denen es dienlich seyn kann, zu einem gesunden Durst löschenden und zum täglichen Gebrauche tauglichen Getränke.

Für Kinder, Knaben und Jünglinge ist das Bier zum täglichen Getränke weniger tauglich, als für den Mann, am zuträglichsten für den Greis. Mageren, sehr reizbaren, weniger energischen und schlecht genährten Menschen bekommt das Bier mäßig getrunken wohl; fetten, trägen, wenig arbeitenden und eine sitzende Lebensart führenden Menschen ist es häufig getrunken nachtheilig. Für das weibliche Geschlecht, insbesondere bey dem Stillen ist es dienlicher, als für Männer. In kälteren Jahreszeiten und bey trüber Witterung ist es heilsamer, als in der wärmeren Jahreszeit und bey heiterem Himmel.

Das weisse Bier wird entweder aus Weitzen oder aus Gersten bereitet.

Das weisse Weitzenbier ist nahrhafter und reizender, aber auch seiner größeren Gährungsfähigkeit wegen blähender als braunes Bier. Es taugt deshalb weniger zum allgemeinen Gebrauche und zum täglichen Getränke, und kann nur solchen Menschen dienlich seyn, die einer mehreren Reizung und einer schnelleren und stärkeren Ernährung bedürfen.

Das weisse Gerstenbier hat wegen des schwächeren Grades des Malzens weniger nahrende und reizende Bestandtheile, als das braune Bier, und dient deshalb mehr zum allgemeinen Gebrauche und zum täglichen Getränke, als das braune.

Im allgemeinen kann man also annehmen, daß ein schwaches einfaches klares Bier, welches einen feinen weissen Schaum gibt, ein gutes dienliches Durst löschendes tägliches Getränk ist für Menschen, denen das Wasser nicht bekommen will, oder die einen schwachen Magen, Neigung zur Verstopfung des Stuhlgangs haben und nicht viel und stark nährende Speisen geniessen; und besonders willkommen ist es in Gegenden, wo kein gutes Trinkwasser zu bekommen ist. Trübes Bier, und Bier, welches einen dicken gelben Schaum gibt, ist allemahl blähend. Uebrigens muß jeder Mensch nach seiner individuellen Constitution selbst erforschen, welches Bier ihm am besten bekommt, ob weisses oder braunes, ob schwach und wenig oder stärker gehopftes Bier, ob Bier, welches ganz ausgegohren hat, oder Bier, bey welchem die Gährung unterdrückt worden ist.

Wenn das Bier in Bouteillen wohl verwahret wird, so entwickelt sich mehr Weingeist und Kohlensäure, und die Hefen scheiden sich aus. Dadurch wird es reizender und ist dann reizbaren Personen weniger zuträglich; oder wenigstens muß das ausgeschenkte Bier so lange stehen bleiben, bis die Kohlensäure entwichen ist und der viele Schaum sich verloren hat.

Man macht bey Bereitung des Biers nicht selten Zusätze von Stoffen mancherley Art, durch welche aber allemahl die Eigenschaften des Biers verändert werden. Deshalb müssen alle solche versetzte Biere als zum allgemeinen täglichen Getränke unbrauchbare betrachtet werden.

17.
Würdigung des Branntweintrinkens.

In mehreren vegetabilischen Materien, welche alle aber Zuckerstoff und Kleber enthalten müssen, entwickelt sich, wenn sie in eine geistige Gährung versetzt werden, ein Produkt, welches man Weingeist nennet, welcher durch die Destillation von dem Gemische geschieden eine eigene merkwürdige höchst wirksame von allen anderen Getränken des' Menschen durchaus verschiedene und der thierischen Natur ganz fremdartige Flüssigkeit abgibt, die aus Kohlenstoff, einer überwiegenden Menge Wasserstoff und nur gerade so viel Wasser, als zur tropfbar flüssigen Gestalt derselben erforderlich ist, bestehet, und einen scharfen brennenden Geschmack und einen starken flüchtigen Geruch hat.

Reiner Weingeist ist ein daran gewöhnten Menschen angenehmes flüchtiges die Kräfte belebendes, die Energie schnell hebendes Reizmittel, welches bey starken körperlichen Anstrengungen aller Art, einer reizlosen schlecht nährenden Kost, bey schweren ermüdenden Arbeiten im heissen Sommer, und bey einem Aufenthalte in trüber feucht kalter und ungesunder Luft in kleinen Portionen und nicht zu häufig genommen für Millionen von Menschen ein höchst wohlthätiges Geschenk, eine sehr erquickende und ihrer Wohlfeilheit wegen leicht erreichbare Labung ist. Häufig und im Uebermaße genossen ist derselbe aber auch solchen Menschen höchst nachtheilig, indem er dann Blässe des Gesichts, Verlust des Appetits, Magendrücken, Unverdaulichkeit, Magenkrämpfe, Verstopfung des Stuhlgangs, Stockungen in den Gefäßen des Unterleibes, Verhärtungen der Eingeweide desselben, Schleimanhäufung, Verdickung und Schärfe der Galle, Engbrüstigkeit, Blutspeyen, Lungensucht, Kopfweh, Schwindel, Convulsionen, Lähmung, Blödsinn, Raserey, Neigung zur Schlafsucht und zum Schlagflusse, Magerkeit, Abzehrung und Wassersucht verursachet.

Allen anderen Menschen ohne Unterschied, bey denen jene oben genannten Umstände nicht statt finden, besonders Menschen, die eine sitzende Lebensart führen, und gute Nahrungsmittel sich zu verschaffen im Stande sind, ist der Weingeist auch selbst mäßig gebraucht nachtheilig. Kinder, Knaben und Jünglingen muß er der Natur nach allemahl höchst schädlich seyn. Den Männern ist er freilich weniger schädlich; doch auch unter ihnen allen solchen schädlich, bey denen die Energie größer ist und die Nerven empfindlicher sind. Dem weiblichen Geschlechte ist er der erhöheten Empfindlichkeit desselben wegen allemahl nachtheiliger, als dem männlichen. Dem Greisenalter höchstens, bey dem die Sensibilität abgestumpft und die Energie vermindert ist, kann der Weingeist zuläßlich seyn.

Der gemeine aus in Gährung gesetztem Getreide bereitete Branntwein enthält ausser dem eigentlichen Weingeiste noch viel ausserwesentliches Wasser und mehr oder weniger brenzlichte Säure. Vorzüglich ist diese in dem durch nachlässige Destillation aus Rocken bereiteten Kornbranntweine oder Fusel in beträchtlicher Quantität vorhanden. Er hat davon freilich einen unangenehmen Geschmack, aber sein flüchtiges Reizvermögen ist auch beschränkter, als es bey dem reinen Weingeiste ist. Daher wird er dem gemeinen Arbeiter und dem sonst körperlich thätigen, schlechte Kost geniessenden und rauhen Jahreszeiten und Witterungen ausgesetzten gesunden erwachsenen Menschen, der sich über den Geschmack wegsetzt, mäßig genossen unschädlich. Besser als dieser Fusel ist aber allerdings der durch nochmahlige sorgfältige Destillation von dem vielen Wasser und der brenzlichten Säure gereinigte, und dann wieder in einem bestimmten Verhältnisse mit destillirtem Wasser verdünnete Weingeist. Mögte dieser allgemein statt des Fusels eingeführet werden!

Die auf kühlenden Pflanzensäften abgezogenen und mit Zucker und Wasser versetzten Liqueurs sind gleichfalls, mäßig und selten genossen, weniger schädlich.

Der aus Weintrestern oder Weinhefen destillirte Franzbranntwein, die aus dem Safte des Zuckerrohrs bereitete Taffia, der aus Zuckersyrup gemachte Rumm, und der aus Reiß fabricirte Arrack sind sämmtlich reinere und weniger Wasser enthaltende Weingeistarten, reizen also auch stärker und sind deshalb um so leichter nachtheilig.

Die über flüchtige reizende gewürzhafte Stoffe abgezogenen Weingeistarten sind um so viel reizender und schädlicher. Ist diesen Arten noch ein Zusatz von Zucker und Wasser gemacht, so ist zwar die reizende Eigenschaft des Weingeistes dadurch gemäßiget, aber der ausgezogene reizende Stoff hebt in dem Getränke selbst diese Mäßigung wieder auf. Es bleiben daher alle dergleichen Liqueurs, so viele Süßigkeit sie auch haben mögen, doch immer zu reizend und deshalb nachtheilig.

18.

Ueber das Tabackrauchen.

Das Tabackrauchen, welches zuerst ein gewisser W. Lareigh nach seiner Rückkehr aus Amerika die Engländer gelehrt haben soll, ist keinesweges eine für die Gesundheit der Menschen so gleichgültige Verrichtung, als wofür man sie in fast allen Ländern zu halten scheint. Das ursprünglich in Süd-Amerika einheimisch gewesene und um die Mitte des 16ten Jahrhunderts zuerst nach Europa gekommene Gewächs, der Taback, wird mit Recht zu den giftigen Gewächsen gezählet, indem es Bestandtheile enthält, deren nachtheilige Wirkung niemand läugnen kann. Mögen immer auch durch das Trocknen der Tabacksblätter die schändlichen Eigenschaften derselben in etwas gemildert, mögen immer auch die natürlichen Kräfte des Tabacks durch die verschiedenen Beizen und anderen Dinge, welche demselben bey seiner verschiedenen Zubereitung zugesetzt werden, in etwas verändert seyn! Man müßte doch offenbar aller Erfahrung Hohn sprechen, wenn man den Taback für unschuldig und das Tabackrauchen für gleichgültig halten wollte.

Auch der zubereitete Rauchtaback behält insbesondere zwey dem menschlichen Körper schädliche Bestandtheile, nämlich ein scharfes Salz und ein öhliges nar-

narkotisches Wesen. Vermöge jenes Bestandtheils reizt er die Speicheldrüsen zu sehr, und verdirbt die Zähne: vermöge dieses aber wirkt er betäubend und für die Empfindung zerstörend.

Die Zähne leiden bey dem Tabackrauchen, indem sie nicht nur geschwärzt werden, sondern auch indem die Glasur derselben durch die Wärme und Schärfe des Rauchs mürbe gemacht und zum Abspringen gebracht, und dann die eigentliche Substanz der Zähne selbst verdorben wird. Bey dem Tabackrauchen reizen aber auch die scharfen salzigen Bestandtheile des Tabacks, welche mittelst des Rauchs die Mundhöhle erfüllen, die Speicheldrüsen zur häufigen Absonderung und Ergießung des Speichels, der ergossene Speichel verliert seine reine milde Beschaffenheit und nimmt selbst eine Schärfe an.

Geschiehet das Tabackrauchen vor dem Essen, so ist zur Zeit des Essens der Mund trocken gemacht, die Absonderung des Speichels erschöpft und es kann die bey und nach dem Essen erforderliche Quantität dieses zur Verdauung so unentbehrlichen Saftes nicht vorhanden seyn. Das Rauchen vor dem Essen stört also nothwendig die Verdauung, macht ein Brennen in dem leeren Magen, und veranlaßt ein scharfes, Hals und Gaumen reizendes Aufstoßen. Dazu kommt noch die von dem narkotischen Prinzipe des Tabacks abhängige Wirkung, daß es den Appetit benimmt. Hieraus sowohl, als auch daraus, daß die durch das Rauchen veranlaßte Trockenheit im Munde und Schlunde zu sehr zum Trinken reizt, ist die Erfahrung zu erklären, daß Tabackraucher gewöhnlich schlechte Esser sind. Wie kann es man aber wohl gesund seyn, sich um des Tabackrauchens willen des zur Ernährung des Körpers nothwendigen Genusses der Speisen zu begeben?

Die Wirkung des Rauchens nach dem Essen ist dieselbe, man mag nun den Speichel auswerfen oder niederschlucken. Wirft man den durch den Taback herbeygelockten Speichel aus, so ist schon aus dem bisher Gesagten der Nachtheil ohne weitere Erklärung ersichtlich. Schluckt man den Speichel herunter, so wird zwar an sich der Verdauung kein Speichel entzogen; aber der Speichel ist nicht so, wie ihn die Natur zur Verdauung fordert, er ist kein reiner Speichel, sondern er kommt als eine durch die scharfen Theilchen des Tabackrauchs verdorbene und veränderte Feuchtigkeit in den Magen, und ist so zur reinen und milden Verwandlung der Speisen unbrauchbar. Der Magensaft wird dann gleichfalls scharf und ätzend und auf solche Weise wird dann auch der Speisebrey durch Tabacksschärfe verunreiniget, und aus diesem ein scharfer Milchsaft bereitet. Durch einen solchen wird dann natürlich auch das Blut scharf und hizzig, macht allerley Hautübel, und reizt das Herz und die Gefäße zu einem widernatürlichen Umtriebe desselben. Daher haben starke Tabackraucher häufig starkes Brennen und Jucken auf der Haut, widernatürliche Röthe und Hitze im Gesichte, Wallungen des Bluts, Kopfschmerzen, unruhigen und mit trockener Hitze verbundenen Schlaf, besonders wenn sie noch vor dem Schlafengehen rauchen.

Das Tabackrauchen äußert aber auch ferner durch das dem Taback beywohnende narkotische Prinzip auf das Nervensystem die nachtheiligste Wirkung. Wer anfängt Taback zu rauchen, bey dem zeigen sich alle Erscheinungen eines genommenen Giftes: er bekommt Schwindel, Kopfweh, Betäubung, Beängstigung, Ueblichkeit, Erbrechen, Koliken, Durchfälle, Schlafsucht u. dgl. Nach und nach erst werden nach mehrmahls wiederholten Versuchen die Nerven gegen den Reiz des Tabacks abgestumpft. Dafür aber scheinen auch Tabackraucher gemeiniglich eine abgestumpftere Empfindung überhaupt zu behalten.

Aus dem bisher Angeführten folget, daß das Tabackrauchen den Jünglingen und Knaben um so nachtheiliger seyn muß, als jede Störung des Gleichmaßes der Verrichtungen ihres Organismus, und der Vollendung der Entwickelung ihres Körpers sich unausbleiblich an ihnen selbst bestraft. Wer sich das Tabackrauchen angewöhnen will, sollte es wenigstens nie vor dem wirklich angetretenen Mannsalter thun, und dann bey der Wahl des Tabacks besonders darauf sehen, daß der Taback trocken, leicht und von gutem Geruch ist, nicht auf die Zunge und die Brust fällt, den Mund nicht trocken macht, aber auch nicht zu sehr die Absonderung des Speichels reizt, keine Hitze, Beängstigung und Ueblichkeit macht, und den Kopf nicht einnimmt. Dieses alles sind Rücksichten, die einem jeden Menschen bey der Wahl des Tabacks empfohlen zu werden verdienen.

Wer sich einmahl an das Tabackrauchen gewöhnt hat, wird, wenn er nur einen saftvollen und laxen Körper hat, das Rauchen nur mäßig treibt, dasselbe auch gar wohl ohne allen weiteren Nachtheil ertragen können, ja es kann sich in manchen Fällen wohl gar von mehreren Seiten nützlich erweisen, indem es z. B. den Schleim des Mundes und der Luftröhrenäste auflöset, den Abgang verhaltener Blähungen befördert, Windkoliken aufhebt, und besonders Morgens bey einer Tasse Kaffeh den Stuhlgang begünstiget.

19.
Einige Worte über das Taback-schnupfen.

Das Tabackschnupfen ist eine sehr allgemein herrschende Mode, durch welche, in so fern das Schnupfen nicht selten sehr übertrieben wird, die Nase vieler Menschen oft einer wahrhaften Mißhandlung Preis gegeben ist, und welche eine gewisse sorgfältige Reinlichkeit nothwendig macht, wenn man nicht anderen Menschen dadurch widrig werden soll.

Daß das Tabackschnupfen wirklich so allgemein und unbedingt nachtheilig sey, als viele es wollen, kann ich, wenn ich fremde und eigene Erfahrung zu Rathe ziehe, nicht eingestehen. Daß es der Nasenhaut schaden, den Geruchssinn vertilgen und Anlage zu Nasenpolypen geben könne, mag immerhin theoretisch zu erklären seyn. Die Erfahrung bestätiget aber, daß diese genannten Folgen wohl nur höchst selten vorkommen, und daß dann noch wohl ein Zusammenfluß mehrerer Umstände dieselben nur begünstiget hat. Sie zeigt uns vielmehr sehr viele alte Schnupfer, von denen keiner den Geruch verloren, Schaden an der Nasenhaut genommen oder Nasenpolypen bekommen hat. Es ist vielmehr erfahrungsmäßig, und deshalb nicht zu läugnen, daß der Schnupftaback als ein reizendes Mittel zu beleben und zu ermuntern im

Stande ist, und daher bey einer sitzenden Lebensart und bey anstrengenden Geistesarbeiten wirklich wohl thut. Es ist auch nicht zu bestreiten, daß er bey einer feuchten schweren Luft den Nachtheilen derselben entgegen wirken kann, daß er Stockungen des Nasenschleims zu lösen und zu heben vermag, und was dergleichen mehr ist.

Dessen ungeachtet aber kann ich doch auch das Schnupfen nicht geradezu für so allgemein und unbedingt unschädlich erklären, als andere es wollen. Es ist nicht zu verkennen, daß durch den Gebrauch des Schnupftabacks, schon weil er als Pulver in die Nase gebracht wird, noch mehr aber weil er scharfe salzige reizzende Bestandtheile enthält, dem Körper eine Menge Schleim entzogen wird. Dieses kann eben so wohl, wie es in manchen Fällen für den Menschen von Nutzen seyn kann, auch in mehreren Fällen nachtheilig seyn. Es ist ferner wahr, daß durch das Schnupfen aus den Augen mehrere Thränenfeuchtigkeit nach der Nase gezogen wird. Dieses kann in einigen Fallen Nutzen, aber auch in anderen gar wohl Schaden bringen. Auch ist es wahr, daß der Taback, wenn er zu häufig geschnupft wird, Schwindel und Kopfweh verursachen kann; hier ist aber offenbar mehr das Uebermaß im Gebrauche, als der Taback an sich Schuld. Es ist ferner wahr, daß die Nervenhaut der Nase dadurch, daß die Nasenhöhle bey Schnupfern mit Schleim und Tabackstheilchen bekleidet erhalten wird, für schwächere Gerüche unempfänglich gemacht wird. Dieser Nachtheil mögte aber wohl der geringste seyn; denn zerstört, getödtet wird der Geruchssinn doch nicht. Endlich ist es auch allerdings wahr, daß wenn durch den Gebrauch des Tabacks, wenigstens ehe man ihn gewohnt wird, oder wenn man zu Zeiten fremden starken Taback nimmt, häufiges starkes Niesen erregt wird, die Gefahr entstehen kann, daß bey dem Niesen Gefäßchen im Kopfe zerreißen, oder auch Brüche bey Personen, die damit behaftet sind, austreten können. Dieses kann aber wohl nur höchst selten der Fall seyn, zumahl da das Niesen an sich schon selten so häufig und heftig erschütternd ist.

Es erhellet also so viel, daß der Schnupftaback an sich, wenn er nicht zu reizend, nicht zu fein und trokken ist, und keine nachtheiligen Zusätze und Verfälschungen enthält, so schädlich eben nicht sey, sondern daß mehr nur das Uebermaß im Gebrauche denselben schädlich mache. Daher hat ein jeder Tabacksschnupfer sich nur vorzüglich zu hüten, daß er nicht bis zum übermäßigen Gebrauch desselben gelange. Auch ist zu rathen, daß Menschen, bey denen das Niesen an sich von Natur mit großer Anstrengung geschiehet, sich entweder des Schnupfens ganz enthalten, oder doch wenigstens nie einen stark reizenden Niesen erregenden Taback nehmen, auch sich des so gewöhnlichen Hospitirens in fremden Dosen enthalten.

Es ist erwiesen, daß in den Tabacksfabriken zu manchen Schnupftabacksorten bisweilen mancherley schädliche Zusätze und Beitzen gemacht werden, ja daß sogar

Taback wirklich vergiftet werden kann. Ich will hier nur des Zusatzes des rothen Mennigs zum spanischen Taback, und des Spießglanzglases zu anderen feinen Sorten zur Warnung gedenken: welche gefährliche Verfälschungen allerdings schon vorgekommen sind. Man muß also in der Wahl des Tabacks vorsichtig, und gegen alle ausländische besonders stark reizende Tabackssorten mißtrauisch seyn. Auch muß man in Bley gepackten Taback, wenn das Bley inwendig nicht mit starkem Papiere ausgefüttert ist, nicht lange in seinen Pfunden aufbewahren, damit nicht das Bley durch den Taback aufgelöset und demselben beygemischt werden könne, wodurch derselbe allerdings sehr nachtheilig werden müßte.

20.

Die Tageszeiten, in Beziehung auf den menschlichen Körper.

Die Erde drehet sich bekanntlich in der Richtung von Westen nach Osten um ihre Achse, und vollendet diese Umschwingung innerhalb 24 Stunden, oder genauer bestimmt in 23 Stunden 56 Minuten, obgleich es uns vorkommt, als drehete sich in dieser Zeit der ganze Himmelsraum mit allen Himmelskörpern von Osten gegen Westen um uns herum. Während dieser Zeit der Umschwingung der Erde um ihre Achse kehren die 4 Tageszeiten in einem beständigen Kreislaufe immer regelmäßig wieder.

Mit dem Beginnen des Morgens, als des ersten Viertels des Tages, welches bey uns von früh 5 Uhr bis 11 Uhr dauert, wird unser Erdkreis durch die Strahlen der aufgehenden Sonne erleuchtet, die Athmosphäre wird reichhaltiger an Lebensluft oder Sauerstoffgas, indem insbesondere die Pflanzen mit dem Aufgange der Sonne dasselbe zu entwickeln anfangen. Die athmosphärische Luft wird schwerer, trockner und schärfer.

Den Mittag, als das zweyte Viertel des Tages, von 11 bis 5 Uhr dauernd, kann man in zwey Hälften, den eigentlichen Mittag von 11 — 2 Uhr und den Nachmittag von 2—5 Uhr eintheilen. In der ersten Hälfte erreicht die Sonne den höchsten Stand, die Temperatur der Athmosphare wird am warmsten, die Luft am ruhigsten, und die meisten Geschöpfe feyern einen Stillstand ihrer Thätigkeit. In der zweyten Hälfte fängt die Sonne wieder an, sich allmählig zu senken. In dieser ganzen Zeit fahren die Pflanzen fort, Sauerstoffgas zu entwickeln, und im ganzen Thierreiche tritt wieder regere Thätigkeit ein.

Am Abend von 5—11 Uhr, als dem dritten Viertel des Tages, senkt sich die Sonne immer tiefer, und die Athmosphäre nimmt an ihrer reizenden Kraft allmählig ab. Dagegen steigen aus den Pflanzen, vielleicht auch aus den Stoffen des Mineralreichs, wie aus der ganzen Oberfläche der Erde Dünste empor.

In der Nacht von 11—5 Uhr, als dem vierten Viertel des Tages, ist unser Erdkreis, weil die Umdrehung der Erde uns die Wirkung der Sonne entziehet, dunkel, die Luft ist still, kalt, feucht und arm an Sauerstoff; die Athmosphäre verliert ganz ihre reizende Eigenschaft, und die Erde ihre den Tag über erhaltene Wärme immer mehr, so daß sie gegen Morgen am kältesten ist. Die athmosphärische Luft setzt ihre unreinen Bestandtheile ab, insbesondere fällt der eine Bestandtheil derselben, das kohlensaure Gas, weil es schwerer als die übrigen Bestandtheile ist, mit wässerigen Dünsten vermischt aus ihr herab, und wird wieder zum Nahrungsstoff für die Pflanzen verwendet. Die Pflanzen entwickeln die Nacht hindurch Wasserstoffgas und Stickgas, je nach der Beschaffenheit ihrer Theile.

In jeder dieser 4 Tageszeiten ist also die Athmosphäre verändert, folglich auch die Wirkung derselben auf den menschlichen Körper verändert. Man kann darum auch mit Grund annehmen, daß der beständige Kreislauf der Tageszeiten von einer gewissen regelmäßigen Mitwirkung des Lebens bey den gewöhnlichen Bewegungen begleitet wird, und daß die von den Veränderungen der Tageszeiten abhängenden und gleichzeitigen Veränderungen des menschlichen Organismus so lange immer regelmäßig vor sich gehen und wiederkehren, so lange die körperlichen Verrichtungen ungestört gelassen werden. Wer muß nicht z. B. den Einfluß der Tageszeiten auf Schlaf und Wachen, und auf die Ausleerung der Gedärme bey dem unverwöhnten Menschen anerkennen! Wer kann es läugnen, daß selbst Krankheiten sich nach den Tageszeiten verändern!

Am Morgen ziehet der menschliche Körper das belebende Prinzip aus der athmosphärischen Luft ein, die Lungen wirken stärker, das Athemholen wird schneller, der Puls kräftiger, der Körper dünstet mehr aus, saugt aber auch, weil die Thätigkeit der lymphatischen Gefäße allgemein erhöhet und vermehrt ist, stärker ein. Der Körper erlangt frische Kraft mit höherer Reizbarkeit gepaart. Der Geist ist kräftig und zum Nachdenken aufgelegt. Die Eindrücke, welche das Gemüth empfängt, sind lebhaft und machen die Stimmung für den Tag. Das Gemüth durch den frohen Anblick der erwachenden Natur erheitert ist zu erhabenen Gefühlen und tugendhaften Entschließungen am geschicktesten, und diese Tageszeit gewähret dem Menschen offenbar die köstlichsten Stunden. Der Genuß der Belebung und Erquickung giebt ihm das Gefühl des Wohlbehagens, verleihet ihm Frohsinn und Heiterkeit des Geistes; die Anstrengung der Kräfte wird ihm leicht, macht ihm Freude, und jede Arbeit gelingt ihm. Wer diese köstlichen Stunden genießen, sich dieser schönsten Zeit des Tages recht erfreuen und sich für den ganzen Tag eine fröhliche heitere Stimmung bereiten will, gewöhne sich, um 5 Uhr aufzustehen und diese Zeit, nachdem er durch religiöse Gedanken, Empfindungen und Entschließungen dankbar sein Erwachen gefeyert hat, der fortschreitenden Erfüllung seines Berufs und den Arbeiten, welche Nüchternheit, Geistesruhe, Aufmerksamkeit und Besonnenheit erfordern, zu widmen. Ich kann aus eigener Erfahrung die Wohlthätigkeit des thätigen Genusses der Morgenstunden für Körper und Geist nicht genug preisen. Mögte ich doch alle Menschen von der Wohlthätigkeit des frühen Aufstehens überzeugen können!

Am Mittage, wo jede Thätigkeit des Menschen schon rascher ist, wo die Lebensbewegungen vom Herzen mehr nach den äußeren Theilen gehen, ist der Mensch wegen der vielen athmosphärischen und anderen

Reize, die schon auf ihn eingewirkt haben, viel weniger reizbar als am Morgen: er fühlt sich erschöpft und fühlt das Bedürfniß einer reichlicheren Nahrung, deren Aufnahme mit einiger Ruhe des Körpers verbunden seyn muß. Ist Nahrung und Ruhe genossen, so fühlt er sich in der letzteren Hälfte dieser Zeit auch schon wieder zu Arbeiten aufgelegt, und wird immer fähiger zu denselben, je näher er der folgenden Tageszeit kommt.

Am Abende werden die Säfte allmählig weniger nach den äußeren Theilen getrieben, als zur Mittagszeit. In der ersteren Hälfte ist der Mensch wiederum fähig zu Arbeiten, die mehrere Anstrengung fordern. Dann aber fühlt er sich früher, als am Morgen, abgespannt, und es ist die rechte Zeit, sie der Restauration, der Abendmahlzeit, dem geselligen Vergnügen und den Spielen der Phantasie zu widmen, und sich so zu einem sanften Schlafe am Ende dieser Tageszeit vorzubereiten.

In der Nacht gehen die Lebensbewegungen mehr von der Oberfläche nach dem Inneren, die innere Bewegung der Flüssigkeiten im Körper wird lebhafter, das Zellgewebe nimmt mehr Säfte auf und der Körper überhaupt wird saftvoller. Daher kommt es, daß wir des Morgens länger sind, als des Abends, weil die Knorpel der Wirbelsäule, vom Drucke freyer, mehrere Säfte aufnehmen und dadurch dicker werden. Daher ist es auch zu erklären, warum wir von der Abendmahlzeit bis zur Mittagsmahlzeit viel eher hungern können, als von der Mittagsmahlzeit bis zur Abendmahlzeit.

Der Mensch ist offenbar nach den Tageszeiten verändert. Es kann uns daher nicht befremden, daß er zu der einen Tageszeit einer Anstrengung und Ausdauer fähig ist, wozu ihm in der anderen die Kräfe fehlen, daß ihm etwas zu einer Tageszeit gar wohl bekömmt, was ihm zu einer anderen nachtheilig ist, daß ihm zu einer Tageszeit eine Arbeit leicht ist, die ihm zu einer anderen sehr schwer wird, oder wohl gar nicht gelingt, ja daß sogar die Urtheile des Menschen über sich und Andere zu einer Tageszeit anders ausfallen, als in der anderen.

Der Mensch kann und darf also die Zeiten zur Thätigkeit und zur Ruhe, wie sie den in den verschiedenen Tageszeiten vorgehenden Veränderungen der Athmosphäre und den davon abhängigen Wirkungen auf den menschlichen Körper entsprechen, nicht umkehren, ohne der Gesundheit des Organismus dadurch Nachtheil zuzubringen. Was wider die Natur ist, muß Nachtheil bringen, und wenn es noch so unvermerkt, und selbst erst so spät geschieht, daß man an den Zusammenhang des Nachtheils mit der Unordnung gar nicht mehr denkt.

Zwey Viertel des Tages müssen der Arbeit, eins der geringeren Thätigkeit oder einem gewissen Grade von Ruhe, und eins der vollkommenen Ruhe, dem Schlafe gewidmet seyn. So ist es für gesunde Menschen eine der Natur gemäße Einrichtung. Schwäch=

liche Personen mögen sich aber nur ein Drittel des Tages anstrengen, eins mögen sie zur leichteren Thätigkeit, zur Erholung und zum Genusse, und eins zum Schlafe anwenden. Alle aber müssen ihre Eintheilung nach den Tageszeiten machen, wenn sie ihrer Natur vollkommen entsprechen und ihrem Organismus ganz wohlthätig seyn soll.

21.

Ueber den Schlaf und die Schlafstellen.

Schlaf ist derjenige Zustand, in welchem unsere gesunden Sinne auf einige Zeit unfähig werden zu empfinden, und überhaupt die Sensibilität danieder liegt, in welchem Empfindungen und willkührliche Bewegungen cessiren, alle Reize, selbst Hunger und Durst als die stärksten unter ihnen aufhören, in welchem die Irritabilität nur in den unfreywilligen Muskeln noch fortlebt und in Verbindung mit der Bildungskraft die Lebensverrichtungen, die Circulation, Respiration und peristaltische Bewegung fortsetzt, in welchem die Wirkung des Schließmuskels des Mastdarms und der Blase fortdauert, die Vertheilung der Säfte gleichförmiger geschiehet, in welchem der innere Sinn feyert, das Bewußtseyn verdunkelt und ausgelöscht wird, und der Mensch gleichsam aufhört, Mensch zu seyn. Der Schlaf ist also die Ruhe der thierischen Natur und die Zeit ihrer Erholung. Er ist, mögte ich sagen, in Rücksicht des thierischen Lebens eben das, was das Aufziehen bey einer Uhr ist. Hören gleich im Schlafe alle Reize auf, so hört aber doch nicht alle Fähigkeit Reize zu empfinden auf. Wie könnte sonst der Mensch, wie es doch wirklich ist, durch den Reiz der Excremente, des Lichts, äußerer Erschütterungen u. dgl. im Schlafe gestört werden!

Durch das Wachen und das damit unzertrennlich verbundene thätige Leben werden dem Körper Kräfte und Stoffe entzogen, die sich nicht durch Speise und Trank ersetzen lassen, sondern zu ihrem Ersatz nothwendig Schlaf erfordern. Wie der Acker brach liegen muß, um sich von neuem mit Sauerstoff zu sättigen, und der Dünger allein unzureichend ist, ihn bey Kraft und Thätigkeit zu erhalten: so ist auch zur Erholung des Menschen und zum Ersatz des während des Wachens Verlorenen der Schlaf nothwendig.

Wie im Wachen das animalische Leben vorwaltet, so im Schlaf das vegetative. Der Mensch muß schlafen, um Leib, und wachen, um Seele zu seyn. Der Schlaf ohne Lebensthätigkeit ist nicht im Stande das Leben zu erhalten, dieses ist auf einen ewigen Wechsel und Umtausch berechnet, und zur Erhaltung unserer Maschine ist ein wechselsweiser Verlust und Ersatz nothwendig. Boerhaave's Lehre, daß der Schlaf denen nütze, die zum Wachen geneigt sind, und denen schade, die vor anderen große Neigung zum Schlafe haben, enthält also allerdings etwas Wahres.

Angenommen, daß es zweyerley Thätigkeiten des Gehirns giebt, eine, welche während des Lebens immerfort in alle Theile des Körpers vermittelst der Nerven einwirkt, und [illegible]ne, welche theils durch die Sinneseindrücke von außen, und das Vorstellungsvermögen und den Willen von innen erregt wird: angenommen, daß diesen beyden Thätigkeiten auch zweyerley Organe, jener die physischen, dieser die psychischen entsprechen; so ist Schlaf derjenige Zustand, in welchem die physischen Organe das Uebergewicht über die psychischen haben, Wachen hingegen derjenige Zustand, in welchem diese das Uebergewicht über jene behaupten. Wenn im Wachen die psychischen Organe durch anhaltende Thätigkeit und Anstrengung erschöpft werden, so gewinnen die erquickten physischen Organe das Uebergewicht. Sehr richtig sagt Hufeland, die Zeit des Schlafs ist nichts anders als eine Pause des intensiven Lebens, in der aber eben das größte Mittel zur Lebensverlängerung liegt.

Haben sich während des Schlafs die durch thätiges Wachen erschöpften Lebenskräfte wieder gesammelt, auch wohl vermehrt, so erfolgt das Erwachen durch den Antrieb und Reiz der wieder gesammelten Lebenskräfte. Der Gebrauch der Sinne und Kräfte kehrt allmählig zurück, es entstehet dunkles Bewußtseyn, ein wechselsweises Oeffnen der wieder zufallenden Augen, ein Dehnen der Glieder, und Gahnen, und so kehrt völliger Gebrauch der Sinne wieder, und der Mensch wird wieder der freyen willkührlichen Bewegung fähig. Neues Leben durchströmt die Glieder und gleichsam verjüngt und wiedergeboren gehet er an seine Arbeit. Haben sich die Lebenskräfte im Schlafe wieder gesammelt, so ist auch ein kleiner oft unbedeutend scheinender äußerer Umstand hinreichend, den Schlaf zu vertreiben. Wirkt ein äußerer Umstand während des Schlafs mit Heftigkeit auf den Menschen ein, so entstehet plötzliches Erwachen, welches aber nicht wohlthätig für den Menschen seyn kann, da die Natur keine Sprünge macht.

Die nächste Ursache des Schlafs ist Erschöpfung. Als entfernte Ursache desselben kann alles, was entweder mittelbar oder unmittelbar einen starken Druck auf das Gehirn, oder auf beträchtliche Nervengeflechte (Nervenknoten) verursacht, Schlaf hervorbringen. Alles also, was den Rückfluß des Blutes aus dem Gehirne verzögert oder hindert, kann Schlaf machen. So z. B. starke Kälte, große Hitze, feste Halsbinden, übermäßiger Genuß geistiger Getränke und Speisen, Genuß fester zäher Speisen, verschleimte Säfte, große Fettigkeit des Körpers, in so fern dadurch Nervengeflechte gedrückt werden.

Wer sich einen erquickenden Schlaf bereiten will, muß im Wachen thätig und arbeitsam seyn, sich in freyer Luft Bewegung machen, starke Getränke meiden, eine leichte Abendmahlzeit zu rechter Zeit halten und mit so heiterem und ruhigem Gemüthe zu Bette gehen, als möglich ist. Wer am Tage auf Polstern sitzt, an reichlich besetzten Tafeln schwelget, und in träger Unthätigkeit seinen Tag vollbringet, wird, wenn er auch Nachts auf Eiderdaunen noch so weich liegt, doch keine Erquikkung finden. Wen Sorge und Gram zur nächtlichen Ruhestätte begleiten, bey dem kehret der Schlaf nicht ein. In wessen Brust noch auf nächtlichem Lager Begierden und Leidenschaften toben, dem schleicht der Schlaf vorbey. Wessen Gewissen durch Laster und Verbrechen befleckt noch auf dem Ruhebette beunruhiget wird, dessen Augen werden nicht vom Schlafe geschlossen.

Was die zum Schlaf zu wählende Zeit anlangt, so widmete, wenn wir die Natur fragen, dieselbe den Anfang der Nacht auch zum Anfang des Schlafs, indem sie durch die ungesundere Beschaffenheit der feuchteren kälteren und dickeren Luft, durch die Finsterniß der Nacht zum Schlafe einladet und nöthiget.

Die regelmäßige **Umdrehung** der Erde um ihre Achse hat, wie wir in der vorhergehenden Abhandlung gesehen haben, auf den physischen Menschen einen wesentlichen Einfluß. Stehet die Sonne im Nadir oder Fußpunkte von uns, d. i. um Mitternacht, so ist offenbar die beste Ruhe, indem die mit der Abwesenheit der Sonne verbundene Veränderung in der Athmosphäre dazu mitwirkt. Dieses ist gleichsam die Zeit der Crisis der täglichen Veränderung. Diese Zeit zur Ruhe versäumen, aus Tag Nacht und aus Nacht Tag machen, und den Morgen, die beste Zeit des ganzen Lebens, die Zeit der Jugend des täglichen Lebenslaufs verschlafen, heißt die Natur meistern wollen, die Natur tyrannisiren: und dieses kann nie ohne Nachtheil für Gesundheit und Lebensdauer geschehen.

In der Nacht wirkt die äußere Natur am wenigsten reizend auf uns ein, diese Zeit muß also die geschickteste seyn, vollkommenen Schlaf zu geben. Stille Dunkelheit und merkliche Kühlung die uns umfängt, und der wenigere Reiz der Luft fordern uns zum Schlafe auf. Zu dieser Zeit, zu welcher die Natur dazu einladet, muß er am wohlthätigsten seyn und den erlittenen Abgang an Kräften am vollkommensten ersetzen. Alles was lebt, bloß einige Raubthiere ausgenommen, folgt diesem Gesetze der Natur, und auch der Mensch kann ungestraft demselben nicht entgegen handeln. Insbesondere aber erfahren dieses schwache Menschen. Darum kann man, wenn man sich schon von dem natürlichen Gange entwöhnt hat, vor Mitternacht die Entbehrung des Schlafes weniger ertragen, als am Morgen. Alle diejenigen, welche dem Laufe der Natur zuwider erst nach Mitternacht schlafen gehen, bereuen ihre Thorheit oft zu spät, weil leicht in späteren Jahren, für welche ein längerer Schlaf eigentlich erst recht Bedürfniß wird, Schlaflosigkeit die unvermeidliche traurige Folge ist.

Will man den Einwurf machen, daß das frühere Zubettgehen nichts hilft, weil man doch nicht einschlafen kann; so muß ich erwiedern, daß dieses nur von schon verwöhnten Menschen gelten kann, die nicht die rechten Mittel wählen, um sich den Schlaf zu rechter Zeit herbeyzuführen. Das einzige und sichere Mittel, sich vom langen Aufbleiben und späten und schweren Einschlafen zu entwöhnen, bestehet darin, daß man sich eine geraume Zeit an jedem Morgen früh und mit Zwang wecken läßt. Hufeland sagt daher sehr richtig: nicht im baldigen Niederlegen, sondern im frühen Aufstehen liegt das wahre Mittel gegen das zu lange Aufbleiben des Nachts. Es giebt Menschen, welche, um sich das Einschlafen des Abends zu befördern, ganz der Natur des Schlafs zuwider im Bette lesen. Diese greifen offenbar sehr fehl. Nichts befördert das Müdewerden und Einschlafen mehr, als am Tage Leib und Seele durch Arbeit zu ermüden, mit den Kleidern alle Sorgen und Lasten des Tages abzulegen, sich voll ruhigen Vertrauens seinem Schöpfer zu ergeben, und dann beym Schlafengehen sich gleich in die zum Schlafe bequemste Lage zu bringen, baldmöglichst die Sinne zu schließen und sich alles Nachdenkens zu enthalten. Offenbar ist es in unserem Klima der Natur am gemäßesten, nach einer um 8 Uhr gehaltenen frugalen Abendmahlzeit Abends zwischen 10 und 11 Uhr zu Bette zu gehen, und dann das Einschlafen auf alle Weise baldmöglichst herbeyzuführen.

Auf die hieher gehörige Frage: was ist denn von dem Mittagsschläfchen zu halten? muß ich antworten: es ist im allgemeinen nicht als nöthig, auch nicht als nützlich und gesund anzupreisen, da es nur den Kindern, den ermüdende körperliche Arbeiten verrichtenden Menschen und den betagten Alten für zuträglich erkannt werden kann. Es verursacht leicht Blutansammlungen im Kopfe, vermindert die Schnelligkeit des Kreislaufs, und die Bewegung der Baucheingeweide, es stört die Verdauung, macht Trägheit des Körpers, Uebelbefinden, Schwäche des Magens und Schärfe der Säfte. Die alten Griechen und Römer hielten freylich Mittags immer ihre Ruhestunde, und die Spanier und Italiener halten sie noch jetzt. Dafür stehen aber die Menschen im wärmeren Klima auch viel früher auf, verrichten ihre Geschäfte noch am Morgen, werden dann durch die Hitze zum Schlafe genöthiget (welches in unserem Klima nur in recht heißen Sommertagen statt finden kann), und halten erst nach dem Mittagsschlafe ihre Mahlzeit. Das Gesetz der Gewohnheit kann freylich auch in unserem Klima eine Ausnahme machen: solche Ausnahmen aber dürfen nur nie Anderen zum Beyspiele dienen.

In Hinsicht der Dauer des Schlafs kann man als Grundsatz annehmen: so groß der Nutzen eines gesunden mäßigen Schlafs ist, so schädlich ist sein Uebermaaß. Zu langes Schlafen schadet. Es benimmt dem Schlafe nicht nur seine erquickende Wirkung, sondern es werden auch dadurch die festen Theile erschlafft, und die Constitution wird geschwächt. Es entstehet Entwöhnung von Thätigkeit in den zu den thierischen Verrichtungen bestimmten Organen und Kräften, körperliche und geistige Fühllosigkeit, Vertilgung der natürlichen Munterkeit des Körpers, Schwere in den Gliedern, trägere Circulation des Bluts und Anhäufung von Säften im Kopfe. Die Säfte werden dicker und weniger reizend. Es entstehet Aufgedunsenheit, Fettigkeit, Schwäche des Gedächtnisses, Stumpfheit der Sinne und

Schwere des Kopfs, gehinderte Ab= und Aussonderung der Säfte, Anhäufung unnützer Theile, Mangel an Verdauung, und so wird natürlich die Gesundheit zerstört und das Leben verkürzt.

Eine bestimmte Zeit der Dauer des Schlafs allgemein als dienlich und erforderlich anzugeben, ist nicht wohl möglich. Es concurriren der Umstände zu viele bey den ohnehin verschiedenen Individuen, und eine gleiche Dauer des Schlafs kann deshalb nicht unter allen Umständen und bey allen Individuen erforderlich seyn. Freylich kann man wohl annehmen, daß für einen gesunden wohl organisirten erwachsenen Menschen ein Schlaf von 6 Stunden am zuträglichsten ist; doch kommt es dabey sehr auf den Schlaf selbst an. Je intensiver, fester und ruhiger der Schlaf ist, desto weniger Extension bedarf er. Daher sehen wir oft Menschen bey einer kurzen Dauer des Schlafs gesund seyn und alt werden. Man hüte sich aber wohl, den umgekehrten Grundsatz: je weniger intensiv, fest und ruhig der Schlaf ist, desto mehr muß man ihm an Extension zugeben, allgemein und unbedingt anzunehmen und weiter auszudehnen. Zu langer Schlaf ermüdet allemahl, statt zu erquicken. Der Regel nach sollte der Schlaf nie über 7, und nie unter 5 Stunden dauern. Kinder schlafen länger als Erwachsene, und in den frühesten Jahren auch öfter als Erwachsene. Fetten Leuten ist zu langes Schlafen besonders auch darum nachtheilig, weil dadurch ihre Fettigkeit vermehrt wird. Ueberhaupt ist allen Perso=

nen mit schlaffen Fasern zu langer Schlaf viel nachtheiliger als trockenen Constitutionen.

Erwacht man ohne durch äußere Ursachen geweckt zu seyn von selbst, bloß durch den Reiz der sich wieder gesammelten Lebenskräfte, und fühlt man das, was ich oben von dem natürlichen Erwachen gesagt habe; so hat man genug geschlafen, auch wenn es nur 4 oder 5 Stunden gewesen sind. Fühlt man sich, wenn man durch irgend eine Ursache erweckt wird, nicht so, und mögte man gern noch länger schlafen, so hat man das Quantum von Schlaf noch nicht, dessen man bedarf. Fühlt man bey dem Erwachen von selbst sich noch müde, und schwer in den Gliedern und dabey verdrüßlich, so hat man gewiß zu viel geschlafen.

Es ist allerdings sehr gut, sich von Jugend auf an ein bestimmtes Gesetz im Aufstehen aus dem Bette zu gewöhnen. Leicht läßt sich die Natur dahin bringen, nur muß man auf sich selbst achten und den Vorsatz so fest haben, daß man sich keine Ausnahme von der Regel, nach dem ersten Erwachen allemahl gleich aufzustehen;, gestattet.

So wahr es im Allgemeinen ist, daß langes Schlafen ungesund ist, so giebt es doch allerdings Fälle, wo zum Wohlbefinden ein größeres Maaß von Schlaf erfordert wird, als gewöhnlich ein gesunder Mensch bedarf. Alter, Geschlecht, Klima, Jahreszeit, Lebensart und mehrere andere Umstände, machen hier oft einen Unterschied. Es kann also auch ein bestimmt angegebenes Maaß von Schlaf nicht für alle Individuen passen; vielmehr bedarf ein jedes Individuum nach seiner Constitution, seinen Verhältnissen und anderen Umständen sein eigenes Maaß, welches man demselben erst ablernen muß. Arbeitsame Menschen erfordern mehr Schlaf, als Müssiggänger, Leute die viel essen und trinken mehr, als die, welche mäßig leben.

Ueber die Lage, welche man im Schlafe zu beobachten hat, muß ich Folgendes bemerken:

Mit dem Kopfe zu hoch zu liegen, ist sowohl für Erwachsene, als auch vorzüglich für die Jugend nachtheilig, indem dadurch leicht der Grund zu allerley Uebeln gelegt wird, die das nachfolgende Leben verbittern. So entstehen leicht fehlerhafter Bau des Knochengerüstes, besonders der Brust und des Rückens, Fehler der Lungen, z. B. Verwachsungen, Verhärtungen und Verkümmerungen derselben, auch Leiden des Unterleibes.

Das Zusammenlegen der Hände über den Kopf ist ungesund, es geschiehet dadurch Störung der Circulation des Bluts in den Armen, es entstehet Blutanhäufung im Kopfe, und Erschwerung des Ausathmens.

Mit dem Kopfe zu niedrig zu liegen, macht Kopfweh, Schwindel, Augenschmerzen, Ohrensausen, und disponirt zum Schlagflusse. Eben diese Nachtheile entstehen auch, wenn man mit dem Halse höher als mit dem Kopfe liegt.

Am besten ist es, wenn Füße, Unterleib und Brust horizontal, und der Kopf etwa einen halben Fuß höher liegt. Dadurch werden die Nachtheile der beyden vorher angegebenen Lagen im Schlafe am besten verhütet.

Das Liegen auf dem Rücken erregt leicht Träume, und bey Vollblütigen, besonders wenn der Kopf dabey niedrig liegt, Alpdrücken. In dieser Lage drückt auch besonders nach einer starken Mahlzeit der Magen die großen Gefäße und den Zwerchfellsnerven. Ist der Körper dabey ausgestreckt mit den Füßen, so findet keine vollkommene Ruhe aller Muskeln statt.

Bey dem Liegen auf der linken Seite drückt die Leber als das schwerste Baucheingeweide auf die übrigen, und beengt selbst das Herz, dadurch wird die Circulation in demselben gestört, und ihre freye Thätigkeit gehindert.

Die beste Lage im Schlafe ist und bleibt ohne Widerspruch eine zwanglose auf der rechten Seite mit etwas gekrümmten Füßen, und so, daß der rechte Arm nicht unter dem Leibe zu liegen kommt, sondern frey bleibt. Damit Nachts aller Zwang und Druck vermieden werde, muß man alle fest anliegenden Binden und Kleidungsstücke sorgfältig vermeiden, also enge und feste Halsbinden, enge Schlafmützen, Kopfbänder, drükkende Haarwickeln, enge Nachtkamisöler u. s. w. Eben aus diesem Grunde ist es auch eine nachtheilige Gewohnheit, die Bettbedeckung oder das Oberbette so fest um und unter den Leib zu stopfen, daß dadurch die Arme zu sehr beengt werden, und dem Körper die freye Bewegung zur Veränderung der Lage erschwert wird.

Endlich muß ich hier auch noch erwähnen, daß das Schlafen mit offnem Munde nicht zuträglich ist, indem dadurch das Schnarchen befördert wird, die Zähne viel eher verunreiniget, der Schlund und die Luftröhre zu trocken werden; und der in der Mundhöhle befindliche Schleim mehr verdickt wird. Es ist daher sehr zu empfehlen, daß man sich von Jugend auf gewöhne, mit geschlossenem Munde zu schlafen, und durch die Nase zu athmen, welches gleichfalls auch im Wachen zuträglich ist.

Das Schlafzimmer ist ein höchst wichtiger Ort in jedem Hause, weil man in demselben fast den dritten Theil seines Lebens zubringt. Es erfordert gewiß mehr Rücksicht, als man ihm fast allgemein zu würdigen scheint. Wenn der gemeine Mann oft in Wand- und Treppenlöchern schläft, zu denen weder Licht noch frische Luft gelangen kann, so ist dieses freylich allerdings höchst ungesund; aber er ist oft durch die höchste Noth dazu gezwungen. Wenn aber Leute von Stande und Vermögen in ihren oft geräumigen und großen Wohnungen enge, feuchte Gemächer, Kammern oder kleine Stuben zu Schlafzimmern für sich und ihre Familie nehmen, um nur am Tage mehrere Zimmer bewohnen oder doch mehrere Gesellschaftszimmer haben zu können, so ist dieses eine unverzeihliche Gleichgültigkeit gegen ihre und ihrer Familien Gesundheit und Leben.

Soll ein Schlafzimmer der Gesundheit und dem Leben ganz zuträglich seyn, so muß es folgende Eigenschaften haben:

Es muß wo möglich im zweyten Stockwerke, oder wenn dieses nicht seyn kann, doch wenigstens nie über einer feuchten dumpfen Erde gelegen seyn. Es muß weder an einem zu geräuschvollen Orte, noch der Sonnenhitze zu sehr ausgesetzt seyn, und am besten die Richtung der Fenster gegen Osten oder Südost haben. Es muß geräumig, hoch und luftig seyn, doch darf es keine Zugluft haben, weil diese leicht Erkältung macht, und nächtliche Erkältung um so nachtheiliger ist, weil die Ausdünstung der schädlichen Stoffe, welche Nachts erfolgt, dadurch gestört wird. Es muß nicht in der Nähe von Orten seyn, die durch ihre Ausdünstung die Luft verunreinigen oder wohl gar verpesten. Es muß trocken seyn, und keinen kalten Fußboden haben, der entweder von Steinen wäre, oder der zwar von Brettern, aber doch unter denselben mit Zuglöchern versehen wäre, dergleichen man zur Vertreibung des Schwamms in Häusern unter den Fußböden anzulegen pflegt.

Wenn es unvermeidlich ist, daß einem Schlafzimmer an sich die eine oder die andere Eigenschaft abgehet, oder dasselbe gar eine entgegengesetzte Beschaffenheit hat, so muß man der fehlerhaften Beschaffenheit so viel als möglich abzuhelfen suchen.

Ist dasselbe zu helle, so muß man durch Vorhänge das Licht so sehr zu mildern suchen, daß der Licht=

reiz nicht unruhigen Schlaf machen kann. Doch darf man das Schlafzimmer auch nicht zu sehr verdunkeln, theils um durch die Finsterniß den Schlaf nicht zu lange zu unterhalten, theils um Morgens nach dem Aufstehen bey dem Uebergange in ein anderes Zimmer oder beym Oeffnen der angebrachten Verdunkelungsmittel durch den schleunigen Wechsel der Dunkelheit mit dem grellen Lichte den Augen nicht zu sehr zu schaden.

Ist das Zimmer nicht geräumig, so bette man nicht zu viele Menschen in dasselbe, und setze nicht zu viele Mobilien hinein, und entferne aus demselben alles, was das Entweichen der durch das Athmen verbrauchten Luft hindern könnte.

Man sorge im Schlafzimmer für reine und frische Luft, man vermeide deshalb in demselben das Brennen der Nachtlichter und Lampen, den Kohlendunst und das Räuchern, setze keine Blumen, grünende Gewächse, Früchte und gährende Substanzen in das Zimmer, man entferne Stuhl- und Urinausleerung, schmutzige oder auch feuchte Wäsche u. a. dgl. die Luft verderbende Dinge mehr! Auch rechne ich zur Sorge für reine und gesunde Luft im Schlafzimmer, daß man dasselbe nie, wie es jetzt so häufig geschiehet, mit doppelten Fenstern versehe, weil diese offenbar verhindern, daß sich aus der Zimmerluft nicht, wie an den einfachen Fenstern geschiehet, Dünste an das Glas absetzen können, sich also die Luft dadurch reinigen könne. Auch hemmen sie den Zutritt frischer Luft, der sich durch die Rizzen der einfachen Fenster unvermerkt einschleicht, zu sehr und hindern also die Erneuerung der Luft, die doch für das Athemhohlen von so großer Wichtigkeit ist.

Ferner erfordert auch die Rücksicht auf eine reine und gesunde Luft im Schlafzimmer, daß man nicht zu bald in frisch gescheuerten, ausgeweißten, mit Oel- oder Bleyfarbe angestrichenen oder ausgemalten; noch weniger in neugemauerten Zimmern schlafe.

Ist das Schlafzimmer zu heiß, so sorge man durch langes Oeffnen der Fenster, durch Vorhänge und Marquisen für Abkühlung der Luft, damit die Wärme des Zimmers geringer werde als die des Körpers. Im Winter muß man das Schlafzimmer nicht heizen lassen, oder es doch wenigstens, wenn es bey strenger Kälte ja geschehen soll, dann so früh thun lassen, daß die Ofenhitze sich zur Zeit des Schlafengehens schon wieder verloren, und nur der Zimmerluft überhaupt eine mildere Temperatur mitgetheilt hat.

So wenig das Schlafzimmer an einem zu geräuschvollen Orte seyn darf, wenn der Schlaf ungestört und ruhig seyn soll, so wenig muß man auch einen zu stillen und entlegenen Ort dazu wählen, damit man nicht durch die große Stille so verwöhnt werde, daß man nachher an einem anderen weniger stillen Orte gar nicht ruhigen und erquickenden Schlaf genießen kann.

Ueber Bettstellen, Betten und Bedeckungen muß ich hier Folgendes bemerken:

Eine gute Bettstelle muß zureichend lang und geräumig seyn, damit die Glieder der Schlafenden nicht gehindert werden, jede ungezwungene den Muskeln vollkommene Ruhe und Erholung gestattende Lage anzunehmen, ohne sich weder zu stoßen, noch mit denselben aus der Bettstelle heraus zu kommen. Ist eine Bettstelle nur gerade so lang, als der Mensch, der darin liegen soll, so muß man, um zu verhüten, daß der Schlafende sich nicht durch Gegenhalten der Fußsohlen gegen die Bettstelle eine Erkältung zuziehe, ein Kissen gegen das Holz stellen, oder die innere Seite des Fußbrettes polstern und mit einem weichen Zeuge überziehn lassen. Einschläfrige Bettstellen sind den zweyschläfrigen allemal vorzuziehen, weil es auf keine Weise für zwey Menschen gesund ist, zusammen zu schlafen, weder wenn sie beyde gesund sind, noch weniger wenn einer, oder wenn beyde krank sind, oder einer wohl gar an einer ansteckenden Krankheit leitet. Wie viele traurige Erfahrungen haben wir nicht, daß die gesundesten Menschen von ihren schwindsüchtig gewordenen Gatten oder Gattinnen angesteckt worden und an derselben Krankheit gestorben sind. Die Bettstelle darf nicht zu hoch von der Erde seyn, damit man bequem heraus und herein kommen kann, und nicht Gefahr läuft, beym etwanigen Herausfallen aus dem Bette während des Schlafes sich zu beschädigen. Diese Rücksicht muß besonders bey den Bettstellen für Kinder genommen werden. Eine Bettstelle muß keine Gardinen haben, oder es müssen dieselben wenigstens auf beyden Seiten zurückgeschlagen werden, damit ein freyer Zutritt und eine Veränderung der Luft statt haben kann. Die Bettstelle muß im Schlafzimmer so gestellt werden, daß das durch die Fenster einfallende Licht die Augen des Schlafenden nicht treffen kann. Auch darf sie nicht an eine feuchte Wand, besonders eine Außenwand gestellt werden, weil dadurch leicht die eine Seite der Schlafenden erkältet, und Gicht, Rhevmatism u. dgl. hervorgebracht werden kann. Kann aber derselben keine andere Stelle gegeben werden, so muß sie wenigstens so viel als möglich von der Wand entfernt und die Wand durch Bekleidung mit wohl zusammengefügten oder doppelten Brettern, und durch Bekleidung mit dickem Papier oder wollenen Decken geschützt werden.

Federbetten vermehren durch ihre Wärme die Reizfähigkeit des Körpers und die schnellere Lebensconsumtion. Als schlechte Wärmeableiter erhitzen sie den Körper zu sehr, erhalten ihn in einem beständigen Dunstbade, und indem die Ausdünstung durch sie zurückgehalten wird, wird ein großer Theil der durch die Haut ausgeworfenen dem Organismus überflüssigen und schadhaften Stoffe wieder eingesogen. Sie veranlassen leicht örtliche Schwächen, Brustkrankheiten, Anlage zur Hartleibigkeit, hindern die Verdauung, und tragen bey Kindern zur früheren Entwickelung des Geschlechtstriebes bey.

Viel gesunder sind Matratzen von gesottenen Pferdehaaren, und wem diese zu theuer sind, dem sind Matratzen von Moos zu empfehlen. Dazu kann nun entweder das dreyseitige Astmoos (hypnum triquetum), oder das Wandastmoos (hypnum parietinum), oder das sprossende Astmoos (hypnum proliferum), oder das gemeine Haarmoos (politrichum commune), oder auch wohl eine und die andere Art des Torfmooses (sphagnum) genommen werden. Man sammelt das Moos im August und September, reiniget es von der anhängenden Erde und den holzigen Theilen, und trocknet es dann erst. Dann stopft man es in einen nach der Größe der Bettstelle eingerichteten Sack, und nähet denselben wie eine Matratze von Pferdehaaren durch. Man kann auch dergleichen Säcke mit Stroh, am besten mit Haferstroh anfüllen.

Zu warme Bedeckungen im Schlafe sind darum nachtheilig, weil sie zu sehr erhitzen, den Schlaf unruhig machen, und zum Abwerfen der Bedeckungen und zur Entblößung des Körpers verleiten. Man bedient sich daher mit Nutzen statt der Oberbetten von Federn der mit Baumwolle oder Watten ausgelegten und durchgenähten Decken, oder auch der Friesdecken. Die Oberbetten müssen zureichend breit und lang seyn, damit nicht leicht bey den Bewegungen des Körpers im Schlafe Theile entblößt werden. Die Seitentheile des Oberbettes einzustopfen oder unter den Leib zu legen, ist eine üble Gewohnheit, theils weil der Schlafende dann mehr im Dunstbade erhalten wird, theils weil der Körper und besonders die Arme dadurch in einer gezwungenen Lage erhalten werden, und der Körper dadurch an einer zwanglosen Veränderung seiner Lage gehindert wird. Das Bette vor dem Schlafengehen durchwärmen zu lassen ist nicht heilsam. In einem kalten Bette wird man eher warm und schläft am leichtesten ein.

Die Unterbetten sowohl als das Oberbette müssen besonders rein gehalten, wenigstens alle Monate das ganze Jahr hindurch einige Stunden in die freye Luft gebracht und ausgeklopft werden: auch muß die dazu gehörige Bettwäsche alle, oder doch alle zwey Wochen gewechselt werden. Wer Nachts stark schwitzt, muß die Bettwäsche täglich in die Luft hängen lassen.

Betten, besonders Federbetten, in welchen ein Kranker gelegen hat, oder wohl gestorben ist, müssen nicht eher von anderen gesunden Menschen wieder gebraucht werden, bis sie längere Zeit der Luft ausgesetzt, mehrmals ausgeklopft, und der Ueberzug der Federn gewaschen worden ist.

Auf Reisen ist in Hinsicht der Betten Vorsicht nicht genug zu empfehlen. Man lege sich lieber mit Nachtkleidern, die den ganzen Körper, auch die Füße einhüllen, zu Bette, und decke über das Kopfkissen ein Tuch, oder beziehe es mit einem rein gewaschenen Ueberzuge.

Wer nicht nach allen diesen genannten Erfordernissen für sein Lager in der Nacht zu sorgen im Stande ist, muß doch wenigstens dafür sorgen, daß die Bettstelle oft mit frischem ungebrauchtem Stroh versehen wird, daß nach dem Aufstehen aus dem Bette das Oberbette zurückgeschlagen, durch Oeffnung der Thüre und Fenster ein Luftzug gemacht, und das Bette dann erst einige Stunden nach dem Aufstehen wieder gemacht wird.

22.

Körperliche Bewegung, nach ihrem Einflusse auf die Gesundheit betrachtet.

So dringend dem Menschen das Bedürfniß der körperlichen Ruhe ist, so viel dringender ist demselben das Bedürfniß der körperlichen Bewegung. Diese ist das wirksamste Mittel zur Erhaltung der Gesundheit, ein wahres Verlängerungsmittel des Lebens, das Leben selbst: und nur durch sie ist das Bedürfniß der Ruhe bedingt. Durch die Bewegung wird die Reizbarkeit und Empfindlichkeit thätig erhalten, der Kreislauf der Säfte befördert, das Pulsiren des Herzens und der Arterien begünstiget, die Respiration in lebhaftere Thätigkeit gesetzt, die Blutmasse dadurch mehr gereiniget, die thierische Lebenswärme vermehrt, die Verdauung, die Assimilation und Ernährung angefeuert, jede Ab- und Aussonderung erleichtert, das Gefühl der Kraft und des Vermögens freyer und die Heiterkeit und Stärke des Geistes lebendiger gemacht.

Mangel an Bewegung schwächt das Muskelvermögen, macht steif und träge, die Organe erschlaffen, der Kreislauf der Säfte wird langsamer, indem ihm der äußere Antrieb fehlt, es entstehet Ueberfluß an Säften, die Säfte selbst degeneriren und verlieren ihre leichte Beweglichkeit, das Blut wird durch die Lungen seltener erfrischt, die Lebenskraft vermindert sich, die Organe der Verdauung leiden nur zu bald, die Galle wird verdickt, und das System der Pfortader wird überfüllt, die Menschen bekommen ein schwammichtes Ansehen, der Schlaf wird durch ängstliche Träume beunruhiget, das Nervensystem leidet, die Sinne werden stumpfer, die Kräfte der Seele werden abgespannt, der Geist verliert seine Munterkeit, und es wird der Grund zur Hypochondrie, Gelbsucht, Wassersucht u. a. Krankheiten gelegt. Wie Bewegung das untrüglichste Verwahrungsmittel gegen viele Krankheiten ist, so führt Mangel an Bewegung Krankheiten herbey. Zwar giebt es wohl Menschen, die sich wenig bewegen und doch gesund sind; diese machen aber doch offenbar nur höchst seltene Ausnahmen von der Regel.

Uebermäßige oder zu heftige Bewegung beschleunigt den Kreislauf der Säfte zu sehr, macht zu viel Wärme, zersetzt zu viel Flüssigkeiten, verdickt die Säfte, die Blutgefäße selbst leiden, die Se- und Excretion werden gestört und Fett und Galle nehmen eine Schärfe an. Sie schadet besonders den Menschen, die nicht viel Energie haben, Kindern, jungen vollblütigen und schwachen Körpern, fetten Personen, Leuten die kranke Eingeweide und organische Fehler der Respirationswerkzeuge haben, und Frauen, die zu Blutflüssen und Fehlgeburten geneigt sind. Zu lange fortgesetzte Bewegung erschöpft die Kräfte und Säfte, schwächt die festen Theile, macht Auszehrungen und führet den Tod herbey. Die Stärke sowohl als die Dauer der Bewegung muß dem Alter, der Constitution, dem Temperamente, dem Geschlechte, der Lebensart und Gewohnheit angemessen seyn, und mit den genannten Umständen im gehörigen Verhältnisse erhalten werden, wenn die Bewegung der Gesundheit zuträglich seyn soll.

Bewegung, die zur Erhaltung, Verbesserung und Stärkung der Gesundheit dienen soll, kann bis zum leichten Gefühl einer Müdigkeit und zum Anfang eines gelinden Schweißes fortgesetzt werden. Wer das starke Schwitzen vermeiden kann, behält nach Sanctorius Bemerkung lange ein jugendliches Gesicht. Sie muß täglich geschehen, und man muß sich die gehörige Zeit dazu nehmen, sie muß langsam anfangen, allmählig steigen, sodann stufenweise wieder abnehmen, und wechselsweise alle Theile des Körpers in Thätigkeit setzen. Sie muß nie mit vollem Magen vorgenommen werden, also entweder des Vormittags, oder 3 bis 4 Stunden nach dem Essen, wenn die Magenverdauung beendiget ist. Sie muß in freyer Luft vorgenommen werden, weil die freye Luft erquickend und stärkend für den Menschen ist, beym Athemholen das Blut reiniget, die Verdauung befördert und zum ruhigen Schlaf einladet. Nicht leicht ist die Luft so unfreundlich, daß sich nicht ein gesunder Mensch Bewegung in derselben machen dürfte. Eine kalte mit Dünsten und dickem Nebel erfüllte Luft nach großer Hitze unterdrückt leicht die Ausdünstung.

Bewegung gewinnt endlich auch dadurch an Heilsamkeit, wenn sie mit heiterem Gemüthe, in Gesellschaft eines Freundes und unter munteren Gesprächen geschiehet.

Sie kann zu jeder Jahreszeit geschehen: doch muß man sich im Winter, Frühjahre und Herbste bey kalter Witterung mehr und stärker bewegen, als im schwülen Sommer und an heißen Orten. Bald nach dem Winter, wenn die Sonne die in der Erde eingeschlossen gewesenen Dünste aufziehet, und wenn nach vielem Regen das Wasser in den Vertiefungen der Wege noch stehen geblieben ist, ist die Bewegung im Freyen weniger zuträglich, als wenn schon das frische Grün der Wiesen und Felder und der balsamische Duft der Gewächse einladet. Im Sommer nimmt man die Bewegung am besten des Morgens und Abends, wo die Hitze gedämpft ist, im Winter aber in den Mittagsstunden vor. Bewegung am Morgen erleichtert den Kopf, befördert die Leibesöffnung, ist besonders fetten und trägen Leuten zuträglich, und macht sie mager. Bewegung am Abend in kalter und unreiner Luft ist schwächlichen Leuten nachtheilig.

Was nun die verschiedenen Arten von Bewegung des Körpers anbetrifft, so geschehen sie entweder durch eigene Kräfte (active Bewegung), oder durch fremde Kräfte (passive Bewegung), oder auf eine Art, wo beydes verbunden ist, wie z. B. beym Reiten.

Zu den **activen Bewegungen**, welche der Gesundheit wegen vorgenommen werden können, gehören das Recken und Dehnen der Glieder, das Spazierengehen, das Laufen, das Tanzen, das Schwimmen, das Schlittschuhlaufen, das Ballspielen, das Volantenschlagen, das Billardspielen, das Fechten, das Voltigiren, das Holzsägen, Drechseln, Glasschleifen u. dgl. mehr.

Das Recken und Dehnen der Glieder befördert den Blutumlauf durch die Gliedmaßen und macht die Brust= und Bauchhöhle freyer.

Das Spazierengehen ist eine äußerst wohlthätige und der Natur angemessene active Bewegung, die der Starke sowohl als der Schwache dem Maaße seiner Gesundheit und Kräfte so angemessen machen kann, daß sie allemahl die Kraft der Muskeln stärken und seiner Gesundheit zuträglich seyn muß. Zuträglicher ist es, wenn es auf einem langen Wege und nicht durch öfteres Hin= und Hergehen auf einem kurzen Wege geschiehet.

Das Tanzen übergehe ich hier, weil ich davon in einer besonderen Abhandlung reden werde.

Das Laufen stärkt die Kraft der Muskeln, nur darf es nicht zu oft, nicht zu schnell und stark, nicht bergan geschehen und nicht zu lange fortgesetzt werden; sonst ist es einem Jeden schädlich, vorzüglich denen, die nicht daran gewöhnt sind, indem es leicht Blutflüsse,

Seitenstich, Lungenentzündungen u. dgl. Krankheiten mehr verursachen kann.

Das Schwimmen ist eine gute Bewegung für solche, denen kalte Bäder für dienlich erachtet werden können. Wegen der damit verbundenen Lebensgefahr sollte man es aber nie vornehmen, als nachdem man sich in der Kunst zu schwimmen gehörig hat unterrichten lassen, und auch dann nicht in unbekanntem Wasser, nicht an gefährlichen Stellen, und nicht allein und ohne Genossen.

Das Schlittschuhlaufen ist eine sehr wohlthätige Bewegung und ist besonders der Brust zuträglich. Es wäre zu wünschen, daß auch das weibliche Geschlecht bey uns dem Beyspiele der Frauenzimmer in den Niederlanden folgte, und an dieser Art sich Bewegung zu machen Theil nähme. Nur ist bey dieser Art der Bewegung wie bey dem Schwimmen allemahl die Rücksicht zu nehmen, daß es an gefahrlosen Orten geschehe.

Ballspielen, Volanteuschlagen, Billardspielen sind alle sehr wohlthätige Bewegungen, und besonders auch dadurch nützlich, daß dabey die Sinne in Thätigkeit gesetzt werden und das Gemüth erheitert wird. Auch alle anderen mit Bewegung verbundenen Spiele, bey denen Gelegenheiten zu lachen gegeben werden, sind für der Gesundheit zuträgliche Spiele zu achten.

Das Fechten, das Voltigiren und insbesondere alle seiltänzerischen Leibesübungen, dergleichen bey dem vor nicht langer Zeit zur Mode gewordenen, als Mode sich aber auch bereits wieder verlorenen Turnen vorkommen, sind nicht nur zu entbehren, ohne eben Gefahr zu laufen, durch ihre Entbehrung physischer Vollkommenheiten verlustig zu gehen, sondern sie setzen sogar leicht Gesundheit und Leben in Gefahr.

Wer die vorhin genannten Arten von Bewegungen vorzunehmen gehindert wird, dem kann die Beschäftigung des Holzsägens, Hobelns, Drechselns, Glasschleifens u. dergl. zu einer wohlthätigen Bewegung dienen.

Außer diesen allgemeinen activen Bewegungen verdienen auch die Brustbewegungen hier noch eine Erwähnung, indem dieselben allerdings zur Erhaltung und Beförderung der Gesundheit dienen können, wenn sie mäßig geschehen.

Das Sprechen und laute Lesen befördert die Circulation des Bluts sowohl überhaupt, als auch besonders in den Lungen, begünstiget die freye unmerkliche Ausdünstung, vermehrt die Absonderung des Speichels, befördert die Verdauung, setzt das Zwerchfell und die Bauchmuskeln in Bewegung und stärkt die Lungen. Es ist daher allen, die sich keine andere Bewegung machen können, die an Schwäche der Brust, an schwacher Verdauung und an der Hypochondrie leiden, als Motion zu empfehlen; nur muß es nicht bey vollem

Magen, nicht zu stark und zu anhaltend geschehen. Declamiren, Singen und Spielen auf leichten Blasinstrumenten wirkt wie das laute Lesen und Sprechen. Auch mögte ich das Gähnen hierher rechnen, in so fern dadurch auch der Blutumlauf durch die Lungen befördert wird. Uebermäßiges Gähnen muß aber vermieden werden, weil es bey zu weiter Oeffnung des Mundes leicht die Mundsperre veranlassen kann. Starkes Schreyen ist eine gewaltsame Brustbewegung, die leicht schaden kann.

Zu den heilsamen passiven Bewegungen gehöret das Fahren im Wagen, das Fahren in Fahrzeugen auf stillem Wasser, das Schaukeln, das Wippen, das Tragenlassen. Alle diese Bewegungen sind denen zu empfehlen, welche zu activen Bewegungen unfähig sind; nur müssen dieselben mäßig geschehen.

Das Reiten, welches als eine gemischte Bewegung zu betrachten ist, kann die Vortheile der activen und passiven Bewegungen gewähren, je nachdem der Gang des Pferdes geleitet wird. Es ist daher das Reiten mit allem Rechte für eine der heilsamsten Bewegungen zu halten, nur müssen bey demselben die Grundsätze, welche ich oben von den körperlichen Bewegungen überhaupt angegeben habe, ebenfalls beobachtet werden. Dem weiblichen Geschlechte kann jedoch das Reiten nicht für so allgemein zuträglich gehalten werden, als dem männlichen.

Können Menschen eine starke und übermäßige Bewegung einmahl nicht vermeiden, so müssen sie wenigstens ihre Nachtheile durch Beobachtung mehrerer Vorsichtsregeln zu schwächen und zu vermindern suchen. Sie müssen nicht sogleich danach essen, sie müssen sich nicht bald darauf waschen oder baden, nichts Kaltes trinken, alle Zugluft vermeiden. Fühlen sie das Bedürfniß etwas zu genießen zu sehr, so müssen sie nur wenig, am besten nur etwas warme Suppe essen, oder etwas Thee oder Punsch trinken. Am wohlthätigsten ist es, nach einer starken Bewegung noch eine ganz mäßige Bewegung folgen zu lassen und sich der Ruhe, auch wohl dem Schlafe, zu überlassen.

Endlich muß ich hier auch noch der verschiedenen Stellungen des Körpers gedenken, weil sie ebenfalls von sehr wichtigem Einflusse auf die Gesundheit sind. Das Stehen ermüdet und entkräftet, weil so viele und große Muskeln wirken müssen, um den Körper aufrecht zu erhalten. Gelehrte, die im stehen arbeiten, wenden also doppelte Kräfte, Kräfte des Geistes und Körpers auf.

Bey dem Sitzen ist der Körper in Ruhe, die Muskeln ohne Anstrengung, nur muß der Körper dabey gerade gehalten, keine enge Kleidungsstücke getragen, die Füße nicht übereinander geschlagen, das Sitzen nicht zu lange fortgesetzt und auf so mannigfaltige Weise es geschehen kann verändert werden, auch muß der Stuhl niedrig und der Tisch hoch seyn.

Das Liegen giebt dem Körper die höchste Ruhe, nur muß der Kopf keine zu niedrige Lage dabey haben.

Das Knien greift die Muskeln des Schenkels und Rückgraths zu sehr an und schadet dem Kniegelenke, indem zu Gliedschwamm und Gelenkwassersucht Gelegenheit gegeben, und überdieß der Blutumlauf in den Füßen gehemmt wird.

Anhaltendes Bücken vermehrt zu sehr den Zufluß des Bluts nach dem Kopfe und hindert den Rückfluß des Bluts aus demselben.

23.
Das Tanzen überhaupt, und das Tanzen in unserer Zeit insbesondere.

Ein mäßiges Tanzen ist eine gymnastische Uebung, durch welche alle Theile des Körpers in sanfte Bewegung gesetzt werden, der Kreislauf des Bluts erleichtert, die unmerkliche Hautausdünstung vermehrt, jede überflüssige Feuchtigkeit fortgeschafft, die gesunde Mischung der Säfte unterhalten, die Ernährung begünstiget, die Ausbildung des Wuchses unterstützt, die Biegsamkeit der Gelenke befördert, und Festigkeit des Körpers und schöne Haltung desselben hervorgebracht wird. Ueberdieses dient ein mäßiges Tanzen unter Begünstigung der dabey statt findenden Musik zur Aufheiterung des Gemüths, zur Verbesserung des Geschmacks und zur sanfteren Bildung und Richtung des Herzens. Es ist ein Ausdruck der Freude durch regelmäßige Bewegung der Gliedmaßen, und dieser angemessene gefällige Haltung des übrigen Körpers. So ist also ein mäßiges Tanzen wohl nicht mit Unrecht jeder anderen gymnastischen Uebung vorzuziehen, nicht nur weil es von so vielen Seiten wohlthätiger auf die Gesundheit wirkt, als andere gymnastische Uebungen, sondern auch weil es auf das Gemüth einen so erfreulichen, und selbst auf die

Richtung des Herzens und Charakters einen so wohlthuenden milden Einfluß hat.

Das Tanzen muß aber allemahl in seinen, den Kräften, dem Alter und den Körperconstitutionen gemäßen Schranken bleiben, es muß gelinde anfangen, nur allmahlig verstärkt, nur so lange fortgesetzt werden, bis man den Anfang einer kleinen Ermüdung und eines sich über den Körper verbreitenden Dunstes empfindet, und dann allmählig abnehmen; dabey muß man leicht und ungezwungen tanzen, damit es nicht zu sehr ermüdet und entkräftet.

Wie das Ueberschreiten der Ordnung in der Natur in allen Dingen jedesmahl früher oder später, bemerklich oder unmerklich bestraft wird, so auch bey dem Tanzen. Je heftiger die Bewegung beym Tanze ist, desto stärker wird das Blut im Körper herumgetrieben, es entstehet Aengstlichkeit, keichendes Athemholen, Herzklopfen, ja es kann bey zart organisirten Personen Zerreißung des Herzens erfolgen. Es entstehet Bluthusten, entzündliche Stockung und daraus endlich Lungensucht. Das Blut wird durch die hervorgepreßten schwelgenden Schweiße seiner nöthigen Flüssigkeit beraubt und verdickt, viele feine Bestandtheile desselben, wie seine milde Beschaffenheit gehen verloren, es stockt in den feinen Haargefäßen, die stockenden Säfte werden scharf, erzeugen Flecken im Gesichte, Ausschläge, Geschwüre, Schmerzen, Spannungen und Krämpfe. Der Gallestoff im Blute wird vermehrt, es entstehen

Leberkrankheiten, Koliken, Magenkrämpfe, Durchfälle, Ruhren, gallichte Fieber, Gelbsucht und Blutflüsse, das Monathliche bey dem weiblichen Geschlechte wird entweder zu sehr verstärkt, oder schmerzhaft, oder unterdrückt, es entstehen leicht Brüche, besonders bey dem männlichen Geschlechte. Die unteren Gliedmaßen werden wegen Verzehrung der Gelenkschmiere steif, in denselben entstehen wegen Verzögerung des Blutumlaufs Schmerzen und Geschwulst. Das Fett des Körpers wird consumirt, die Kräfte gehen verloren und der Körper zehret leicht ab. Diese Folgen müssen bey zarten und mageren Personen und solchen, die schon Schärfe der Säfte, Verstopfungen und Schwäche der Eingeweide haben, noch leichter entstehen und gefährlich seyn, besonders im Sommer. Kinder leiden noch viel eher an denselben, bekommen leicht heftiges Nasenbluten, und verfallen wegen ihrer großen Convulsibilität leicht in Epilepsie. Menschen mit zarter Organisation zwischen dem 15ten und 35sten Jahre bekommen insbesondere leicht Lungenkrankheiten. Junge Leute von lebhaftem Temperamente, blühender Gesichtsfarbe, schlankem Wuchs, enger Brust und langem Halse, auch junge Mädchen, bey denen schon Unordnung in ihrem Monathlichen eingetreten ist, oder die dasselbe sehr stark zu haben pflegen, sollten sich vor allen anderen ganz besonders sorgfältig vor häufigem und heftigem Tanzen in Acht nehmen. Ueberhaupt wer beym Tanze blaß wird, und alle sonst lebhafte Gesichtsfarbe verliert, schränke doch ja das Tanzen ein! Die Berücksichtigung dieser Regel kann ich nicht genug empfehlen.

Schwangere Frauen bringen durch heftiges Tanzen sich und ihrer Frucht Gefahr. In den ersteren Monathen werden dadurch leicht Blutflüsse und Abortus, in den letzteren Frühgeburten, schiefe Lagen der Gebärmutter, fehlerhafte Lagen des Kindes und selbst Verunstaltungen desselben, ja auch schwere Geburten und gefährliche Wochenbetten verursacht. Stillende Frauen bekommen durch Uebermaaß im Tanze scharfe Milch, welche nicht nur Knoten in den Brüsten veranlaßt, sondern auch den Kindern Erbrechen, Koliken, grüne Stuhlgänge, Ausschläge, Flechten, Krämpfe und Convulsionen bringt, und ihnen, indem sie die Ernährung hindert, englische Krankheit, Auszehrung und den Tod zuführen kann.

Diese zur Warnung hier etwas ausführlich geschilderten Nachtheile des Uebermaaßes im Tanze müssen noch um so eher und um so stärker eintreten, wenn bey dem Tanze auch noch andere an sich schon schädliche Nebenumstände vorkommen und ihre Einwirkung auf den Tanzenden äußern.

Diesen beym Tanze leicht nachtheiligen, ja oft lebensgefährlichen Umständen muß ich daher gleichfalls hier eine Betrachtung widmen.

1) Die Luft ist in den Tanzsälen mit den aus den Lungen aller Tanzenden ausgeathmeten Dünsten, und

den durch ihrer Aller Haut ausgedünsteten Schweißpartikelchen erfüllt, mit unzähligen Staubtheilchen geschwängert, und durch den Dampf der Lichter verunreiniget. Kann eine solche Luft, welche doch von allen Tanzenden nach Maaßgabe der Schnelligkeit des Tanzes geschwinder oder langsamer, häufiger oder seltener eingeathmet werden muß, wohl den Lungen zuträglich seyn, und dem Blute eine Erfrischung und Verbesserung geben? Kann eine solche Luft wohl auf die Oberfläche des Körpers so drücken, wie eine reine Luft? Müssen nicht dadurch stärkere Schweiße veranlaßt werden, und muß nicht auch wegen der ausgedehnteren und geschwächten einsaugenden Gefäße eine leichtere Aufnahme schädlicher Theile aus einer solchen Luft geschehen? Der Tanz an sich verliert also dadurch an seiner Heilsamkeit, und ein Uebermaaß im Tanze wird dadurch doppelt schädlich.

Diese Betrachtung muß einen jeden zu der Ueberzeugung bringen, daß es bey allen Tanzgesellschaften eine Hauptsorge seyn muß, die Luft in den Tanzsälen weniger schädlich zu machen. Um diesen Zweck auf die möglichste Weise zu erreichen, ist nothwendig: a) daß in den höchsten Regionen des Tanzsaales Luftzüge und Ventilatoren der wirksamsten Art angebracht werden, um dieselben zur fortdauernden Reinigung und Erneuerung der Luft wirken lassen zu können; b) daß man in dem vorher von allem Staube sowohl auf dem Fußboden, als auch an den Wänden und auf den Mobilien sorgfältig gereinigten und wohl durchlüfteten Tanzzimmer kurz vor dem Anfange der Tanzzeit den Fußboden mit frischem reinem Wasser und gutem Weinessig besprengen, und während des Tanzes einigemahl entweder dieses Besprengen wiederholen, oder mehrere mit eben denselben Flüssigkeiten getränkte Laken über den Fußboden des ganzen Tanzzimmers wegziehen und damit den Staub aufnehmen und den Fußboden naßmachen lasse; c) daß man in den unteren Regionen des Tanzsaals so wenig Erleuchtung als möglich anbringe, und in den oberen Regionen nur so viel als nöthig ist, denselben zu erhellen und überhaupt zur Erleuchtung Lichter wähle, welche den wenigsten Dampf geben. Jeder übertriebene Luxus in der Erleuchtung der Tanzsäle ist eine Verpestung der Luft; d) daß man dafür Sorge trage, daß nach Verhältniß des Raums nicht zu viel Menschen zur Gesellschaft gezogen werden, zumahl da überdies durch zu große Beschränkung des Raumes das Tanzen an sich sehr erschwert und viel ermüdender gemacht wird; e) daß man im Winter durch Heitzung der Oefen die Tanzsäle nicht zu sehr erwärme und die Oefen nicht eher verschließe, als bis alles Holz gut ausgebrannt ist und die Kohlen mit Asche belegt zu seyn angefangen haben.

2) Wird es den Tanzenden zu warm, dunstig und beklommen, so öffnet man nicht selten Thüren oder

Fenster, oder wohl gar beyde zugleich, um dadurch einen baldigen Wechsel der Temperatur der Luft hervorzubringen, oder man gehet in angränzende kühlere oder gar kalte Zimmer, oder man stellet und setzet sich in die Nähe von nicht ganz dichten Fenstern, oder nicht genau schließenden Thüren, oder legt sich an kalte Wände, um sich abzukühlen. Durch einen solchen schleunigen Wechsel werden aber die Hautgefäße krampfhaft geschlossen, die Ausdünstung wird gehemmt, und es werden leicht Rheumatismen, Catarrhe, Lungenkrankheiten, Lähmungen und Schlagflüsse verursacht. Auch die Mode, das erhitzte oft vom Schweiße triefende Gesicht durch Wehen mit Fächern und Tüchern abzukühlen, ist höchst schädlich. Es werden dadurch Catarrhe, Nasen- Hals- und Lungenkrankheiten, Fehler der Augen und des Gesichts, Krankheiten des Gehörs u. dgl. hervorgebracht, und mindestens wird dadurch das Verderben des Teints begünstiget.

5) Bey Tanzgesellschaften werden gewöhnlich den Tanzenden Erfrischungen mancherley Art dargeboten, und oft nehmen Tanzende mit Begierde Tassen oder Gläser mit denselben angefüllt, ohne zu wissen oder zu bedenken, daß sie Giftbecher bekommen. Die dargebotenen Erfrischungen sind entweder kalte oder warme.

Kalte Getränke und Erfrischungen — es sey reines kaltes Wasser, oder Limonade, Orsade, Wein, kalter Punsch oder dergleichen — machen sehr leicht

Hals- und Brustentzündungen, Magenkrämpfe, Koliken, Diarrhöen, Verhaltungen des Urins, hitzige Fieber, Lähmungen und Schlagflüsse und bringen wohl gar Tanzenden den augenblicklichen Tod. So weiß ich, daß einmahl der unglückliche Fall vorgekommen ist, daß ein junges Mädchen, welches auf einem Balle viel getanzt hatte, nach abermahliger Endigung eines Tanzes sich hat ein Glas voll frisches Wasser bringen lassen, und nachdem sie kaum die Hälfte davon getrunken hat, mit dem Glase umgefallen ist, und bald ihren Geist aufgegeben hat.

Der Genuß warmer Getränke bey dem Tanze ist zwar nicht geradezu gefährlich, muß aber doch nicht zu häufig geschehen, weil solche Getränke, zumal in einem erhitzten Körper schon der Wärme wegen leichter in das Blut übergehen, Wallungen verursachen und den Schweiß zu sehr vermehren. Eine Tasse Thee mit Milch, oder ein Glas warmer Punsch, unter welchem wenig Arrak ist, kann ohne Nachtheil getrunken werden, nur muß man sich einige Zeit danach vom Tanze ausruhen.

4) Auch die Kleidungsstücke der Tanzenden verdienen eine besondere Rücksicht. Die Kleidungsstücke bey Mannspersonen dürfen nicht zu erwärmend seyn, damit der Schweiß nicht zu sehr befördert wird. Bey den Kleidungen der Damen kommt dieser Fehler, der herrschenden Mode nach, nicht vor: vielmehr sind dieselben oft zu dünne, und lassen Brust, Nacken und

Oberarme oft ganz entblößt. Damen in solchen Kleidungen haben alle Ursache sich wohl in Acht zu nehmen, und müssen, wenn sie bey oder nach dem Tanze in die Nähe von Thüren und Fenstern kommen, allemahl ein großes Tuch umschlagen; welches auch überhaupt nach Endigung eines jeden Tanzes zu empfehlen ist. Enge Kleidungsstücke überhaupt und angebrachte Einschnürungen einzelner Theile, als der Gesundheit allemahl nachtheilig, schaden beym Tanze insbesondere, indem sie das durch die Bewegung beym Tanze stürmende Blut in seinem beschleunigten Umlaufe stören, wodurch leicht die gefährlichsten Folgen entstehen können. Mögten daher doch die Damen insbesondere jede Einschnürung der Brust und des Unterleibes, alle festen Leibgürtel und Schärpen, engen Aermel, festen Strumpfbänder, zu fest angezogenen Schnüre an den Schuhen, und alle engen Schuhe als das Vergnügen bey dem Tanze störend, der Gemächlichkeit bey der Bewegung hinderlich, der Gesundheit nachtheilig, ja wohl gar dem Leben gefährlich vermeiden!

Soll kein Uebermaaß im Tanze statt finden, so kommt es gar sehr auf die Art und Einrichtung der Tänze selbst an. Welche ungemeine Aufmerksamkeit und Sorgfalt richtete der große Gesetzgeber Lykurgus, der Sohn des spartanischen Königs Eunomus, auf die Einrichtung der Leibesübungen der Spartaner überhaupt, und ihre Tänze insbesondere! Wie wenig

Aufmerksamkeit wird dagegen in unseren Zeiten auf die zweckmäßige Einrichtung und Anordnung der Tänze gewendet! Wenn man in unseren Zeiten die mehresten Tanzgesellschaften und die Anordnung und Einrichtung der jetzt gebräuchlichen Tänze beobachtet, so sollte man wahrlich glauben, es wäre ihr eigentlicher Zweck, daß durch sie die Gesundheit der Tanzenden zu Grunde gerichtet werden sollte. Nur stürmende Leibesbewegungen verschiedener Art wechseln mit einander, und keine langsamer geordnete mit sanften Bewegungen verbundene Tänze gewahren jetzt mehr Erholung und Ruhe in Tanzgesellschaften.

Betrachten wir zuerst das Walzen, so theilt diese rasche, gewaltsame, oft lange anhaltende Kreisbewegung mit allen übrigen zu raschen und gewaltsamen Tänzen die nachtheiligen Folgen, welche ich oben vom Uebermaaße im Tanze überhaupt angegeben habe. Ueberdieß wird aber dadurch auch das erhitzte Blut im Kopfe angehäuft, es entstehen leicht Schwindel, Krämpfe, Gesichtsschwäche, Schlaflosigkeit, und wenn das Gleichgewicht zu lange nicht wieder hergestellet wird, Blindheit, Taubheit, Schlagfluß. Das Gehirn und selbst die inneren Sinne werden in ihrer inneren Stärke erschüttert. Die gewaltsame Kreisbewegung des Walzens ist einem jeden Tanzenden ohne Unterschied des Geschlechts nachtheilig; insbesondere aber dem weiblichen Geschlechte, da bey diesem die Anlage zu Krankheiten größer, die Knochen und Muskeln schwächer und zarter sind, eine größere Reizbarkeit, eine größere Empfindlichkeit herrscht, und das Blut zu Wallungen geneigter ist. Viel geschwinder und tiefer eingreifend sind jene nachtheiligen Folgen in derjenigen Lebensperiode, wo die Natur die Einrichtung des Monathlichen bey dem weiblichen Geschlechte ordnet, in unserem Klima gewöhnlich vom 14ten bis 17ten Jahre.

Man scheint den Nachtheil des lange anhaltenden Walzens aller Tanzenden erkannt zu haben, indem man die Mode eingeführt hat, daß aus der Reihe der Walzenden nur immer das vorderste und allenfalls auch das zweyte Paar einigemahl herumwalzt und dann wieder hinten antritt. Diese Art zu walzen hat aber wieder den Nachtheil gebracht, daß das Walzen selbst zu rasch geschiehet, so rasch, daß, wenn die Tanzenden hinten antreten, sie so keichend und schnell Athem holen, als wenn sie ersticken sollten, und daß sie oft kaum wieder bis zum ruhigeren Athemholen gekommen sind, wenn die vor ihnen gestandnen Paare schon alle wieder hinter ihnen getreten sind.

Am allernachtheiligsten ist bestimmt das Walzen, wenn es in Tanzgesellschaften gleich das erste ist.

Die Eccossaisen, wenn sie auch an sich nicht zu geschwinde und tobend getanzt werden, werden doch dadurch leicht nachtheilig, daß sie entweder Walzen verbunden sind, oder daß die herunter tanzenden Paare, ohne daß Zwischentouren der stehenden Paare vorkommen und ihnen einige Erholung verschaffen, zu anhaltend beschäftigt erhalten werden und die Colonnen zu lang sind.

Die Quadrillen und ähnliche solche Tänze, welche die ganze Zeit ihrer Dauer hindurch die Tanzenden beschäftigt erhalten, werden leicht der Gesundheit nachtheilig, wenn sie zu schnell getanzt werden, mit vielem Walzen verbunden sind, und durch immer mehrere Zusätze von Touren über die Gebühr verlängert werden. Wie häufig ist es nicht, daß Quadrillen durch allerley willkührliche Zusätze nichts weniger als schöner oft lächerlicher Variationen so sehr verlängert werden, daß den Tanzenden das Stehen schon schwer wird.

Es ist wirklich sehr zu bedauern, daß der Tanz, diese an sich so heilsame, für Geist und Körper so wohlthätige Bewegung, dieses an sich so schöne, durch die dabey vorkommende Musik erhöhete Vergnügen in unseren Zeiten so ausgeartet ist, daß er wirklich der Gesundheit mehr nachtheilig, als zuträglich geachtet werden muß.

Vormahls hatte man viel mehrere Arten von Tanzen, deren abwechselnde Anwendung diese gymnastische Uebung zu einem der Gesundheit mehr angemessenen Vergnügen machte. Menuetten, Allemanden, Polonaisen, kleine Angloisen und Eccossaisen ohne Walzer mit mannigfaltigen gefälligen Touren bald des herunter tanzenden Paares, bald der stehenden Paare in kurzen Colonnen wechselten mit einander ab, und nur in der Mitte der Tanzzeit, als der schicklichsten Zeit zu erhitzenderen Tänzen, wurden Quadrillen und Walzer nach einer nicht zu schnellen Musik getanzt. Solche Abwechselungen in den Tänzen hatten auch den Vortheil, daß die Tanzgesellschaften nicht bloß ein Vergnügen der Jugend allein waren, sondern daß auch ältere oft schon bejahrte Personen noch an diesem Vergnügen einigen Theil nehmen konnten.

Nach einem raschen Tanze sich gleich wieder zu setzen ist nachtheilig. Man gehe lieber im Tanzsaale Anfangs mit schnelleren, nach und nach aber mit langsameren Schritten auf und ab, und setze sich erst nieder, wenn das Herz wieder ruhig schlägt und die Lungen langsam arbeiten. Auch verlasse man den Tanzsaal nicht eher, als bis man sich hinlänglich abgekühlt und mit einem Mantel versehen hat. Die Weggehenden versäumen aber doch auch ja nicht die Rücksicht auf die noch Zurückbleibenden, daß sie, um diesen keine Erkältung zu verursachen, die Thüren hinter sich nicht offen stehen lassen, wie es bey Tanzgesellschaften häufig zu geschehen pflegt.

Am heilsamsten ist das Tanzen bey nicht ermüdetem Körper am eintretenden Abende nach geendigter Verdauung der Mittagsmahlzeit. Es sollten daher unsere Tanzgesellschaften um 5 oder 6 Uhr angehen, bis 10 Uhr, oder wenn es ja bey außerordentlichen Gelegenheiten länger währen soll, bis 12 Uhr dauern. Daß Tanzgesellschaften erst um 8 oder 9 Uhr Abends oder wohl gar noch später anfangen und bis am Morgen dauern, kann in Rücksicht auf die Gesundheit keinesweges gebilliget werden. Dejeuners dansants sind der Gesundheit offenbar weniger zuträglich, als die abendlichen Tanzgesellschaften.

24.

Ueber den Einfluß der Kleidertracht auf die Gesundheit.

Den Thieren gab der Schöpfer nach Maaßgabe ihres Bedürfnisses Bekleidung bald von Haaren, bald von Federn, bald von Schalen u. s. w. Dem Menschen wurde dagegen bey dem Mangel solcher Bedeckungen die Freyheit gelassen, sich dieselben nach seinem jedesmahligen eigenthümlichen Bedürfnisse selbst zu wählen. Der Luxus hat aber frühe schon angefangen, zu dem, was das Bedürfniß heischte, manches Entbehrliche, oft Unangemessene und Schädliche hinzuzuthun.

Der ursprüngliche und Hauptzweck der Bekleidung des Menschen ist Schutz und Bedeckung. Dann erst treten Putz und Zierde als Nebenzwecke hinzu. Durch den Anzug die Figur des Menschen verbessern wollen, ist allemahl so lächerlich in der Idee, als leicht nachtheilig in der Ausführung. Ja es kann vielmehr eine unschickliche Kleidung gar wohl Ursache von Verunstaltungen des Körpers werden. So wahr dieses auch ist, so kann ich aber doch die Angabe eines berühmten englischen Arztes: daß neun Zehntheile der Verunstaltungen des menschlichen Körpers von unschicklicher Kleidung herkommen, nicht unterschreiben, indem dieselbe offenbar übertrieben ist.

Die nothwendigsten allgemeinen Erfordernisse zur Zweckmäßigkeit bey den Kleidungen der Menschen sind folgende: Die Kleider müssen dem Klima, der Witterung, den Jahres- und Tageszeiten, dem Alter und der Constitution des Menschen angemessen seyn.

Wenn von Menschen, die leichtsinnig genug mehr nach der Mode als nach der Gesundheit der Kleider fragen, der Einfluß der Gewöhnung und Gewohnheit zur Entschuldigung der klimawidrigen Kleidungen gar sehr in Anspruch genommen wird; so bedarf dieses doch gewiß einer großen Einschränkung. Man hat alle Ursache sich wohl in Acht zu nehmen, daß man auf Gewöhnung und Gewohnheit hierin nicht zu viel rechner, da die Mode oft auf die widersinnigste Weise Dinge zu vereinigen sucht, die der Natur zuwider sind. So ist es doch z. B. gewiß der Natur zuwider, daß die Kleidung eines Einwohners von Novazembla einem Bewohner von Jamaika angemessen, und daß umgekehrt die leichte Tracht der Südländer für die Menschen im nördlichen Klima zuträglich und passend seyn sollte.

Was im Sommer warm genug ist, reicht für den Winter nicht hin: die Winterkleider müssen durchaus wärmer seyn, als die Sommerkleider. Gab doch Gott auch den Thieren im Winter einen dickern Pelz als im Sommer. Das Wechseln der Kleider nach den Jahreszeiten muß aber nicht auf einmahl, sondern nur allmählig, und dann auch zu rechter Zeit, nicht zu frühe und nicht zu spät geschehen. Besonders muß bey Personen, die schon über die Mitte ihres Lebens hinweg, oder wie eine sehr verehrungswerthe Dame aus meiner Bekanntschaft zu sagen pflegt, aus der ersten und zweyten Blüthe ihrer Jahre heraus sind, dieser Wechsel sehr unmerklich seyn.

In unserem Klima ist in den verschiedenen Jahreszeiten die Witterung sehr veränderlich, und ihre verschiedene Temperatur dem menschlichen Körper oft sehr empfindlich. Wie oft tritt nicht in den heißesten Sommertagen nach einem Gewitter eine auffallend kalte Witterung ein! Wie oft folgt nicht im Winter auf mildes Thauwetter in einer Nacht so strenger Frost, daß man sich am folgenden Tage vor Kälte nicht bergen kann, und so umgekehrt! Unmöglich kann einerley Kleidung bey allen diesen Witterungs-Veränderungen der Gesundheit des Menschen zuträglich seyn.

Auch sogar in verschiedenen Tageszeiten ist die Temperatur der Atmosphäre so auffallend verändert, daß der Mensch der Gesundheit wegen seine Kleidung nothwendig danach einrichten muß. Insbesondere ist dieses im heißen Sommer der Fall, wo auf heiße Tage oft sehr kalte Abende folgen, und wo heißen Tagen und Abenden oft sehr kühle Morgen, besonders ganz frühe bey Aufgang der Sonne vorausgehen. Wie oft haben Menschen, die sich an solchen Abenden oder Morgen nicht anders kleideten, als sie es für den Tag brauchten, ihren Leichtsinn durch Verlust ihrer Gesundheit, auch wohl ihres Lebens büßen müssen!

Ueberhaupt ist in unserem Klima, wo im Durchschnitt nach der Jahres- und Tageszeit das Wetter unstät ist und oft schnell wechselt, eine zu leichte und luftige Sommerkleidung auch in der heißesten Zeit ganz zu widerrathen. Die beste Materie zu Kleidern ist und bleibt in unserem Klima die Wolle. Sie hält die Feuchtigkeiten der Luft vom Körper ab, erhält die eigene Körperwarme am besten und verstattet doch die nöthige freye Ausdünstung des Körpers. Die verschiedenen Kleidungsstücke müssen den ganzen Körper gleichmäßig nicht zu kühl und nicht zu warm halten und am ganzen Körper die Ausdünstung leicht durchlassen. Eine ungleiche Erwärmung der verschiedenen Theile des Körpers ist um so nachtheiliger. Pelzwerk hält dem Körper die Wärme zu sehr zurück, erschlafft wie jede andere zu warme Kleidung durch unnütze Schweiße die Haut, ohne dieselben durchzulassen, macht also leicht Fehler der Haut und disponirt mehr zu Erkältungen. Pelze sollten daher nur allein von betagten und schwächlichen Personen getragen werden.

Kinder und junge Leute bedürfen weniger warme Kleider, als Alte, deren Haut steifer ist und deren Säfte kälter sind.

Menschen, die eine gesunde feste robuste Constitution haben, bedürfen eine weniger warme Kleidung,

als

als solche, die nur schwächlich und von zartem Bau sind.

Ein nothwendiges allgemeines Erforderniß zweckmäßiger Kleider ist auch dieses, daß sie bequem, nicht zu weit und nicht zu enge sind. Gut gemachte Kleider muß man eben so wenig fühlen, als einen guten Magen. Sie müssen dem Körper gleichmäßig anliegen, sich ihm leicht anschmiegen, damit durch den sanften Druck die festen Theile gestärkt werden, und ihre Wärme erhalten wird. Durch solche Kleider werden besonders auch beym weiblichen Geschlechte die Reize gehoben, indem durch dieselben zwar die Theile des Körpers selbst, aber nicht die sanften Umrisse ihrer Formen versteckt werden. Was zu enge ist und uns die Kleider fühlen macht, hindert den freyen Umlauf der Säfte, störet bey jungen Personen die Entwickelung der Formen, giebt zu organischen Fehlern im Inneren und Aeußeren Gelegenheit, und ist der Blüthe und Dauer der Schönheit der Theile des Körpers nachtheilig.

Wenn die Kleidungen der Menschen nun allen genannten Erfordernissen ihrer Zweckmäßigkeit entsprechen, so gehört doch, wenn sie der Gesundheit zuträglich bleiben sollen, endlich auch noch nothwendig dazu, daß sie rein sind, und beständig rein erhalten werden.

Was nun die verschiedenen zur Bekleidung gehörigen Stücke bey dem männlichen Geschlechte betrifft, so wird es nicht undienlich seyn, sie rücksichtlich ihrer Zweckmäßigkeit hier einer kurzen Betrachtung zu würdigen.

Da die Natur den ohnehin schon mit dickeren Integumenten versehenen Kopf noch mit Haaren bekleidet hat, so hat man von den ältesten Zeiten her mit dieser natürlichen Bekleidung allerley Veränderungen vorgenommen. Bald hat man sie alle in ihrer natürlichen Länge wachsen und herabhängen lassen. Bald hat man sie nur an dem hinteren Theile des Kopfs wachsen lassen und diese dann in einen bald dichter am Kopfe, bald entfernter von demselben zusammengebundenen Zopf vereiniget, die Haare an dem vorderen und den Seitentheilen des Kopfs aber von Zeit zu Zeit mehr oder weniger beschnitten und sie entweder in geformte Bündel vereiniget oder frey hängen lassen. Bald hat man sie ringsum kürzer oder länger abgeschnitten, und dann bald Perüquen, bald das abgeschnittene Haar bloß getragen. Gegenwärtig ist es fast allgemein, daß die Haare ringsum abgeschnitten und entblößt getragen werden, als wenn unsere gepriesene Aufklärung uns endlich zu der richtigen Erkenntniß und gewissen Ueberzeugung gebracht hätte: es habe der Schöpfer bey dem Menschen ein Versehen begangen, indem er den Kopf mit Haaren bewachsen ließ. Daß es keinesweges gleichgültig ist, ob der Mensch sich die Haare abschneidet oder nicht, bedarf wohl keines weitläuftigen Beweises, wenn man nur bedenkt, daß die Haare gewiß für den Organismus des Menschen einen wesentlichen Nutzen haben. Wir mögen nun annehmen, daß die Haare zur Ausdünstung und Einsaugung gewisser feiner Stoffe bestimmt sind, oder wir mögen sie als Leiter der Elektricität betrachten, durch welche die Elektricität des menschlichen Körpers und die Elektricität der Atmosphäre in gegenseitigen Einfluß gesetzt sind, oder wir mögen sie sonst zu einem anderen Zwecke bestimmt halten, so sind die Haare doch immer für den Organismus des Menschen nicht zwecklos, und das Abschneiden oder wohl gar Abscheeren der Haare ist keinesweges gleichgültig. Lykurgus, der weise Gesetzgeber, erkannte dieses an, indem er seinen Kriegern das Abschneiden der Haare ausdrücklich verbot. Daß das Haarabschneiden, besonders wenn es zu kurz geschiehet, nicht selten Schaden bringet, ist durch die Erfahrung schon häufig bewiesen. So hat es häufig zu Zahnkrankheiten, Augen- und Ohrenkrankheiten, Catarrhen, Drüsenkrankheiten, Schwindel und anderen Krankheiten mehr Gelegenheit gegeben. Ob es vielleicht auch gar an der Entstehung der in unserem Zeitalter so häufigen psychischen Schwindeleien Antheil hat, lasse ich dahin gestellet seyn. Das Tragen von Perüquen, wenn sie nur dünne und leicht sind, kann für Menschen, die einen sehr schwachen Haarwuchs, oder wohl gar ganz kahle Köpfe haben, allerdings von Nutzen seyn.

Mit ganz entblößtem Haupte zu gehen, ist sowohl in strenger Kälte als auch in der brennenden Sonnenhitze zumal bey abgeschnittenen Haaren der Gesundheit nachtheilig.

Frühe schon hat man angefangen, den Kopf mit Hüten und Mützen zu bedecken, theils um denselben gegen die Einwirkung der Sonnenhitze, der Kälte und der Winde zu schützen, theils um die Augen wider die Lichtstrahlen der Sonne zu verwahren, zum Theil auch damit das Gesicht durch die Hitze der Sonne an seiner Weiße und Schönheit nicht leide. Sollen Hüte und Mützen diese Zwecke erfüllen, ohne einen anderweitigen Nachtheil zu bringen, so müssen sie nicht zu warm, aber auch nicht zu kühl, auch nicht zu eng, nicht dreyeckig, sondern rund, nicht schwarz, sondern von anderer Farbe seyn und zureichend große Krämpen oder Ränder haben, die aber dann weder mit glänzenden metallenen Einfassungen versehen, noch an ihrer unteren Fläche von einem glänzenden Materiale gemacht seyn dürfen, weil beydes den Augen leicht nachtheilig ist. Zu warme und dicke besonders Pelzmützen sind offenbar schädlich. Schlafmützen zu tragen kann nur alten Leuten und haarlosen schwächlichen Personen früherer Lebensalter heilsam seyn.

Dicke Halstücher schaden allemahl, weil sie den Hals zu sehr erwärmen und die Congestionen des Bluts nach dem Kopfe zu sehr befördern. Feste Halstücher und Binden um den Hals schaden noch mehr, weil sie der freyen Circulation des Bluts hinderlich sind. Aus demselben Grunde ist es auch nachtheilig, die Hemden um den Hals und die Arme fest zu binden oder zu knöpfen.

Die Hemden von Leinwand sind für gesunde Menschen am dienlichsten, weil sie die Ausdünstung am kürzesten beherbergen. Durchgeschwitzte Hemden muß man nicht am Leibe trocken werden lassen, wenn man nach einer Bewegung oder Arbeit sich ruhig halten will, sondern muß jedesmahl die Wäsche vorher wechseln. Ueberhaupt ist jedem Menschen das Wechseln der Wäsche an jedem Morgen und Abende als für die Gesundheit sehr zuträglich zu empfehlen. Hemden von Baumwolle oder gar von Wolle zu tragen sollte sich niemand entschließen, ohne vorher den Rath eines mit seiner Constitution bekannten Arztes eingezogen zu haben. Eben dieses gilt auch von dem Tragen des wollenen Kamisölchens unter dem Hemde. So gewiß sie in bestimmten Fällen wahre Heilmittel wider manche Uebel seyn können, so zuverlässig können sie auch manchen Constitutionen zum wahren wesentlichen Nachtheil gereichen. Nur ein mit der individuellen Körperconstitution zureichend bekannter Arzt kann entscheiden, wo sie heilsam und wo sie nachtheilig seyn können.

In Hinsicht der Leib- und Ueberröcke scheint folgendes einige Aufmerksamkeit zu verdienen. Sie müssen in den Aermeln nicht zu weit seyn, damit die Arme gehörig erwärmt sind. Sie müssen weder in den Armlöchern noch in den Aermeln zu enge seyn, damit der Blutumlauf nicht gestört wird. Sie müssen über die Brust weit genug seyn, damit eine freye Thätigkeit der Respiration statt finden könne, dagegen im Rücken schmäler seyn, damit die schöne und gesunde gerade Haltung des Körpers, auf welche man wahrlich nicht genug sehen kann, dadurch begünstiget werde. Die Ueberröcke müssen breit überschlagen, und tief genug herunter geknöpft werden, damit sie den Bauch und die Schenkel gehörig erwärmen.

Die Westen müssen weder die Brust noch den Bauch pressen, und die Armlöcher müssen weit genug seyn, damit in der Achselgrube keine Theile gedrückt werden und dadurch Schaden nehmen können.

Die hohen Beinkleider, deren Gurt oft bis in die Herzgrube reicht, bringen, besonders wenn der Gurt nicht weit genug ist, den Nachtheil, daß der Bauch oberhalb des Nabels gepreßt, Magen, Leber und Milz zu sehr eingeengt und gedrückt, die Gedärme nach unten zu gedrängt werden und so Gelegenheit zu Brüchen gegeben wird, daß endlich auch das Zwerchfell in seiner freyen Thätigkeit gehindert, und die Respiration beengt wird. Ueberhaupt verdient diese unsinnige Mode noch darum Tadel, weil der größte Theil des Bauchs durch den hohen Latz der Beinkleider leicht der Erkältung ausgesetzt ist, wodurch Koliken, Durchfälle u. s. w. entstehen können, und endlich weil bey eintretendem Bedürfnisse des Urinlassens dieses entweder nicht anders als in einer ganz gekrümmten Stellung geschehen kann, indem sonst der Latz nicht so tief herabgehet, daß die Geschlechtstheile frey werden, oder auch nicht anders geschehen kann, als daß die ganzen Beinkleider losgeknöpft und herabgezogen werden. Die Beinkleider dürfen ferner an den die Schenkel umgebenden Theilen nicht zu enge seyn, damit die Circulation des Bluts nicht gehemmt werde, insbesondere aber auch um die Knie herum nicht zu enge seyn, weil sonst die Gefäße des Kniegelenks gedrückt werden und die freye Bewegung der Füße gehindert wird. Sie dürfen aber auch nicht zu weit seyn, weil sie sonst die Wärme des Körpers nicht genug erhalten. Kurze Beinkleider dürfen unter dem Knie nicht zu fest geschnallet oder gebunden getragen werden, damit der Umlauf des Bluts nicht gestöret oder gar gehindert werde. Lange Beinkleider dürfen aus eben dem Grunde über den Knöcheln des Unterschenkels nicht zu fest gebunden oder geknöpft werden; vielmehr ist es besser, einen an dem inneren Seitentheile des unteren Endes der Beinkleider festgenäheten Riemen unter dem Fuße weggehen zu lassen und denselben an den außeren Seitentheil des unteren Endes der Beinkleider anzuknöpfen. So nützlich es ist, die im Gurte zureichend weiten Beinkleider durch Hosenträger zu befestigen, so nothwendig ist es doch, diese Hosenträger nicht zu kurz und straff in die Höhe zu schnallen, damit einerseits die Brust und der Bauch durch dieselben nicht gepreßt, und andrerseits der zwischen den Schenkeln durchgehende Theil der Beinkleider nicht zu fest gegen die Geschlechtstheile und den Damm in die Höhe gezogen werde, wodurch leicht örtliche oft sehr gefährliche Uebel an den gedrückten Orten hervorgebracht werden können. Daß das Futtern der Beinkleider abgeschafft und dafür das Tragen der Unterbeinkleider oder Unterhosen eingeführt ist, hat den großen Nutzen, daß diese öfter gewechselt und so mehrere Reinlichkeit beobachtet werden kann.

Die Strümpfe dürfen nicht zu enge seyn, damit sie den freyen Umlauf des Bluts nicht erschweren. Sie dürfen auch im Fuße nicht zu kurz seyn, damit durch sie die Zehen nicht gekrümmt werden, der Gang nicht erschwert werde, und keine Leichdörner veranlaßt werden. Es ist am besten, im Sommer leinene, im Herbste und Frühjahre baumwollene und im Winter wollene Strümpfe zu tragen. Um das Naßwerden der Strümpfe beym Gehen auf tiefen und nassen Wegen zu verhüten, ist es dienlich, nach dem Fuße geformte Schuhe von Rindsblasen mit Band umgefaßt über die Strümpfe zu ziehen. Bey keinem Theile der Bekleidung des Menschen ist das öftere Wechseln mehr zu empfehlen, als bey den Strümpfen, theils der allgemeinen Reinlichkeit wegen, theils auch damit die zwischen den Zehen abgesonderte Feuchtigkeit nicht so leicht zu einem äußerst widrigen Geruche Gelegenheit geben könne. Insbesondere ist das öftere Wechseln der Strümpfe denjenigen Personen, deren Füße zum starken Schwitzen und Uebelriechen geneigt sind, das größte Bedürfniß.

Zu weite Schuhe machen einen unsichern Gang, reiben die Zehen oder Hacken an dem Leder und machen Verhärtungen der Haut an den Füßen. Zu enge Schuhe schaden allemahl, indem sie Verhärtungen der Haut und Leichdörner machen, und bey Kindern die freye und gleichmäßige Ausbildung aller Theile des Fußes hindern. Daß die Form des Leistens, über welchen die Schuhe gemacht werden, nach beyden Seiten vorn gleich ausgeschweift wird, ist dem Bau des Fußes durchaus entgegen. Solche Schuhe drängen allemahl den großen Zehen, der nach der Natur eine gerade Richtung behalten sollte, zu sehr gegen den zweyten, und verursachen also eine Krümmung desselben nach außen. Solche Schuhe sind auch durchaus nicht auf die Verlängerung des Plattfußes, welche bey dem Gehen allemahl nothwendig erfolgt, eingerichtet. Darum sind auch spitze Schuhe allemahl nachtheiliger als runde. Die hohen Absätze an den Schuhen sind besonders darum schädlich, weil dadurch beym Stehen und Gehen der Schwerpunkt des Körpers zu sehr nach den Zehen gebracht und diesen dadurch Schaden zugefüget wird. Sollen die Schuhe ganz zweckmäßig seyn, so müssen sie allemahl genau nach der Bildung des Fußes eingerichtet werden, den Zehen eine freye Bewegung und gerade Richtung, Ausstreckung und Biegung gestatten, und die Zehen nicht zu nahe an einander pressen, nicht zu weit und nicht zu enge seyn, sich an jeder Seite des Fußes anschmiegen ohne zu drücken. Das

Blatt des Vorderfußes darf nicht zu enge seyn, damit die Wölbung desselben nicht schwinde. Das Leder am Schuh muß so hoch reichen, daß es den Ballen des Unter-Fußes umschließt. Die Sohle des Schuhes muß vollkommen so breit seyn, als die des Fußes, und etliche Linien über die Ferse hinaus laufen. Ist die Sohle des Schuhes, wie es seyn muß, nach der Sohle des Fußes eingerichtet, so hat der Rand der Sohle an ihrer inneren Seite eine ganz andere Richtung als der an ihrer äußeren. Es ist daher bey einem solchen Schuhe auch nicht möglich, daß der für den einen Fuß gemachte Schuh auf dem anderen getragen werden kann.

Was hier von den Schuhen gesagt worden ist, gilt auch von den Stiefeln. Von diesen muß aber noch insbesondere bemerkt werden, daß die Stiefelschäfte nicht zu enge seyn dürfen, damit bey dem An- und Ausziehen der Stiefeln keine Gewalt angewendet zu werden braucht. Insbesondere muß dieses an den Stiefeln der Kinder beobachtet werden, weil die Erfahrung bewiesen hat, daß durch das Anziehen im Schafte zu enger Stiefeln bey Kindern unheilbare Hüftgelenkskrankheiten hervorgebracht worden sind. Ich bin sowohl dieserhalb als auch aus mehreren anderen ganz triftigen Gründen, deren Anführung hier aber zu weitläuftig seyn mögte, dafür, daß es überhaupt besser ist, Kinder keine Stiefeln, sondern Schuhe tragen zu lassen.

Naßgewordene Strümpfe, Schuhe und Stiefeln auf den Füßen zu behalten, ist leicht der Gesundheit nachtheilig; daher sollte man in solchen Fällen, wenn es irgend geschehen kann, es nicht versäumen, dieselben auszuziehen, die Füße zu reiben, und wieder trocken zu bekleiden.

Ueber die verschiedenen zur Bekleidung des weiblichen Geschlechts gehörigen Theile und Stücke muß ich hier folgendes bemerken.

Die Mode gebietet den Damen, bald Hüte und Hauben und andere Aufsätze zu tragen, bald in bloßen Haaren zu gehen. Das Tragen der Hüte und anderen dichten Aufsätze in warmen Zimmern macht Congestionen des Bluts nach dem Kopfe, stört die nöthige freye Communication der Haare mit der atmosphärischen Luft, und ist daher nachtheilig. Dagegen aber ist das Gehen in bloßen Haaren bey rauhem Wetter und im kalten Winter ebenfalls nachtheilig. Das Haar so gekräuselt zu tragen, daß Locken bis über die Augen und zu den Seiten der Augen herabhängen und oft die Augen bedecken, oder doch einzelne Haare derselben in die Augen kommen, ist den Augen sehr schädlich.

Eben so schädlich ist den Augen das Tragen der Flohrkappen und Schleyer, durch welche auch überdem, wenn die Mode sie von schwarzer Farbe bestimmt, der Schönheit der Haut des Gesichts geschadet wird.

Bald Binden um den Hals, bald den Hals bloß zu tragen ist nachtheilig. Den Hals wenn auch nicht entblößt, doch nur leicht bedeckt zu tragen ist bestimmt am dienlichsten. Die hohen Kragen mögen immer mageren Hälsen den täuschenden Anstrich von Rundung und Fülle geben, und wegen der modischen Entblößung des Nackens von Haaren wiederum zur Erwärmung des Halses dienen: nur die wattirten Kragen taugen nicht, und man muß sie nicht bald tragen, bald weglassen, weil sonst dadurch leicht Heiserkeit, Bräune und Luftröhrenschwindsucht entstehen kann.

Auch der Brust ist eine leichte und kühle Bedekkung besser als die zu große Erwärmung. Entblößung des Busens ohne Rücksicht auf Kälte und Hitze und sonstige Witterung ist der Gesundheit wie der Schönheit keineswegs zuträglich, und zumahl bey erhitztem Körper im Freyen oder wohl gar in Zugluft höchst gefährlich. Wenn Damen Hals, Brust und Nacken so entblößt tragen, daß man bey erhobenen Armen fast unter den Achselgruben wegsehen kann; wenn sie dabey so dünne gekleidet sind, daß man durch das Kleid fast jeden Muskel der Schenkel und andere Theile erkennen und ihn in seiner ganzen sichtbaren Extension verfolgen kann: wie leicht kann eine solche schamlose Entblößung Ekel und Widerwillen erwecken, wie leicht den Verdacht erregen, daß es solchen Damen an Schamhaftigkeit, diesem sonst so schönen Attribute des weiblichen Geschlechts, diesem mächtigen Schutze der Unschuld und Tugend, fehle, und durch Coquetterie bey ihnen ganz verdrängt und überwältiget sey. Das Tragen der Pelzpalatine ist eine um so widersinnigere Mode, als sie mit der übrigens so dünnen und leichten Bekleidung der Damen in dem auffallendsten Widersprüche stehet.

Schnürleiber, die dem weiblichen Körper eine Wespen- oder Ameisengestalt geben, können nicht anders als nachtheilig seyn, indem durch das Pressen der Leber, des Magens und der Gedärme, und durch das Drücken der Gefäße des Unterleibes, Störungen der Functionen der Baucheingeweide entstehen und Krankheiten mancher Art veranlaßt werden müssen. Schnürleiber, die nicht sowohl den Zweck haben, den Bauch zusammen-, als vielmehr nur die Brüste auseinander- und gegen die Arme zu pressen, zeugen um so mehr von Unverstand, als es allgemein bekannt und in die Augen springend ist, daß die Brüste dadurch leicht an höchst gefährlichen und schrecklichen Folgen äußerlich angewendeter Gewalt leiden. Und wie sehr wird dadurch dem schönen Gleichmaaße geschadet, welches die Natur diesen Theilen bestimmte, indem sie die Brüste bey einem schön gebildeten weiblichen Körper so stellete, daß die Entfernung beyder Brustwarzen von einander und von dem über dem Brustbeine befindlichen Halsgrübchen ein gleichseitiges Dreyeck bildet. Eben dieses gilt auch von der Mode, die Brüste durch enge Leibchen in die Höhe gegen den Hals zu zu drängen und zu pressen. Daß die Schnürleiber die Warzen der Brüste zurückpressen, ist für die Bestimmung der weiblichen Brüste von äußerst nachtheiligen Folgen.

Was die eigentlichen Damenkleider betrifft, so kann man folgendes von denselben als wahr annehmen. Zu kurze Taillen der Kleider schaden allemahl dem weiblichen Busen, indem kleine Brüste dadurch mehr zum Schwinden gebracht, volle Brüste aber der Quere nach in zwey Hälften gepreßt werden und leicht Knoten bekommen. Die zu kurzen Taillen schaden aber auch dadurch, daß sie die Entstehung der Erkältungen des Bauchs, der Koliken, Durchfälle, Magenkrämpfe und Bauchentzündungen begünstigen und zu dicken Bäuchen Gelegenheit geben. Bey den Kleidern der Damen sollte nie der Unterleib zu frey gelassen werden. Darum ist das Tragen eines elastischen gehörig langen Leibchens, oder auch eines seidenen, parchentnen oder flanellenen Gurtes um den Bauch von Nutzen. Caleçons mit einem breiten bis fast an die Herzgrube reichenden nicht zu engen Gurte verdienen vor allen den Vorzug, weil diese nicht nur den Unterleib einschließen, sondern auch die Schenkel bedecken und erwärmen. Sie erfüllen zureichend diese Zwecke, wenn sie im Sommer von Leinewand, und im Winter von Parchent getragen werden. Zu lange Taillen der Kleider schaden ebenfalls, weil bey ihnen die Pressung des Bauchs unvermeidlich ist. Die beste Taille ist die, durch welche oben die Brüste in ihrer natürlichen Schwebung unterstützt und von den Armen in ihrer natürlichen Entfernung erhalten werden, und welche unten bis an die Hüften reicht. Zu enge Aermel stören den Kreislauf des Bluts, zu weite erwärmen die Oberarme nicht genug und geben Gelegenheit zu Erkältungen. Bis an die Handwurzel reichende und warme Aermel befördern den Haarwuchs an den Armen zu sehr. Zu kurze Aermel schaden der Schönheit der Arme, und machen leicht durch Erkältung oder zu kalte Haltung Geschwülste und Verhärtungen der Achseldrüsen, Leiden der Lungen und Gliederreißen. Noch nachtheiliger sind dieselben, wenn wohl gar die Mode Hemden ohne Aermel zu tragen verordnet hat. Die Hälfte des Oberarms muß wenigstens bedeckt getragen werden, und die Aermel müssen bey leichten und dünnen Kleidern etwas gefüttert seyn, sich zwar der Wölbung der Arme sanft anschmiegen, aber die Arme nicht pressen. Der übrige Arm muß durch Handschuhe, am besten von Leder, bedeckt seyn. Hundslederne Handschuhe, beständig getragen, geben den Armen und den Händen eine weiche zarte und sanfte Haut.

So nöthig es ist, im Winter dichtere und dickere, im Sommer dünnere und leichte Kleider zu tragen, so muß man doch sowohl beydes nicht übertreiben, als auch bey dem Wechsel beyderley Kleider mit Vorsicht verfahren und stufenweise gehen, und insbesondere die Winterkleider nicht zu frühe ablegen. Eben so nachtheilig ist das öftere Wechseln warmer und kühler Kleider in einer und eben derselben Jahreszeit. Darum ist sehr zu tadeln, wenn Damen, die sich in ihrem Hause und in ihrer Wirthschaft beständig warm zu kleiden gewohnt sind, nur gerade dann, wenn sie in Gesellschaft gehen, leichte und dünne Bekleidungen tragen.

Von Schweiß oder Regen durchnäßte Kleider und Leibwäsche am Leibe zu trocknen, ist allemahl der Gesundheit nachtheilig. Daher sollte das Anziehen trockener Wäsche und Kleider in solchen Fällen von Jedermann, dem seine Gesundheit nicht gleichgültig ist, beobachtet werden.

Das weibliche Geschlecht würde weniger Nachtheil von der jetzt herrschenden Mode, sich dünne zu kleiden, haben, wenn sie wenigstens einen wollenen Unterrock und ein dergleichen Leibchen trügen. Aus Wolle gestrickte Röcke sind wegen der größeren enthaltenen Zwischenräume weniger nützlich, als die aus dichtem Flanell u. a. wollenen Zeuge. In der heißesten Zeit des Sommers mögte ein Rock von Piquee oder anderem baumwollenen Zeuge genügen. Baumwollene Hemden würden freylich den Nachtheil der dünnen Kleider einigermaßen ersetzen können, wenn sie an sich nicht den leinenen Hemden nachstehen müßten, da diese die Ausdünstung des Körpers am kürzesten bey sich behalten.

Zu fest gebundene Leibbänder und Leibgürtel schaden bey jeder Taille der Kleider, und bringen gleich zu enge geschlossenen Schnürleibern Beängstigung, Mangel an Luft, Ohnmacht und andere Folgen hervor.

Man sollte es wahrlich kaum für möglich halten, wie weit junge Mädchen aus unsinniger Eitelkeit es

hierin

hierin treiben können. Wenn einem solchen jungen Madchen, das nach dem Tanze Ohnmacht u. dgl. bekommt, Gürtel und Schnürbander um Luft zu schaffen gelöset oder durchschnitten werden müssen, so erschrickt man oft über die Gewalt, mit welcher das Aufspringen der Gürtel und Schnürleiber geschiehet.

Zu fest gebundene Strumpfbänder hemmen den Rückfluß, auch wohl den Zufluß des Bluts in den Füßen, machen nach den oberen Theilen Congestionen, in den unteren Anschwellungen, storen die Wadenmuskeln in ihren Wirkungen, verursachen Schmerzen der Kniegelenke, und sind der graziösen Bewegung der Füße und der schönen Haltung des Korpers hinderlich. Schwangeren Personen sind sie auch in anderer Hinsicht schadlich. Am besten geschiehet das Binden der Strumpfbänder dicht unter dem Knie mit einem breiten wattirten Bande. Was von den Nachtheilen zu fester Strumpfbänder gesagt worden ist, das gilt auch beym Tragen der Caleçons von den Bändern, womit dieselben unter dem Knie befestiget werden.

Es ist ein wahres Unglück für das weibliche Geschlecht, daß bey den so oft und so mannigfaltig sich verandernden Moden in den Kleidertrachten nicht mehr auf die Gesundheit und das Leben Rucksicht genommen wird, und daß man bloß nach blinder Willkühr oft auf die widersinnigste Weise wechselt. Auch wird es ganz vergessen, daß die Schönheit, welche man durch Kleider und Moden und Putz zu geben und zu erhöhen sucht, doch einzig und allein nur eine Tochter der Gesundheit ist, und also eben dadurch, daß durch Kleider und Moden so oft der Gesundheit geschadet wird, verloren gehet. Wie wenige Damen bekümmern sich ausserdem bey der Veränderung der Moden darum, ob die Mode auch ihnen gut anstehet, ob eine in einem warmen Klima erfundene auch in einem kalten anwendbar ist, ob der älteren und schwächlicheren auch ohne Nachtheil zu tragen erlaubt ist, was der jüngeren und stärkeren gar wohl bekommt, und so umgekehrt, und ob was für äussere Fehler und Gebrechen erfunden wurde, auch einer gut gebildeten wohl anstehet. Doch dieses sey genug von den Kleidungen des weiblichen Geschlechts!

Zum Schlusse dieser Abhandlung will ich noch des nachtheiligen Einflusses gedenken, welchen bey beyden Geschlechtern das Tragen der Kleidungsstücke von anderen Menschen leicht haben kann. Kleidungsstücke, welche von gichtischen, podagrischen, krebshaften und schwindsüchtigen Menschen getragen, oder von Menschen, die an diesen Krankheiten und an bösartigen Fiebern starben, zurückgelassen worden sind, dürfen von anderen gesunden Menschen nicht getragen werden, weil sie leicht den nachtheiligsten Einfluß auf die Gesundheit derselben haben, ja ihnen wohl gar gleiche Krankheiten und den Tod zubringen können. Sind dergleichen Kleidungsstücke von der Art, daß sie durch Bleuchen und Waschen gereiniget werden können, so können sie, wenn ihnen diese Reinigung mehrmahls widerfahren ist, wohl ohne Gefahr getragen werden; alle diejenigen aber, die durch eine solche Behandlung nicht unschädlich gemacht werden können, setzen diejenigen Personen, welche dieselben tragen, leicht in Gefahr angesteckt zu werden. Es ist daher sehr zu wünschen, daß ein jeder mit den baumwollenen und wollenen Kleidungsstücken, auch den Pelzen von solchen Kranken recht vorsichtig sey, um sich und anderen Menschen keine Gefahr durch den Gebrauch derselben zuzuziehen.

25.

Die Pflege der Zähne, ein Bedürfniß für alle Menschen.

Wenn wir wahrnehmen, daß die Thiere ihre Zähne bis zum Tode gesund erhalten, die Menschen aber gar häufig und oft frühe schon verdorbene und kranke Zähne bekommen, und lange vor der Zeit ihre Zähne verlieren; so dürfen wir den Grund dieser Verschiedenheit nicht in einer von der Natur veranstalteten verschiedenen Einrichtung der Zähne selbst suchen: vielmehr ist derselbe ohne Zwang darin zu erkennen, daß der Mensch, dessen Zähne viel mehreren Abwechselungen äußerer schädlicher Einflüsse ausgesetzt sind, als die Zähne der Thiere, theils in Hinsicht der Zulassung dieser Abwechselungen nicht vorsichtig genug ist, theils bey den unvermeidlichen Einflüssen nicht die zweckmäßigen Mittel zur Erhaltung der Zähne anwendet.

Die Zähne sind dem Menschen sowohl zum Kauen als auch zur guten Verdauung höchst nothwendige und also schon aus dieser Rücksicht für sein ganzes Leben höchst wichtige Theile. Ueberdieß tragen sie auch zur deutlichen und guten Stimme und Sprache bey, und machen einen nicht unwesentlichen Theil der Schönheit des Menschen aus. Das Verderben der Zähne ist in so vieler Hinsicht der Gesundheit des Menschen entgegen, und setzt ihn oft vielen Schmerzen und Leiden aus. Eine kurze Betrachtung über das, was man, um die Zähne gesund und lange dauernd zu erhalten, thun muß, wird daher hoffentlich nicht ohne Interesse für jeden Menschen seyn.

Wer seine Zähne gesund, fest und unverdorben erhalten will, muß vor allem dieselben nicht mißbrauchen. Man muß also keine zu harten, festen und trockenen Körper kauen, keine Nüsse und keine Steine von Pflaumen, Kirschen u. dergl. aufbeißen, keinen Zucker zermalmen, keine Fäden von Zwirn oder Seide mit den Zähnen zerreißen, keine Knoten von Bindfäden und Stricken mit den Zähnen auflösen, auch zum Tabackrauchen keine thönerne Pfeiffen gebrauchen. Durch den Mißbrauch der Zähne zu Verrichtungen dieser Art werden dieselben entweder in ihren Zahnhöhlen gequetscht, oder selbst zerbrochen, oder ihre Glasur bekommt Risse, oder das Zahnfleisch wird dadurch von den Zähnen getrennt, zerrissen und blutend. Es ist auch als ein Mißbrauch der Zähne anzusehen, wenn man sich gewöhnt, immer auf einer Seite zu kauen. Dieses hat den Nachtheil, daß die Zähne auf dieser Seite früher und mehr abgenutzt werden, als auf der anderen, und daß auf der ungebrauchten Seite sich mehr Speisetheile und Schleim an die Zähne anhangen, dagegen auf der gebrauchten Seite die Zähne durch das Kauen mehr rein erhalten werden.

Wer gesunde Zähne haben und behalten will, muß bey der Wahl seiner Speisen die Rücksicht nie versäumen, daß er nie Fleischspeisen allein, sondern zu denselben verhältnißmäßig auch allemahl vegetabilische Speisen genießt und, in Ermangelung dieser, wenigstens zu jenen allemahl Brot ißt. Sonst bleibt das Fleisch viel mehr zwischen den Zähnen hängen, gehet in Fäulniß über, und verdirbt die Zähne. Ich habe mehrmahls schon den Gebrauch angetroffen, daß am Schlusse jeder Mahlzeit kleine Stücke oder Scheiben schwarzes Brot, jedes mit etwas Rinde versehen, herumgegeben werden, damit ein jedes Mitglied an der Tafel durch langsames Zerkauen derselben bey dem Glase Wein sich gleichsam die Zähne reinige. Es wäre zu wünschen, daß dieser Gebrauch allenthalben eingeführt würde, weil die Beobachtung desselben zur Gesunderhaltung der Zähne beytragen kann. Man wird gewöhnlich finden, daß die Landbewohner und die ärmere Klasse der Städter, die mehr Vegetabilien und Brot als Fleisch genießen, die besten Zähne haben, ohne daß sie weiter besondere Mittel anwenden und besondere Vorsichtsregeln beobachten, um dieselben rein und gesund zu erhalten.

Zur Gesunderhaltung der Zähne ist ferner die Aufmerksamkeit nothwendig, daß man während des Genusses warmer Speisen nie kalt trinke, auch zwischen dem Genuß heißer Getränke nichts Kaltes esse, so wie überhaupt nie zu heiße oder zu kalte Speisen und

Getränke an die Zähne bringe, damit nicht die Glasur derselben dadurch Risse bekomme und so der Grund zu ihrem Verderben gelegt werde. Darum ist das Trinken zwischen oder gleich nach der Suppe eine den Zähnen nachtheilige Gewohnheit. Darum ist es überhaupt nicht gut, Getränke, welche während der Mahlzeit gereicht werden, zu kalt seyn zu lassen. Darum ist bey allen heißen Speisen, insbesondere bey den Mehlspeisen, erst eine Abkühlung derselben nothwendig, ehe man sie ohne Schaden für die Zähne genießen kann. Darum ist das Eis bey dem Nachtische der festlichen Tafeln den Zähnen schädlich, und der Genuß desselben erfordert wenigstens allemahl die Vorsicht, daß man es nicht so ganz steif und kalt in den Mund bringe, sondern erst auf dem Teller zerdrücke, dann aber beym Genusse dasselbe mit der Zunge möglichst von den Zähnen zu entfernen suche.

Um seine Zähne gesund zu erhalten, wird ferner noch erfordert, daß man nicht lauter Suppen, Breye und weiche Speisen genieße, weil diese mehrere Speisetheile an den Zähnen zurücklassen: sondern verhältnißmäßig auch fester Speisen sich bediene, weil diese ein stärkeres Kauen erfordern, und sich desto weniger an die Zähne absetzen kann, je mehr Reibung die Zähne bey dem Kauen leiden.

Beym Genuß aller Speisen, die wir zu uns nehmen, bleibt von ihnen, in Verbindung des Speichels und Mundschleims, ein erdige Theile enthaltender scharser Schaum oder Brey um den Zähnen und besonders ihren unteren an das Zahnfleisch stoßenden Theilen zurück, der sich bey längerem Aufenthalte daselbst verdicket und verhärtet, die Glasur des Zahns rauh macht und bey mehrerer Anhäufung das Zahnfleisch von den Zähnen entfernt. Auch kann wohl der Speichel und Mundschleim für sich selbst die Disposition haben, daß sich daraus, wenn er sich an die Zähne ansetzt, die breyartige Materie erzeugt, aus welcher der Weinstein an den Zähnen entstehet: welche Disposition vorzüglich von einem krankhaften Zustande des Magens abzuhängen scheint. Daher werden auch reine, weiße, gesunde Zähne nicht ganz mit Unrecht als ein Zeichen eines guten Magens angesehen. Bisweilen nehmen auch die Zähne an einzelnen Stellen, oder auch überall eine weißgelbe oder bräunliche oder wohl gar schwarze Farbe an, dieselbe ist entweder nur mehr oberflächlich, oder sie dringt bey längerer Dauer mehr oder weniger tief in die Glasur der Zähne ein.

Endlich wird zur Gesunderhaltung der Zähne auch noch erfordert, daß man dieselben beständig rein zu erhalten suche.

So lange die Zähne noch rein sind, so erfordert die Sorge für ihre Reinerhaltung nichts weiter, als daß man des Morgens und des Abends, und bey einer Geneigtheit derselben zum Unreinwerden auch nach jeder Mahlzeit und jedem Genuß des Kaffehs, der Chokolade u. dgl. mit reinem nicht zu kaltem Wasser den Mund ausspühle, die Zähne und das Zahnfleisch mit einem feinen leinenen Tuche oder einem eigends dazu bestimmten kleinen Zahnschwamme abwische und zwar so, daß man jeden Zahn von dem Zahnfleische nach dem Rande der Krone zu einzeln vornimmt, und dann im geschlossenen Munde das Wasser vermittelst der Bewegung der Backenmuskeln mehrmahls durch die Zähne durchdrückt. Dieses Ausspühlen des Mundes bey reinen Zähnen muß man auch selbst in Krankheiten nicht versäumen, nicht nur Morgens und nach jedem Genusse von Nahrungsmitteln, sondern auch nach jedem Einnehmen von Arzneymitteln, insbesondere nach allen scharfen Tropfen, und nach Säuren enthaltenden Mitteln. Kranke, welche dieses versäumen, nehmen oft, wenn sie auch vorher die reinsten Zähne hatten, schwarze und fleckige Zähne aus dem Krankenbette mit. Wer bey reinen Zähnen, bloß um sie rein zu erhalten, sich täglich eines Zahnpulvers, einer Zahnbürste, und der Zahnstocher bedient, übertreibt offenbar die Pflege der Zähne, und schadet denselben, wenn nicht mehr, doch eben so sehr, als durch Vernachlässigung der gewöhnlichen Reinigung mit bloßem Wasser.

Nur wenn die Zähne schmutzig und unrein zu werden anfangen, dürfen Zahnbürsten, auch nöthigenfalls Zahnpulver angewendet werden, aber dann auch nur so lange, bis die Zähne wieder rein sind. Nachher muß man wieder zu der gewöhnlichen Reinigung bloß mit Wasser zurückkehren.

In Hinsicht der Wahl der Zahnpulver hat man die größte Vorsicht nöthig, theils weil dieselben oft aus Substanzen, die die Glasur der Zähne angreifen, bestehen, theils weil dieselben oft nicht fein genug bereitet sind. Zahnpulver, welche saure, harte, erdige Bestandtheile enthalten und nur grob gepülvert sind, sind allemahl für nachtheilig zu halten, und wenn sie die Zähne auch noch so weiß und rein machten. Ganz fein gepülverte und aus weichen, erdigen und gewürzhaften, das Zahnfleisch stärkenden Mitteln bestehende Zahnpulver sind mit Nutzen anzuwenden. Am verdachtlosesten und doch in den mehresten Fällen zureichend nützlich ist das in den Apotheken bereitete feine Kohlenpulver.

Die Zahnbürsten dürfen nicht zu steife und zu lange Haare oder Borsten haben, und die Haare müssen in denselben so gut befestiget seyn, daß sie beym Bürsten der Zähne nicht leicht ausgehen. Man hat wider den Gebrauch der Bürsten zur Reinigung der Zähne den Einwurf gemacht, daß man dadurch dem Zahnfleische schade; die Erfahrung beweiset aber vielmehr, daß das Zahnfleisch durch das Bürsten fester und härter wird und die Zähne besser umschließt. Man muß aber die Bürsten nur nie anders gebrauchen, als wenn die Zähne unrein zu werden anfangen, und dieselben nie länger gebrauchen, als bis der Fehler wieder verbessert ist. Ein tägliches Bürsten der Zähne ist allerdings der Glasur derselben nachtheilig, und kann auch wohl dem Zahnfleische schaden.

Die mißfarbigen Flecken, welche bisweilen an den Zähnen entstehen und sich durch die angegebenen Reinigungsmittel nicht wegschaffen lassen, müssen durch behutsame Anwendung eigener Instrumente weggeschafft werden. Dieses braucht aber nur erst an den bleibenden Zähnen zu geschehen. An den Milchzähnen ist es überflüsig; es wäre denn, daß die Flecken lange vor der Zeit des Wechselns der Zähne schon entstanden wären.

Der Gebrauch der Zahnstocher ist nur dann erst zu billigen, wenn die zwischen den Zähnen hängen gebliebenen Theile der Speisen durch Ausspühlen des Mundes nicht fortgeschafft werden können, und wenn man sich eines Spiegels dabey bedienen kann, um zu sehen, wohin man kommt. Schon während der Mahlzeit sich beständig derselben zu bedienen, ist um so nachtheiliger, als es das Zahnfleisch leicht bluten macht und dasselbe oft von den Zähnen entfernt. Die Zahnstocher dürfen nicht von Metall seyn, auch nicht aus solchen Substanzen, welche leicht scharfe Splitter geben. Sie dürfen auch nicht zu dick seyn, damit nicht durch sie die Zähne auseinander gedrängt werden. Mir scheinen die aus Federkielen nicht zu spitz geschnittenen die besten zu seyn.

26.

Sorge für die Erhaltung gesunder Augen.

Das Auge ist ein höchst bewunderungswürdiges Werk der schaffenden Weisheit, und unstreitig das edelste der Sinnenwerkzeuge des Menschen, indem es bestimmt ist, die Einwirkungen des feinsten und thätigsten Prinzips in der Natur, des Lichts, aufzunehmen, und im Stande ist, die mehresten geistigen Empfindungen zu erzeugen. Da aber das dem Auge bestimmte Licht so mannigfaltiger Modificationen fähig ist, da der feindlichen Einwirkungen auf das Auge so unzählig verschiedene seyn können, so ist, ungeachtet die Natur unbeschreiblich viel zur Sicherung und zur Beschützung desselben gethan hat, doch nicht leicht ein Theil des menschlichen Körpers mehreren Krankheiten unterworfen, als eben das Auge. Auch sind die Krankheiten keines Theils oft so schwer zu heben, als die Krankheiten des Auges. Ja manche Krankheiten desselben sind, wenn sie einmal entstanden sind, gar nicht zu heben, und nur ihre Verhütung ist bey Aufmerksamkeit und Sorgfalt für die Augen möglich. Für keinen Theil seines Körpers sollte darum der Mensch auch mehrere Sorgfalt verwenden, als gerade für die Augen.

Und doch vernachlässigen so viele Menschen die Sorge, ihre Augen im gesunden und brauchbaren Stande zu erhalten und Krankheiten derselben zu verhüten, und bereuen erst, wenn sie sich des gesunden Zustandes und der freyen Brauchbarkeit ihrer Augen verlustig gemacht haben, ihre Unaufmerksamkeit und Sorglosigkeit. Wer aus unverschuldeter Unwissenheit seine Augen versäumt, ist sehr zu bedauern. Wer aus Leichtsinn und Gleichgültigkeit den hohen Werth der Augen verkennt, und die Nothwendigkeit der Sorge für sie für der Mühe unwerth hält, muß es tiefer noch bereuen, wenn er sich durch die natürlichen Folgen bestraft siehet.

Folgende kurze Betrachtung über diesen Gegenstand wird im Stande seyn, den Unwissenden zu belehren und vielleicht auch den Leichtsinnigen zu bekehren. Ich will zuerst von den Schädlichkeiten handeln, auf welche der Mensch im Allgemeinen zur Gesunderhaltung seiner Augen zu merken hat, und dann auf das führen, was er zu thun und zu lassen hat, um den Zweck zu erreichen, daß seine Augen gesund erhalten werden.

Zu langes Schlafen wie zu langes Verweilen im Finstern ist den Augen an sich nachtheilig, zu häufiges Abbrechen des Schlafs für das Gesicht schädlich. Direktes oder zurückgeworfenes Sonnenlicht auf die Augen des Schlafenden fallend, bringt ihnen Nachtheile, macht Thränenfluß, Spannung, Röthe und Entzündung der Augen. Seine Augen beym Erwachen plötzlich einem starken und grellen Lichte aussetzen, macht ihnen Schmerzen, und bringt ihnen Schaden. Eben so nachtheilig ist auch ein plötzlicher Uebergang aus einer dunkeln Wohnung auf die helle von der Sonne beschienene Straße oder aus einem dunkeln Schlafgemache in ein helles, sonnenreiches Zimmer, oder Abends aus der Dunkelheit in einen hell erleuchteten Saal, oder das Sehen in die Sonne, oder das lange Anschauen des Mondes. Alles dieses kann eine wahre Lichtscheu hervorbringen. Morgens beym Erwachen die Augen heftig mit den Händen zu reiben, wenn das Oeffnen der Augenlieder beschwerlich wird, ist allemahl schädlich, und kann leicht, besonders wenn dabey ein Haar der Augenwimper rückwärts gegen das Auge gebogen, oder sonst ein in den Augenwimpern hängen gebliebener fremder feiner Körper dabey in das Auge gebracht wird, langwierige oder heftige Augenentzündungen verursachen.

Besonders heilsam für die Augen ist es, dieselben an jedem Morgen, nachdem einige Zeit nach dem Aufstehen verlaufen ist, mit reinem frischem Wasser zu waschen. Zu bald nach dem Erwachen, wo der ganze Körper, also auch die Augen noch in stärkerer Ausdünstung sind, kann diese durch die Anwendung des kalten Wassers leicht gehemmt, und dadurch Stockung in den Gefäßen der Augen hervorgebracht werden. Manche Menschen glauben diesem Nachtheile dadurch vorzubeugen, daß sie warmes Wasser zum Waschen der Augen anwenden; dieses ist aber den Augen durchaus nicht zuträglich. Brunnenwasser ist zu diesem Gebrauch nicht so heilsam, als reines, frisches Quellwasser, oder auch destillirtes Wasser. Zu diesem Waschen darf man sich aber keiner Augenbecher oder Augenwannen bedienen, weil dabey zu viel Wasser an den Augapfel selbst und zwischen diesen und die innere Fläche der Augenlieder kommt und zu reizend auf diese Theile wirkt. Am besten geschiehet dieses Waschen der Augen vermittelst eines reinen in frisches Wasser getauchten Tuches, mit welchem man durch gelindes mit einem sanften Drucke abwechselndes Hin- und Herbewegen die Augenlieder und Augenwimpern auswäscht, und dasselbe dann einige Zeit über den geschlossenen Augenliedern hält.

Dieses Waschen der Augen ist auch Abends vor dem Schlafengehen auch wohl zuweilen am Tage, besonders bey sehr trockener Luft, oder wenn man seine Augen angestrengt hat, oder wenn dieselben dem Staube oder sonst einer Verunreinigung ausgesetzt gewesen sind, mit Nutzen anzuwenden: nur dürfen weder der Körper überhaupt, noch die Augen insbesondere in vermehrter Ausdünstung seyn. Wer z. B. am Kohlenfeuer zu thun gehabt, oder in Wolle gearbeitet, oder gesponnen hat, oder beym Tanze oder beym Gehen in staubigen Straßen und Wegen, oder auf Reisen dem Staube, oder sonst auch dem Rauche und Dampfe ausgesetzt gewesen ist, muß seine Augen auf die angegebene Weise mit frischem Wasser auswaschen, um sie gesund zu erhalten.

Auch von der Luft, in welcher man längere oder kürzere Zeit verweilt, hängt die Gesundheit der Augen ab. Zur Gesunderhaltung der Augen ist eine so viel als möglich reine Athmosphäre und der tägliche Genuß der freyen Luft erforderlich. Heftiger Wind ist den Augen nicht zuträglich, besonders wenn sie nicht an täglichen Genuß der Luft gewöhnt sind. Um auf Reisen die Augen vor Wind und Staub zu schützen, hat man eigene Reisebrillen erfunden. Ihr Gebrauch ist aber nachtheilig, weil die Augen dadurch in einem ihnen nachtheiligen Dunste erhalten, die Gläser bald trübe und dadurch zum Durchsehen untauglich werden und die Empfindlichkeit der Augen gegen Luft und Licht widernatürlich erhöhet wird. Am besten ist es, auf Reisen frisches, klares Quellwasser bey sich zu führen und vermittelst eines damit durchnäßten Tuchs die Augen überhaupt und die Augenwinkel insbesondere von Zeit zu Zeit auszuwaschen und zu reinigen.

Auch das diätetische Verhalten hat auf die Augen einen bedeutenden Einfluß. Wiederholte Fehler in der Diät können nicht nur anhaltende und unheilbare Gesichtsschwäche, sondern sogar vollkommene Blindheit verursachen. Verstopfungen des Stuhlgangs und heftiges Drängen bey demselben machen starke Congestionen des Bluts nach dem Kopfe und also auch den Augen, und bringen denselben dadurch Schaden. Zu langes Sitzen macht gleichfalls solche Congestionen; daher

daher ist es gut, bald stehend bald sitzend zu arbeiten.

Auch von Seiten der Kleidungsstücke kann den Augen auf mannigfaltige Weise geschadet werden. Feste Halsbinden und Tücher, zu enge Kleidungsstücke entweder überhaupt oder in ihren einzelnen Theilen, machen Blutcongestionen nach dem Kopfe und schaden den Augen, besonders wenn diese bey einer sitzenden Lebensart viel gebraucht werden. Das Tragen der Florkappen und Schleyer hindert den freyen Gebrauch der Augen und blendet dieselben. Zwar ist es allerdings nothwendig, die Augen wider das heftig reizende Sonnenlicht im Sommer und wider das Blenden des Schnees im Winter zu schützen; doch muß man dazu nicht Schleyer, sondern Fächer, Schirme und Hüte gebrauchen. Die Fächer müssen aber weder durchsichtig noch glänzend seyn und keine grelle Farbe haben. Der Ueberzug der Schirme muß eben so wenig von hellfarbigem Zeuge seyn, als die Hüte hellfarbig gefüttert seyn dürfen. Was die Wahl der Farben hiezu anbetrifft, so bemerke man nur, daß das Schwarze wegen gänzlicher Verschluckung der Lichtstrahlen die Augen schwächt, das Weiße und Rothe zu viel Lichtstrahlen zurückwirft und daher blendet, das Graue, Blau und Grüne aber die wenigsten Lichtstrahlen zurückwirft und den Augen daher am wohlthätigsten ist. Höchst nachtheilig ist den Augen die Mode der neueren Zeit, an den Mützen für das männliche Geschlecht eine glänzende metallene Einfassung zu tragen. Endlich verdient auch noch die Mode des weiblichen Geschlechts, über den Augen und zu den Seiten derselben krause herabhängende Haarlocken zu tragen, hier eine Erwähnung, indem dadurch den Augen, sowohl wegen der theilweisen Blendung derselben, als auch weil leicht einzelne Haare der Locken zwischen die Augenwimper kommen, das Auge selbst reizen und wohl gar in einen Entzündungszustand versetzen können, geschadet wird.

Ganz besonders hat auch die Wohnung der Menschen und die Lage und Beschaffenheit ihrer Wohnzimmer einen wichtigen Einfluß auf die Gesunderhaltung der Augen.

Eine Wohnung in der Nähe von sumpfigen und morastigen Orten, Kloaken, Dunggruben, Viehställen, Gerbereien u. a. dergl. schädliche Ausdünstungen verbreitenden Anlagen ist den Augen nachtheilig. Insbesondere greift kein Dunstkreis die Augen so heftig und so geschwind an, als der des thierischen Koths und Urins. Bey Anlage der Wohnungen der Menschen sollte daher vorzüglich darauf gesehen werden, daß die Fenster der Wohnzimmer nicht solchen Orten zugekehrt sind.

Eine Wohnung, welche eine weite Aussicht hat, ist für Gelehrte und überhaupt für Menschen, die ihre Augen viel gebrauchen und viel im Zimmer arbeiten müssen, vorzüglich; damit sie ihren Augen öfter durch das Sehen ferner und verschiedener Gegenstände Erholung geben konnen. Auch ist es für die Augen solcher Menschen von Nutzen, wenn die Wohnung zureichend helle ist; die Fenster dürfen aber nicht einer von der Sonne beleuchteten Wand gegenüber stehen. Eine Wohnung, welche das Sonnenlicht unmittelbar empfängt, ist den Augen allemahl zuträglicher, als eine solche, in welche die Sonnenstrahlen nur zurückgeworfen werden. Beyderley Licht muß durch Fenstervorhänge gemildert werden können. Die Wahl der Farbe der Fenstervorhange ist keinesweges gleichgültig: blaue und grüne sind für die Augen bestimmt am wohlthätigsten. Wenn ich hier von Fenstervorhängen rede, so verstehe ich nicht die in verschiedene Formen geschnittenen, theils freyhängenden, theils befestigten glatten und gekräuselten längeren und kürzeren Lappen, womit man in den Zimmern die Fenster verzieret, sondern ich verstehe hier solche, welche die ganzen Fenster decken, die sogenannten Roulleaux. Sollen diese ihren Zweck ganz erfüllen, so müssen sie nicht, wie es sehr häufig ist, innerhalb der Fensterfutter herablaufen, weil bey einer solchen Einrichtung der Vorhange theils von selbst schon zu den Seiten derselben Lichtstrahlen eindringen, theils doch, wenn sie von dem durch die Fensterritzen dringenden Winde, oder bey einer durch Oeffnen der Fenster oder der Thüren entstehenden Zugluft hin- und hergetrieben werden, ein plötzliches Einfallen und Vergehen der Lichtstrahlen veranlassen, welches den Augen offenbar nachtheiliger noch ist, als das gleichmäßige Sonnenlicht selbst. Vielmehr müssen die Fenstervorhänge innerhalb des Zimmers die Fensterfutter mit decken, und sowohl zu beyden Seiten derselben, als auch unten eine ziemliche Strecke über die Fensterfutter weggehen, und befestiget werden, daß sie bey entstehender Zugluft nicht heran= und herabwärts bewegt werden können.

Endlich ist auch noch eine in Wohnzimmern zur Gesunderhaltung der Augen nothwendig zu nehmende Rücksicht diese, daß man Zimmer, in welche Sonnenlicht fällt, nicht mit grellfarbigen Wänden versiehet, den Fensterrahmen und Futtern, den Thüren und ihren Bekleidungen keine grelle Farbe noch weniger Glanz giebt, Spiegel, polirte Mobilien, Gemälde und Kupferstiche mit Gläsern, und andere glänzende Verzierungen und Sachen wenigstens so hängt oder stellt, daß die Sonnenstrahlen dieselben nicht treffen und von ihnen in die Augen zurückgeworfen werden können.

Beym Gebrauche der Augen zu den Arbeiten verdient zur Gesunderhaltung derselben die Leitung des Lichts die erste und vorzüglichste Rücksicht. Im Allgemeinen kann man es als Grundsatz annehmen, daß man bey der Arbeit, zumahl des Abends, nie zu viel Licht haben kann: nur muß man reflectirtes, concentrirtes und ungleichmäßig vertheiltes Licht dabey vermeiden. Man nehme daher mehrere gleich hohe Lichter und stelle sie so, daß ihre Flammen die Augen nicht horizontal treffen, sondern höher, als die Augen stehen, damit man mit den Augen die Flamme des Lichts vermeidet. Viele

Menschen haben die Gewohnheit, daß sie, wenn sie der Flamme des Lichts mit den Augen haben nahe seyn müssen, die Augen eine Zeit lang entweder durch Zusammenziehung der Augenlieder, oder durch Bedeckung mit der Hand schließen. Dieses ist aber eine nachtheilige Gewohnheit, weil die durch die Flamme des Lichts verengt gewesene, in der Dunkelheit aber erweitert gewordene Pupille beym nachherigen Oeffnen der Augen nur empfänglicher gemacht ist, noch mehrere Lichtstrahlen aufzunehmen, als vorher. Dasselbe gilt auch, wenn man Abends einige Zeit im Dunkeln gewesen ist und nun in helles Licht kommt. Die Augen einige Zeit von der Flamme des Lichts abzuwenden, ist sehr gut; aber durch das Zuhalten der Augen schadet man ihnen sehr. Talglichter fackeln zu sehr und bedürfen zu oft des Putzens. Gute Wachslichter sind besser. Die Seidlerschen und die Argandschen Lampen, wenn ihre Flamme durch reines gutes Baumöhl unterhalten wird, erfüllen ganz ihren Zweck, nur muß dabey die Concentration und Reflexion des Lichts vermieden werden. Lichtschirme sind zur Gesunderhaltung gesunder Augen nicht nothwendig: nur denen, welche starkvorstehende Augen mit schwachen Augenwimpern und Augenbraunen haben, mögten sie zu empfehlen seyn. Dann müssen sie aber nicht ganz undurchsichtig seyn und das Licht nicht ringsum umgeben, damit durch sie das Licht nicht reflectirt und concentrirt wird, und die Gegenstände umher nicht verdunkelt werden.

Am Tage muß man nicht mit dem Gesichte dem Fenster zugekehrt arbeiten, am wenigsten wenn gerade dem Fenster gegenüber eine von der Sonne beschienene Mauer oder ein Haus steht, von welchen das empfangene Sonnenlicht gerade in das Fenster zurückgeworfen wird. Auch muß man nicht mit dem Rücken gegen das Fenster gekehrt arbeiten, damit die Augen nicht durch reflectirtes Licht leiden. Am besten ist es, den Arbeitstisch so zu stellen, daß das Licht über die linke Schulter des Arbeitenden von oben schief einfällt. Daher ist es von Nutzen, die untere Hälfte der unteren Fenster durch einen Vorsatz oder einen Vorhang zu verdecken.

Wer seine Augen viel zu den Arbeiten gebraucht, hat außerdem auch darauf zu sehen, daß er die zuträglichste Zeit zu seinen Arbeiten wählt. Tausendfache Erfahrung hat es bewiesen, daß der Gebrauch der Augen früh Morgens nach einem mäßigen gesunden Schlafe am gesundesten für sie ist, zumal wenn man nicht gleich zuerst die größte Anstrengung derselben macht. Nach dem Essen aber, nach einer Erhitzung des Körpers jeder Art, und Abends bis spät in die Nacht hinein, ist lange Anstrengung der Augen ihrer Gesundheit höchst nachtheilig. Wessen Arbeiten vorzüglich im Lesen und Schreiben bestehen, der wählt mit Nutzen für seine Augen zur Abendarbeit das Schreiben, und nimmt das Lesen am Morgen oder doch am Tage vor. Wer an glänzenden Gegenständen arbeiten muß, z. B. ein Juwelier, Uhrmacher und dergl., sollte nie bey künstlichem Lichte arbeiten.

Eine Hauptregel bey dem Gebrauche der Augen ist, ihrer Sehkraft, wenn sie auch noch so scharf ist, noch so dauerhaft zu seyn scheint, nicht zu viel zuzumuthen, und, wenn man Anstrengung der Augen bey seinen Arbeiten nicht hat vermeiden können, für die Erholung seiner Augen zu sorgen. Besonders heilsam ist dazu, sich in geschäftlosen Stunden im Sehen in die Ferne und so viel möglich in freyer Luft zu üben, und ohne Anstrengung Gegenstände mehrerley Art, wobey zugleich die Seele erheitert wird, zu betrachten. Zu diesem Zwecke ist daher das Billardspielen und das Besuchen des Theaters zu empfehlen. Kartenspiele gewähren den Augen keine Erholung.

Besonders nachtheilig ist Anstrengung der Augen zur Zeit der Entwickelung des Menschen. Nach derselben ertragen die Augen Anstrengung viel eher, und selbst im hohen Alter werden die Augen nicht leicht müde, wenn man früher für die Erhaltung derselben Sorgfalt zu üben beflissen war.

Wenn man die Sehkraft seiner Augen zu sehr angestrengt hat, so treten bey jungen und vollblütigen Leuten eher als bey anderen, bey braunen und schwarzen Augen eher als bey blauen und grauen mehrere Zufälle ein, die uns gleichsam vor fernerer Anstrengung warnen, und uns anmahnen, den Augen Erholung zu geben. Ich will diese Zufälle nach Beer's Erfahrungen hier zusammenstellen, weil es einem jeden Menschen, dem sein Auge, dieses Licht seines Leibes, diese Sonne seiner Seele nicht gleichgültig ist, von Wichtigkeit seyn muß, sie zu kennen. Diese warnenden Zufälle äussern sich auf folgende Art:

1. Man muß kleine Gegenstände, um sie deutlich zu sehen, den Augen näher bringen, als man gewohnt ist, oder, wie man dieses zu nennen pflegt, der Gesichtspunkt oder Focus (punctum distinctae visionis) rückt den Augen näher.

2. Man fühlt zuweilen, besonders während einer anhaltenden anstrengenden Arbeit, eine lästige Spannung in der ganzen Augengegend, die bald wieder verschwindet, sobald man die Augen ein Viertelstündchen ruhet oder schließt.

3. Die Augenlieder nehmen eine merkliche Wärme an, und man fühlt eine Beschwerde bey ihrer Oeffnung, und bey der Bewegung des Augapfels.

4. Es treten entweder schon bey der Arbeit, oder doch, wenn man in der Ferne etwas genau sehen will, Thränen in die Augen, oder die Augen sind überhaupt feuchter als gewöhnlich.

5. Es stellet sich während oder gleich nach der Arbeit ein dumpfer mäßiger Kopfschmerz ein, der in der Gegend der Augenbraunen mit der Empfindung eines Drucks verbunden ist.

6. Die Ränder der Augenlieder werden röther und dicker, und die feinen Blutgefäße in dem Weißen des Auges dehnen sich aus.

7. Es tritt wie ein dünner Nebel vór die Augen, auf Augenblicke verwirren sich die Gegenstände oder laufen zusammen, oder scheinen sich herauf- und herab-, oder umgekehrt zu bewegen, und man muß, um einen vorübergehenden Schwindel zu verhüten, die Augen schließen, wonach man denn in den nächsten Minuten die Gegenstände wieder deutlich siehet.

8. Wer sich durch diese der Erfahrung getreu angegebenen Zufälle nicht warnen läßt, seinen Augen keine Erholung gestattet, sondern sie immerfort anstrenget, bey dem findet sich bald auch noch, daß die Umrisse aller Gegenstände eine regenbogenfarbige Einfassung bekommen.

Wer diese beschriebenen Umstände an sich wahrnimmt, bey dem sind die Augen zwar noch gleichsam in einem Mittelzustande zwischen Gesundheit und Krankheit, aber, was wohl zu merken ist, schon auf dem Wege, eine lebenslängliche Gesichtsschwäche zu bekommen. In diesem Zustande begehen die mehresten Menschen den großen Fehler, durch Augenmittel heben zu wollen, was nur Ruhe und Erholung der Augen gut zu machen im Stande ist. Solche Menschen führen offenbar ihre Augen desto gewisser zur lebenslänglichen Gesichtsschwäche, je verkehrter ihre Sorge ist, das heißt: je mehr sie bey sorglos fortgesetzter Anstrengung ihrer Augen von einem Augenwasser zum andern, von einer Augensalbe zur andern greifen, oder auch wohl zu Brillen und Gläsern ihre Zuflucht nehmen. Was in diesem Zustande mit wahrem Nutzen gethan werden kann und muß, ist folgendes:

1. Man muß seine Augen eine Zeit lang schonen, ohne sie gerade unthätig seyn zu lassen, man muß sie wenigstens nach dem Essen und Abends bey Lichte nicht anstrengen, und jede genaue und anhaltende Betrachtung der Gegenstände in der Dämmerung und beym Mondscheine vermeiden.

2. Man muß die Gegenstände der Arbeit öfter wechseln.

3. Man muß während der Arbeit öfter, wäre es auch nur auf etliche Minuten, bald die Augen schließen oder ruhig halten, bald im Zimmer auf- und abgehen, bald in das Freye sehen, oder auch wohl etwas in die frische Luft gehen.

4. Man muß sich täglich Bewegung in Laubwäldern oder auf Wiesen machen, um die Augen an dem lieblichen Grün der Natur zu ergötzen.

5. Man muß öfter des Tages, jedoch nie nach einer Erhitzung oder beym Schweiße, die Augen mit frischem reinen Wasser, entweder vermittelst eines damit befeuchteten Tuches waschen, oder vermittelst einer kleinen Spritze sanft bespritzen.

6. Man kann auch zur Ableitung laue Fußbäder nehmen, in welche Salz oder Essig gethan wird, wenn dieser Anwendung keine andere Rücksicht im Wege stehet, deren Beurtheilung man einem Arzte anheim stellen muß.

Menschen, die durch fortgesetzte Anstrengung ihrer Augen auf dem Wege zur lebenslänglichen Augenschwäche sind, die Anstrengung aber nicht nachlassen, sondern statt die angegebenen rechten Mittel zu gebrauchen, zu Brillen und Gläsern ihre Zuflucht nehmen, weil sie es für möglich halten, dadurch ihre Augen gesund, und zur ungestörten Fortsetzung der Anstrengung derselben geschickt und fähig erhalten zu können, handeln allemahl sehr unrecht. Wer ohne Noth, ohne zureichende Gründe, ohne vorher die angegebenen Mittel lange genug versucht zu haben, zum Gebrauch einer Brille greift, als wenn dieselbe etwas ganz gleichgültiges für die Augen wäre, der handelt offenbar gegen sich selbst. Unzählige Mahle hat es die Erfahrung bewiesen, daß Menschen durch unzeitigen Gebrauch der Brillen ihre Augen eben erst recht verderben und in den Zustand einer wirklichen Gesichtskrankheit versetzt haben.

Nur aus gewissen unabänderlichen Erscheinungen an den Augen läßt sich mit Zuversicht bestimmen, wenn es die rechte Zeit ist, eine Brille zu gebrauchen, und wie dieselbe beschaffen seyn muß.

Wenn in der bisher gewöhnlichen Gesichtsweite kleine Gegenstände in einander fließen, wenn man sie, um sie deutlich zu sehen, von den Augen entfernen muß, wenn also, wie man dieses zu nennen pflegt, der Focus sich weiter von den Augen entfernt, wenn das Gesicht des Morgens nach dem Erwachen schwach ist und erst nach einigen Stunden seine Stärke wieder erlangt, wenn man bey der Arbeit mehr Licht als bisher bedarf, wenn die Augen leicht müde werden, und man, um ihnen einigermaßen Ruhe zu geben, gezwungen ist, auf andere Gegenstände zu sehen; dann ist es die rechte Zeit, eine gute Brille zu gebrauchen.

So nothwendig es für jeden Menschen ist, den rechten Zeitpunkt zum Gebrauch einer Brille zu kennen und zu beachten, so sehr ist ihnen auch die Kenntniß und Beachtung der Eigenschaften, welche eine gute Brille haben muß, ein wahres Bedürfniß.

Soll eine Brille gut und für die Augen ganz passend seyn, so muß sie folgende Eigenschaften haben:

1. Die Masse der Gläser muß vollkommen rein seyn, d. h. man muß, wenn man sie gegen das Licht hält, keine Körnchen, Wirbel oder Streifen in dem Glase wahrnehmen.

2. Die Gläser müssen von recht weißem Glase seyn. Brillen mit gefärbten Gläsern taugen nicht.

3. Jedes Glas muß, wenn man es zwischen zwey Fingern faßt und dieselben über beyde Seiten desselben zugleich prüfend herumführt, eine durchaus gleichförmige Dicke und Wölbung fühlen lassen.

4. Die Brille muß, wenn man sie vor die Augen nimmt, nicht vergrößern, sondern nur die Gegenstände rein und scharf darstellen.

5. Man muß mit ihr in derselben Entfernung gut lesen können, in welcher man vorher bey völliger Sehkraft es konnte.

6. Beyde Gläser der Brille müssen nicht von gleicher Stärke seyn, da es durch die Erfahrung bewiesen ist, daß bey dem Menschen ein Auge, und zwar mehrentheils das rechte, schärfer und besser siehet und mehrere Anstrengung dulden kann, als das andere. Deshalb muß die Brille mit Bügeln versehen seyn, durch welche jedem Auge sein ihm bestimmtes Glas stets angewiesen bleibt, damit keine Verwechselung der Gläser statt finden kann.

Was hier von den Brillen gesagt worden ist, dasselbe gilt auch von den doppelten Lorgnetten.

Wer sich eine Brille oder Lorgnette unter mehreren auswählen will, muß nie mehrere gleich hinter einander probiren, weil das Auge ermüdet wird, und man dann um so eher eine falsche wählt; sondern man muß mehrere Brillen oder Lorgnetten mit nach Hause nehmen, und an jedem Tage eine von ihnen eine Stunde lang und länger bey der Arbeit und zum Durchsehen gebrauchen. Wer sich von einem Brillenmacher eine Brille oder Lorgnette kommen lassen will, muß den Focus eines jeden Auges messen, und demselben diese Maaße zusenden. Man hält nämlich ein Buch oder eine Schrift vor das Auge, dessen Focus man messen will, in einer solchen Entfernung, in welcher man am leichtesten und besten lieset, und mißt dann die Entfernung des Auges vom Buche, auch mißt man die Größe der Buchstaben, wie sie sind und wie sie erscheinen.

Der Gebrauch der Brillen bey Beschäftigungen, wo man die Gegenstände bald näher, bald weiter vor sich hat, z. B. bey dem Kartenspielen, ist eben so nachtheilig, als das beständige Tragen einer Brille.

Wer zu feinen Arbeiten eines Vergrößerungsglases sich bedienen muß, thut wohl, wenn er dasselbe mit einem Bügel oder auf andere Weise am Kopfe befestiget, daß es unverrückt vor dem Auge bleibe. Wer lange ein solches Glas gebrauchen muß, muß bald mit dem einen, bald mit dem anderen Auge durch dasselbe sehen, damit sich die Augen wechselsweise von der Anstrengung erholen können.

Wer kurzsichtig (myops) ist, bey dem werden die von einem nicht sehr nahen Gegenstande in die Augen fallenden Lichtstrahlen vor der Netzhaut im Auge vereiniget, und machen folglich auf derselben ein undeutliches und unvollkommenes Bild. Davon liegt die Ursache entweder in einer zu großen Convexität der Hornhaut oder auch der Kristalllinse, oder in einer zu starken Brechungskraft der Augenfeuchtigkeiten, oder in einer zu weiten Entfernung der Netzhaut, oder in dem Zusammenflusse aller oder doch mehrerer von diesen Umständen. Ein solcher bedarf dann einer Hohlbrille. Wer nicht kurzsichtig ist, kann sich diesen Augenfehler dadurch zuziehen, daß er sich gewöhnt, die Gegenstände den Augen zu nahe zu bringen, und bey seinen Arbeiten zu krumm zu sitzen: daher auch insbesondere Kindern diese Gewohnheit nicht gestattet werden darf.

Wer in der Jugend schon wirklich kurzsichtig ist, hüte sich ja vor dem zeitigen Gebrauch einer Lorgnette, sein Auge wird sich bey zunehmendem Wachsthume verbessern; und wenn er ja auch zu Zeiten von einer Lorgnette Gebrauch machen muß, so entferne er sie doch ja recht oft, und gebrauche sie nur im Nothfalle, um sich so viel als möglich zum Sehen mit unbewaffnetem Auge zu gewöhnen. Ich verstehe hier, was wohl zu bemerken ist, immer nur eine doppelte Lorgnette, weil die einfachen, als den Augen allemahl schädlich, ganz verworfen zu werden verdienen.

27.

Ueber die natürlichen Ausleerungen.

Wenn wir erwägen, daß durch unsere Nahrungsmittel gar viele Substanzen in den Körper kommen, die entweder an sich im Körper nicht auflösbar oder auch nicht assimilabel sind, oder doch in demselben so verändert werden, daß sie zur Ernährung und zum Ersatz untauglich sind; wenn wir ferner bedenken, daß bey dem Hinzukommen neu assimilirter Bestandtheile in jedem Augenblicke Säfte und Partikelchen unseres Körpers aller Art zu ihrer Bestimmung fernerhin untauglich und deshalb ausgeschieden und abgesetzt werden: so wird sich einem jeden die Ueberzeugung von der Nothwendigkeit aufdringen, daß alles dieses als für den Organismus unbrauchbar und unserer Gesundheit nachtheilig ausgeleeret oder aus dem Körper fortgeschafft werden müsse.

Diese Ausleerung geschiehet nun vorzüglich durch den Stuhlgang, durch den Urin und durch die Hautausdünstung. Zwar verrichten auch die Schleimhäute in der Nase, dem Munde, dem Schlunde, dem Magen, den Gedärmen und den Lungen ein Geschäft der Excretion aus dem Blute. Von diesen will ich hier aber nichts sagen, sondern bey jenen drey Ausleerungswegen allein stehen bleiben.

Durch

Durch den Stuhlgang werden alle erdigen und groben und sonst unauflöslichen nicht assimilabeln Theile der Nahrungsmittel, Theile des Magensafts und der Galle, Schleim und was aus dem Blute in den Gedärmen abgesetzt wird, ausgeleeret. Durch den Urin gehen alle überflüssige wässerige Theile, alle salzige, öhlige und erdige Theile nebst Phosphorsäure aus dem Körper ab, und die Hautausdünstung befreyet ihn von allen feineren heterogen gewordenen und allen überflüssigen wässerigen Theilen, die auf den beyden vorhin genannten Wegen nicht ausgeleeret werden können.

Nur wenn diese drey Ausleerungen auf die verhältnißmäßige Weise geschehen, wenn durch sie nur die dem Organismus überflüssig, unbrauchbar und schädlich gewordenen Theile und zwar zur rechten Zeit und in gehöriger Quantität ausgeleeret werden, nur dann kann der Mensch gesund seyn und bey allen Verrichtungen seines Körpers diejenige Leichtigkeit, Munterkeit und Stärke empfinden, welche den gesunden Menschen characterisirt.

1. Nachdem das Geschäft der Verdauung im Nahrungscanale vollendet und die Vereinigung aller der oben bereits genannten untauglichen Theile zu einer gleichförmig gemischten, durch das Pigment der Galle braungelb gefärbten und übel riechenden Masse, die man Darmkoth, Excremente (feces, nennt, ohne allen Einfluß unserer Willkühr geschehen ist; so sammelt

sich diese Masse im Mastdarme an, und die dem Organismus nöthig werdende Ausleerung derselben kündiget sich im gesunden Zustande durch einen von der Schärfe und der Menge der Excremente veranlaßten unwillkührlichen Drang zum Stuhlgange an. Die Ausführung selbst aber ist gewissermaßen unserer Willkühr unterworfen, indem wir sowohl mit dem Schließmuskel des Mastdarms die Excremente zurückhalten, als auch auf die höheren zirkelförmigen Muskelfasern des Mastdarms mit unserem Willen wirken, und diese Wirkung durch willkührliche Bewegung des Zwergfells und der Bauchmuskeln unterstützen und dadurch die Excremente von uns schaffen können.

Es ist keinesweges gleichgültig, ob und wie lange wir unsere Willkühr zur Verschließung der Mastdarmöffnung wirken lassen; sondern wir müssen damit uns allemahl nach dem Triebe zum Stuhlgange, den die Natur zu erkennen gibt, richten, und wenn dieser Trieb sich meldet, unseren Willen zur Verschließung der Mastdarmöffnung nicht länger wirken lassen, als nöthig ist, um an den Ort zu gelangen, wo man sich des Unraths entledigen kann. Halten wir länger den Stuhlgang zurück, so wird entweder der Mastdarm durch den vor dem Ausgange verweilenden Unrath zu sehr ausgedehnt und geschwächt und die Hämorrhoidalgefäße werden gedrückt, wodurch Gelegenheit zur goldenen Ader (Hämorrhoiden) gegeben wird, oder der Unrath wird wieder in den dicken Darm zurückgepreßt, und der Drang zum Stuhlgange verliert sich ganz wieder, die Fäulniß des Unraths nimmt zu, die resorbirenden Gefäße des Darms werden zur Aufnahme der flüssigeren Theile des Unraths, die dem Organismus allemahl schädlich seyn müssen, genöthiget, und die zurückbleibenden Theile desselben verhärten immer mehr, wodurch denn der später erfolgende Stuhlgang sehr erschwert werden muß.

Der natürliche Trieb zum Stuhlgange kann nicht bey allen Menschen gleich häufig seyn. Im gewöhnlichsten Falle äußert sich derselbe täglich einmahl, welches das beste ist: nicht selten aber giebt es auch Menschen, welche zwey- bis dreymahl des Tages, andere dagegen, welche nur alle 2 — 3 Tage einmahl Stuhlgang haben. In den letzten beyden Fällen, wenn man dabey gesund ist, gut ernähret wird, keine Beschwerden von der Abweichung empfindet, wenn die Ausleerung eine gute Beschaffenheit hat und in zureichender Menge erfolgt; so thue man ja nichts dagegen, sondern lasse der Natur ihren Lauf!

Eine gesunde Stuhlausleerung muß nicht zu hart und nicht zu weich noch weniger dünne flüssig seyn, muß eine mehr oder weniger dunkele braungelbe Farbe haben, vollkommen verdauet, gleichförmig gemischt und geformt, doch nicht von zu großem Umfange seyn. Bey einem gesunden mäßig lebenden Menschen, der eine gute Verdauung und täglichen Stuhlgang hat, beläuft sich im allgemeinen die Quantität der Excremente ungefähr auf 4 — 5 Unzen.

Der natürliche Trieb zum Stuhlgang kann auch nicht bey allen Menschen zu einer gleichen Tageszeit eintreten, muß aber, zu welcher Tageszeit er sich auch einfindet, befriediget werden. Wer auf diesen Trieb und dessen Befriedigung nicht achtet, ziehet sich Neigung zur Verstopfung zu, von welcher Blähungen, Krämpfe, aufgetriebener Bauch, Blutstockungen im Unterleibe, Kopfschmerz und mehrere andere Leiden leicht die Folge sind. Wie Gewöhnung aber überhaupt sehr viel thun kann, so kann sie auch den Körper dahin bringen, daß bey einer nur irgend gleichmäßigen Lebensweise der Trieb zum Stuhlgange immer zu einer Tageszeit eintritt. Die bequemste Zeit dazu ist offenbar der Morgen, weil in dieser Zeit die wenigsten Menschen durch Geschäfte und Verhältnisse gehindert werden, der Anforderung der Natur sogleich Folge zu leisten, und weil in dieser Zeit die Verdauung, die Ab- und Aussonderungen am vollkommensten vollbracht sind.

Den Stuhlgang, ohne daß ein natürlicher Trieb zu demselben vorhanden ist, durch starkes Drängen und Pressen bey dem Anhalten des Athems erzwingen zu wollen ist höchst nachtheilig und kann leicht Austreten des Mastdarms, Brüche und Blutstürze veranlassen. Wer an Hartleibigkeit leidet, vermeide lieber alle harten, trockenen und zusammenziehenden Speisen, alle spirituösen Getränke, wenigstens doch die stärkeren unter ihnen, auch starken Thee. Dafür genieße er mehr Suppen, weiche Speisen, Gemüse und Obst, trinke verdünnende Getränke, mache sich mehrere Bewegung, und versäume es nicht, der Anforderung zum Stuhlgange, wenn sie auch nur schwach seyn sollte, sogleich Folge zu leisten, und sich die gehörige Zeit zur Abwartung desselben zu nehmen. Er vermeide, den sich nach dem Genusse von Speisen und Getränken im Nahrungskanale entwickelnden und zu Zeiten zu entweichen strebenden Gasarten allemahl sogleich den Ausgang zu gestatten, oder wohl gar das Ausstoßen derselben zu befördern und zu erzwingen, weil dadurch die Excremente eines der kräftigsten Erleichterungs- und Beförderungsmittel ihrer Ausleerung beraubt werden. Insbesondere vermeide er aber den Gebrauch abführender Arzeneymittel, weil dadurch eine habituel gewordene Neigung zur Verstopfung der Regel nach mehr unterhalten und noch vermehrt wird. Hierin fehlen zur Verstopfung geneigte Menschen gar häufig, machen ihr Uebel dadurch offenbar schlimmer und schwächen die Thätigkeit der Gedärme immer mehr.

2. Der durch die beyden Nieren aus dem Blute abgeschiedene, von da in die Urinblase herabgeführte, und von dieser nach ihrer geschehenen Anfüllung ausgeleerte Urin muß, wenn er als gesunder Urin betrachtet werden soll, klar und von zitronengelber Farbe seyn, weder einen stinkenden Geruch haben, noch ganz geruchlos seyn, einen salzigen Geschmack haben, und bey dem Ablassen wenig Schaum, der nach Ver-

lauf etwa einer halben Stunde ganz wieder vergehen muß, geben, nur nach unten zu eine dünne kegelförmig aufwärtsgehende trübe Wolke zeigen, und am Morgen einen schwachen Bodensatz bekommen.

Die Beschaffenheit des Urins ist aber nicht bey allen Menschen gleich und eben so wie die Menge desselben bey jedem Subjekte, insbesondere nach Verschiedenheit der Constitution, Lebensweise, Witterung und Jahreszeit verschieden. Die gewöhnliche Menge des von einem Erwachsenen innerhalb eines ganzen Tages gelassenen Urins beträgt zwischen 1½ bis 2½ Pfund. Bey Kindern ist der Urin wässeriger, geruch- und geschmackloser, als im Alter. Starke robuste Menschen und solche, bey denen wegen Arbeit, Bewegung und Wärme die Hautausdünstung stark ist, lassen wenig und mehr gefärbten und scharfen Urin. Bey schwachen Menschen, bey einer sitzenden Lebensart, bey feuchter Luft und bey vielen Getränken findet sich der Urin reichlicher, aber auch blässer und wässeriger. Am Morgen ist gewöhnlich der Urin am dicksten.

Die Nothwendigkeit der Urinausleerung kündigt sich bey dem Menschen durch einen Trieb zum Urinlassen an, der häufiger statt findet, als der Trieb zum Stuhlgange. Da der Trieb zum Urinlassen nicht wie der Trieb zum Stuhlgange wieder vergehet, sondern anhaltend ist und immer dringender wird: so darf man ihn auch um so weniger unbefriediget lassen, noch darf man seinen Willen lange auf die Verschließung der Blase richten. Es kann dadurch wegen zu großer Ausdehnung der Blase Lähmung, lebenslängliche Schwäche, ja wohl Zerreißung derselben, auch wegen zu langen Verweilens des Urins in der Blase Absatz erdiger Theile und Erzeugung der Blasensteine veranlaßt werden. Da man aber auch das Urinlassen durch die Richtung seines Willens auf die Erschlaffung des Schließmuskels der Blase bewirken kann, ohne daß die Nothwendigkeit dazu da ist, und ohne daß diese sich durch einen Trieb zum Urinlassen ankündiget: so hat man sich sehr dafür in Acht zu nehmen, daß man von der Freyheit dieses Willens ja nicht zu häufig Gebrauch mache. Menschen, die sich daran gewöhnen, zu oft Urin zu lassen, schaden sich offenbar. Die Blase wird dann nie gehörig ausgedehnt, ziehet sich immer mehr zusammen und ihre Wände verdicken sich so, daß sie alsdann verengert bleibt und Ursache mancherley beschwerlicher und schmerzhafter Zufälle wird, und eine gewöhnliche Folge davon ist, daß solche Menschen späterhin den Urin gar nicht halten können.

3. Die über die ganze bey einem erwachsenen Menschen mittlerer Größe an 15 Quadratfuß betragende Oberfläche des Körpers verbreitete Haut hat Millionen ausdünstende Gefäßchen, durch welche im gesunden Zustande unser ganzes Leben hindurch bey Tage und bey Nacht unaufhörlich eine zarte Ausleerung aller feineren unserem Organismus unbrauchbar

gewordenen scharfen und schädlichen Theile in einer uns unmerklichen, dunstförmigen Gestalt geschiehet. Diese Ausleerung ist die stärkste von allen. Man hat berechnet, daß von 8 Pfund Speisen und Getränken, die der Mensch zu sich nimmt, 5 Pfund durch die unmerkliche Ausdünstung allein wieder ausgeleeret werden. Es kann uns also nicht Wunder nehmen, daß dieselbe für die Gesundheit des Menschen von der höchsten Wichtigkeit erkannt wird, daß die nachtheiligsten gefährlichsten Folgen von der Unterdrückung und Hemmung derselben abgeleitet werden.

Die Menge dieser unmerklichen Ausdünstung ist natürlich nicht bey allen Menschen gleich, sondern nach dem unterschiedenen Alter, der Constitution, der Lebensweise und den Speisen und Getranken jedes Menschen verschieden, und stehet mit den beyden vorher betrachteten Ausleerungen immer in einem gewissen Verhältnisse. Am stärksten ist die unmerkliche Ausdünstung des Nachts, weniger am Morgen und Vormittage, am wenigsten Nachmittags und Abends, mehr bey Thätigkeit, Bewegung und heiterem Gemüthe, weniger bey Unthätigkeit, sitzender Lebensart und niederschlagenden Leidenschaften, mehr bey guter Ernährung und leicht verdaulichen gesunden Speisen, weniger bey schlechter schwerer Kost, mehr im Sommer und in der Wärme und bey trockner Luft, weniger im Winter und bey kalter feuchter Luft, mehr in der Jugend, als im Alter, mehr bey einer reinen freyen Haut, als bey Unreinigkeit derselben.

Bey einer gesunden unmerklichen Ausdünstung werden nur allein schädliche und unbrauchbar gewordene Theilchen ausgeworfen. Wird dieselbe aber durch beschleunigten Umtrieb der Säfte so sehr vermehrt, daß sie ihre unmerkliche Dunstform verliert und in tropfbar flüssiger Gestalt ausgeschieden wird: so gehen leicht mit jenen unbrauchbar gewordenen und unserem Organismus schädlichen Theilchen auch noch zugleich brauchbare assimilable Partikelchen fort, wodurch der Körper und dessen Gesundheit nothwendig leiden muß, wenn es häufig geschiehet. Darum ist häufige und zumahl übermäßige Beförderung des Schweißes gesunden Menschen nie zuträglich, und macht vor der Zeit alt. In der Wärme, bey körperlichen Arbeiten, bey anderen Geschäften und bey Bewegungen zu Zeiten in Schweiß zu kommen, kann aber gar wohl mit der Gesundheit bestehen, ja wohl zuweilen derselben förderlich seyn. Nur häufiges und starkes Schwitzen, und als Beförderungsmittel desselben zu warme Kleidung, zu warme Betten, zu warme Zimmer, zu viel warme Speisen und besonders warme Getränke sind theis an sich, theils auch dadurch nachtheilig, daß leicht Gelegenheit zur Erkältung gegeben wird.

28.

Die Gewohnheit nach ihrem Einflusse auf die Gesundheit betrachtet.

Obgleich eigentlich die Gewohnheit von der Gewöhnung verschieden ist, so begreift man doch im gemeinen Leben beyde unter der Benennung Gewohnheit zusammen. Ich will mich deshalb auch hier nur dieses Ausdrucks allein bedienen. Es kommt mir nur darauf an, den Lesern hier zu zeigen, welchen Einfluß das, was sie Gewohnheit nennen, auf die Gesundheit des Menschen hat, und was man in Hinsicht ihrer zu beobachten hat, um die Gesundheit ungestört zu erhalten.

Die Gewohnheit ist ein höchst bewundernswürdiges Eigenthum des menschlichen Organismus, durch welches nicht nur entbehrliche Dinge dem Organismus unentbehrlich, und an sich wirksame Dinge für denselben unwirksam werden, sondern durch welches auch Thätigkeiten von Organen, die mehrmahls gleichzeitig oder in einer gewissen Folge nach einander geschehen, sich so verbinden, daß bey Erregung der einen die andere allemahl mit erfolgt, und besonders gewisse willkührliche Bewegungen sich so associiren, daß sie ganz unwillkührlich zu werden scheinen. Jenes erstere erfolgt den im Organismus geltenden Gesetzen der Lebenskraft gemäß: dieses letztere aber nach den in ihm bestehenden Gesetzen der Association.

1. Es ist in der Erfahrung gegründet, daß entbehrliche Wirkungen, je öfter und länger sie wiederhohlt werden, demselben immer mehr Bedürfniß und endlich ganz unentbehrlich werden. So kann dem Menschen das Tabackrauchen und Schnupfen, das Kaffehtrinken, das Weintrinken, das frühe sowohl als das späte Aufstehen, das Schlafen nach dem Mittagessen, das Schlafengehen und das Essen zu einer bestimmten Stunde, das Tragen einer warmen Kopfbedeckung, das Gehen mit entblößten Haaren, das ängstliche Vermeiden jeder rauhen Witterung und jeder kleinen Zugluft und unzähliges dergleichen mehr so zum Bedürfnisse werden, daß der Körper nicht nur höchst unangenehm empfindet, wenn er eine solche oft wiederhohlte Wirkung einmahl entbehren muß, sondern auch daß eine plötzliche Entwöhnung von derselben gemeiniglich auch dem Körper und dessen Gesundheit wirklich mehr oder weniger nachtheilig ist.

Aus der Erkenntniß dieses bestehenden Gesetzes der Gewohnheit, durch welches der Mensch in den Stand gesetzt ist, unter allen Climaten und unter allen Umständen und Verhältnissen leben und gesund — und sey es auch nur unter Modificationen gesund — seyn zu können, durch welches er aber auch, wenn er der in ihm so regen und so vernehmlichen Stimme der Vernunft nicht folgt, zum Sklaven seiner selbst werden kann, aus dieser Erkenntniß, sage ich, fließt

a. die wichtige Regel für jeden Menschen in Hinsicht seines Physischen, daß er sich an nichts als an Mäßigkeit gewöhne; wie in Hinsicht seines Psychischen die Regel bestehet, sich an nichts als an Tugend zu gewöhnen. Wer durch Vermeidung einer jeden zu häufigen Wiederhohlung einer und eben derselben Sache sich dafür sichert, daß seinem Körper keine derselben Bedürfniß wird, und wer eine jede Sache mit Mäßigkeit genießet, da er sie dann um so leichter haben kann, der ist und bleibt leicht gesund und glücklich. Wer diese Regel aber nicht befolgt, sondern sich durch Versäumung derselben der Bedürfnisse immer mehrere werden läßt, wird oft in den Fall kommen, daß sein Körper durch jedesmahlige Entbehrung dieses oder jenes Bedürfnisses unangenehme Gefühle hat, und daß er bey der gänzlichen Versagung eines solchen auf immer Nachtheile für seine Gesundheit sich zuziehet. Eben deshalb entstehet auch aus der Erkenntniß des Gesetzes der Gewohnheit

b. die Regel, niemahls (so fern die Umstände dem Menschen die Freyheit dazu gestatten) von einer Gewohnheit plötzlich abzugehen, sondern sich nur allemahl nach und nach zu entwöhnen, damit sowohl dem Körper die Gefühle der Unannehmlichkeit des Entbehrens, als auch die daraus leicht entstehenden Nachtheile für seine Gesundheit verhütet werden. Besonders ist alten Leuten die Befolgung dieser Regel von großer Wichtigkeit.

2. Es ist ferner durch die Erfahrung bewiesen, daß Dinge, die an sich dem menschlichen Körper, wenigstens dem nicht an sie gewöhnten Körper nachtheilig sind, durch das in den Gesetzen der Lebenskraft gegründete Gesetz der Gewohnheit unschädlich werden. Wer nur bey schönem, mildem und hellem Wetter sich in die freye Luft zu begeben pflegt, der wird, wenn er sich einmahl einer kalten, feuchten und stürmischen Witterung auszusetzen genöthiget ist, um so gewisser Nachtheile für seine Gesundheit davon haben. Wer sich aber täglich einer jeden Witterung aussetzt, dem schadet endlich gar keine Witterung mehr. Seehundsfleisch und Thran wird niemand allgemein zu den gesunden Nahrungsmitteln zählen, und doch hat der Grönländer bey dem häufigen oft alleinigen, Genusse dieser Dinge eine gute Gesundheit.

Daraus fließt die Nothwendigkeit, daß man es sich zur Regel mache, eine immerwährende Einförmigkeit und Aengstlichkeit in seinem Verhalten sorgfältig zu vermeiden, und sich an eine Mannigfaltigkeit der Wirkungen aller Art zu gewöhnen. Diese Regel gilt sowohl im allgemeinen, als auch insbesondere in Hinsicht der Witterungen aller Art, in Hinsicht des Schlafens und Wachens, der Kälte und Wärme. Wie viele Vorzüge genießet der so gewöhnte Mensch in tausend verschiedenen Lagen seines Lebens vor dem verzärtelten Weichlinge! Stete Einförmigkeit macht den Menschen an Körper und Geist einschrumpfen. Es ist freilich wahr, daß man sich auch bey einem hohen Grade von Einförmigkeit dem Gefühle nach wohl befinden kann; aber auf Vollkommenheit und höhere Thätigkeit kann man nie Anspruch machen. Man entäußert sich dadurch der freyen Kraft des Willens, und würdiget seinen Organismus zu einem Uhrwerke herab, obgleich der Schöpfer denselben sowohl in seiner höheren als niederen Sphäre zur Abwechselung der Arten und Grade der Einwirkungen sowohl als der Wirkungen bestimmt hat.

Da offenbar die frühere Jugend die beste Zeit ist, jene Regel in Anwendung zu bringen, so kann es Aeltern und Erziehern nicht genug an das Herz geleget werden, diese Zeit nicht verstreichen zu lassen, um ihre Kinder für die ganze Folge ihres Lebens derjenigen Vorzüge theilhaftig zu machen, von welchen eben vorher die Rede war.

Wer aber einmahl nur an einförmige Einwirkung dieser oder jener Schädlichkeit gewöhnet ist, darf sich von derselben nicht auf einmahl entwöhnen wollen. Kein Sprung bleibt in der Regel unbestraft, und muß oft mit Verlust der Gesundheit gebüßt werden. Wohl aber kann eine allmählige Entwöhnung von allem in jedem

Alter, das Greisenalter etwa ausgenommen, ohne Nachtheil geschehen, und muß geschehen, wenn die Erhaltung und Sicherung der Gesundheit Ernst ist.

3. Ferner zeigt die Erfahrung gleichfalls, daß wenn verschiedene Organe mehrmahls gleichzeitig oder in einer bestimmten Folge eine Thätigkeit geübt haben, nach den Gesetzen der Association bey der erweckten Thätigkeit des einen Organs ganz wie von selbst die Thätigkeit des anderen mit erfolgt und besonders gewisse willkührliche Bewegungen ganz unwillkührlich werden. So siehet man einen Tabacksschnupfer, der bey tiefem Nachdenken eine Prise zu nehmen sich gewöhnt hat, während er im tiefen Nachdenken begriffen ist, seine Dose aus der Tasche hohlen, eine Prise nehmen und die Dose wieder zu sich stecken, ohne daß er dieses mit Bewußtseyn gewollt hat. So sehen wir, daß Menschen, die sich gewöhnt haben, bey dem Anziehen eines Kleides allemahl den linken Arm zuerst in den Aermel zu stecken, oft unbeschreiblich ungeschickt sind und wohl gar nicht mit dem Anziehen fertig werden können, wenn sie einmahl den rechten Arm zuerst nehmen sollen. So findet man Menschen, die sich gewöhnt haben, bey einem Worte, oder einer bestimmten Redensart eine bestimmte Gesticulation zu machen, oder bestimmte Töne beym Singen mit einer gewissen Verziehung des Mundes oder des Gesichts hervorzubringen, daß sie bald jene ohne Begleitung dieser gar nicht mehr vorbringen

können. So sehen wir Menschen bey dem Sprechen nach 3 bis 4 Worten allemahl etwas Speichel auswerfen, und wenn kein Speichelvorrath da ist wenigstens den Mund spitzen und die Bewegung des Auswerfens machen. So sehen wir andere, die sich gewöhnt haben sich allemahl anzulegen, oder die Hände in die Taschen zu stecken, oder etwas in den Fingern zu drehen, oder der Person, mit der sie sprechen, an das Kleid zu fassen oder zu zupfen, daß sie, wenn sie dieses nicht können, verlegen sind, unzusammenhängend sprechen und oft ganz aus der Fassung kommen. So sehen wir wiederum andere, die sich an den häufigen Gebrauch irgend eines bestimmten Wortes gewöhnt haben, daß sie dasselbe bald in alle Redensarten ohne Sinn und Verstand einflicken, ohne daß sie es selbst wissen. So kann mancher Mensch, der im Reden seine Verlegenheit durch Reiben der Hände, Ziehen mit der Schulter, Drehen des Kopfes u. dgl. mehrmahls zu verbergen gesucht hat, sich leicht so daran gewöhnen, daß er diese Grimassen bald bey allen Reden ganz ohne Bewußtseyn anbringt. So wird mancher Mensch, der sich gewöhnt hat, immer zu einer bestimmten Stunde zu essen, zu Bette zu gehen, seinen Stuhlgang nach der Uhr abzuwarten u. dgl., wenn er zu der bestimmten Stunde daran verhindert wird, unruhig und unbehaglich, und kommt, wenn er über diese Stunde weg ist, ganz von jenen Verrichtungen ab, bis wieder jene Zeit eintritt.

Alle

Alle diese auf dem Gesetze der Association beruhenden Erfahrungen, von denen ein jeder aus seinem Erfahrungskreise noch unzählige andere leicht finden wird, müssen zureichende Ueberzeugungen geben, wie nothwendig es sey, Gewohnheiten dieser Art ja allemahl bey dem Entstehen zu unterdrücken und ihnen durch fortdauernde Aufmerksamkeit entgegen zu wirken. Aeltern und Erzieher haben insbesondere alle Ursache, auf ihre Kinder und Zöglinge zu achten, daß keine dergleichen Gewohnheiten bey ihnen Wurzel fassen können. Es sey ihnen Pflicht, dafür zu sorgen, daß bey den Kindern alle Organe, und nicht eins auf Kosten des andern, wie es häufig geschiehet, geübt und angestrengt werden, daß sie an das Ertragen aller solcher Einflüsse, die sie in der Folge ihres Lebens doch nicht vermeiden können, gewöhnet, vor allen nachtheiligen Gewohnheiten aber möglichst bewahret werden, daß bey ihnen auch auf die Associationen lebender Thätigkeiten gesehen werde, und daß sie überhaupt so geführet werden, daß der Wille bey ihnen Kraft erlange und behalte, sich ihrem Zustande anzupassen und ihre physische wie ihre moralische Gesundheit immer zu sichern.

29.

Allgemeine Betrachtung über den Einfluß der Leidenschaften auf den Körper.

Die der menschlichen Natur eigenthümlichen Willensbestrebungen oder Neigungen, die einen so hohen Grad von Heftigkeit erlangt haben, daß sie alle anderen Thätigkeiten der Seele unterdrücken, mit einem Worte, die Leidenschaften haben auf den Organismus des Menschen, auf dessen Gesundheit und auf die Lebensdauer einen entschiedenen sehr bedeutenden Einfluß. Wenn wir wahrnehmen, daß die Thiere der Regel nach gesunder sind als die Menschen, so können und müssen wir als einen vorzüglichen Grund davon das annehmen, daß sie weniger heftige Leidenschaften haben, als der Mensch. Deshalb darf, wie ich glaube, eine kurze, sey es auch nur allgemeine Betrachtung über dieselben hier in dieser Schrift nicht fehlen. In das Detail jeder einzelnen Leidenschaft kann und darf ich mich aber nicht einlassen, weil ich sonst zu weitläuftig werden müßte.

Es ist erwiesen, daß die Nerven in unserem Körper das wechselseitige Band ausmachen, durch welches die Bewegungen der Seele dem Körper, wie die Veränderungen des Körpers der Seele mitgetheilt werden.

Durch sie behaupten also auch die Leidenschaften ihren ganzen Einfluß auf unseren Organismus, und nur durch sie gehet die Wirkung auf die übrigen Theile, auf die Gefäße und Muskelfasern über.

Die Wirkungen der Leidenschaften erstrecken sich auf innere sowohl, als auf äußere Theile. Daher erkennen wir den leidenschaftlichen Zustand der Seele gemeiniglich schon an gewissen äußerlichen Merkmahlen an den Sinn- und Bewegungswerkzeugen des Körpers. Wem sollte es z. B. unbekannt seyn, daß die Leidenschaften Veränderungen in den Mienen, Geberden und Stellungen, Modificationen in der Stimme und Sprache hervorbringen. Die Wirkungen der Leidenschaften erstrecken sich vermittelst der Nerven sowohl auf den ganzen Organismus überhaupt, als auch häufig insbesondere auf einzelne Organe. So wirket Schrecken auf die Haut, Furcht auf die Nieren, Wollust auf die Geschlechtstheile, Aerger auf das Gallensystem, Traurigkeit macht den Kreislauf träger, Freude macht ihn lebhafter, Zorn jagt das Blut wild durch alle Adern. So spricht sich Freude, Traurigkeit, Schrecken, Furcht, Zorn in Mienen und Geberden, ja selbst in Stellungen so deutlich aus, daß das Daseyn jener Leidenschaften gar nicht zu verkennen ist.

Alle Leidenschaften, die man in erregende und niederschlagende und jene wiederum in angenehme und unangenehme einzutheilen pflegt, vermehren oder vermindern je nach ihrer Beschaffenheit die Anstrengungen und

Aeußerungen der Lebenskraft, erregen oder unterdrücken die Bewegung der Muskeln, das Athemhohlen, den Kreislauf des Blutes, die Ab- und Aussonderungen und selbst die Beschaffenheit und Mischung der Säfte, und zerstören so auf mannigfaltige Art die Gesundheit und führen Krankheiten aller Art herbey. Ist der Eindruck des Gegenstandes sehr stark oder geschiehet er plötzlich, oder verbindet die Einbildungskraft mit der Hauptvorstellung sehr viele Nebenvorstellungen, so ist mit dem Ausbruche der Leidenschaft augenblicklich ein gewisser Zustand von Bewußtlosigkeit verbunden, den natürlich dann auch eine gewisse Unterdrückung aller körperlichen Verrichtungen begleitet. Ist jener Eindruck heftig und anhaltend, so ist daraus erklärbar, wie bey dem Ausbruche einer heftigen anhaltenden Leidenschaft eben so wohl ein schleuniger Tod erfolgen kann, als derselbe bey einer jählingen Unterdrückung oder Erstickung einer heftigen Leidenschaft erfolgt.

Ueberhaupt sind alle heftigen stürmischen Leidenschaften nach ihrem physischen Einflusse betrachtet oft gefährlicher als Gifte, sie können schnell tödten, aber auch durch Erregung mancherley Krankheiten langsam dem Leben ein Ende machen. So siehet man aus ihnen Krampfe, Convulsionen, Zerreißungen, Blutergießungen, Rothlauf, Entzündungen und andere hitzige Fieber, Verstopfungen der Eingeweide, Lungensuchten und andere auszehrende Krankheiten und noch viele andere Krankheiten mehr entstehen.

Je stummer heftige Leidenschaften erhalten werden, desto tiefer untergraben sie die Gesundheit, desto unvermeidlicher verkürzen sie die Lebensdauer.

Da der Erfahrung gemäß die Dämpfung der einmahl entstandenen Leidenschaft schwer und unsicher ist; so ist die Frage: wie sichern wir uns vor der Gefahr der Entstehung der Leidenschaften? von um so größerer Bedeutung.

Abgesehen von dem, was richtige Begriffe zur Leitung unserer Neigungen und zur Verhütung des Irrthums, der so oft die Quelle unnützer Leidenschaften ist, thun können, was moralische Grundsätze und religiöse Gefühle zu wirken im Stande sind, was überhaupt die Vernunft zur Vorbeugung der Leidenschaften vermag, will ich nur, was mich hier besonders angehet, Mäßigkeit und Thätigkeit als die sichersten Verwahrungsmittel vor heftigen Leidenschaften nennen und empfehlen. Es ist wohl kein weitläufiger Beweis nöthig, daß Verzärtelung unseres Körpers durch Müssiggang und weibische Weichlichkeit die reichhaltigste Quelle heftiger Leidenschaften ist, daß Unmäßigkeit, Unthätigkeit und schwelgerisches Wohlleben als die Säugammen der Leidenschaften anzusehen sind. Die traurige Erfahrung wird dieses jedem aufmerksamen und sorgfältigen Beobachter klar vor die Augen bringen.

Wer also seine Seele vor heftigen Leidenschaften und seinen Körper vor den zerstörenden Einflüssen derselben bewahren und sich die Grundpfeiler der menschlichen Glückseligkeit, Ruhe der Seele und Gesundheit des Körpers sichern und befestigen will, muß mäßig und thätig seyn.

Es ist freylich wohl wahr, der Mensch bleibt Mensch, und wird nicht selten ganz seinen Willen durch eine schleunige Einwirkung anderer Menschen und äusserer Umstände in von der Vernunft unbewachten Momenten überfallen und zur Leidenschaft gebracht. In solchen Fällen hat man dann nur zu verhüten, daß man nichts thue, wodurch die nachtheilige Wirkung der Leidenschaft auf die Gesundheit noch vermehrt und vergrößert wird. Darum merke man sich wohl, daß während eine heftige Leidenschaft da ist, oder unmittelbar nach derselben alles, was im Körper den Reiz vermehrt, als kalte Luft, kaltes Getränk, feste Speisen, starke Getränke, auch starke Arzeneyen und heftige Bewegung schädlich ist und die Nachtheile, welche die Leidenschaft an sich schon dem Körper bringt, noch vermehret, und um so eher die Gesundheit zerstöret.

30.

Kurze Betrachtung über die Heitzung der Zimmer.

Die Wärme der athmosphärischen Luft theilet sich allen Naturkörpern, die weniger Wärmestoff als die Luft haben, so mit, daß ein beständiges Gleichgewicht erhalten wird. Die Mittheilung der Wärme an den lebenden menschlichen Körper und an den lebenden Körper wenigstens der warmes Blut habenden Thiere geschiehet aber nicht auf dieselbe Weise, wie an unbelebte Naturkörper.

In dem lebenden menschlichen Körper, wie in dem Körper aller warmes Blut habenden Thiere entwickelt sich durch die inneren Thätigkeiten des Organismus eine ihnen eigenthümliche Wärme, die bey dem Menschen gewöhnlich zwischen 96 — 98 Grad Fahrenheit, oder 30 — 32 Grad Reaumür hält. Diese dem lebenden menschlichen Körper eigenthümliche Wärme behält der Mensch wenigstens in seinem Inneren, so lange er lebt, bey allen Veränderungen der Athmosphäre, in welcher er lebt, gewöhnlich unverändert, weil die Thätigkeit der Lebenskraft sowohl unaufhörlich zur Entwickelung dieses Grades von eigenthümlicher Wärme, als auch unaufhörlich zur Ausscheidung alles überflüssi=

gen Wärmestoffs durch die verschiedenen dem Organismus angehörenden Ausleerungen wirksam ist und auf solche Weise eine immer gleiche Temperatur behält.

Ist die uns umgebende Luft heißer als sie seyn soll, so fühlen wir uns freylich auch heiß, aber nicht weil die eigenthümliche Wärme unseres Körpers auch dadurch zunimmt, sondern nur weil die Menge des in der uns umgebenden Luft enthaltenen Wärmestoffs durch unser Gefühl erkannt wird, und der in unserem Körper frey werdende Wärmestoff nicht von der Athmosphäre so frey aufgenommen wird, und weil die Thätigkeit der Lebenskraft durch den Reiz der Hitze der Athmosphäre in uns verstärkt wird, wo wir denn die angestrengtere Thätigkeit der Lebenskraft und das Gefühl der Wärme außer uns mit dem Gefühle vermehrter Wärme in uns verwechseln. Daß diesem wirklich also ist, kann uns ein Versuch mit dem Thermometer beweisen. Halten wir einen Thermometer, welcher in der uns umgebenden Athmosphäre vielleicht 125 und mehrere Grade nach Fahrenheit zeigte, so in die Achselgrube, daß die äußere Luft nicht auf die Kugel desselben wirken kann, so wird er bis auf 96 — 98 Grad fallen.

Die Veränderungen, welche bey größerer äußerer Hitze in uns vorgehen, sind folgende: Der Kreislauf des Blutes wird beschleuniget, der Puls schneller, alle Absonderungen und besonders die der Haut werden verstärkt. Diese Anstrengungen können aber nicht lange dauern, da auch durch die äußere Hitze die festen Theile geschwächt und die Säfte ausgedehnt und dadurch brennbarer werden. Es entstehet Kopfweh, beschwerliches Atheimhohlen, Angst, Schwindel, Zittern und Betäubung. Diesen folgt bleiche Gesichtsfarbe, Erschlaffung, Trägheit, Müdigkeit, Untauglichkeit zu Geschäften, Verlust des Appetits und beständiger klebriger Schweiß. Dieser Wirkungen wegen ist die Hitze der Gesundheit keines Menschen, am wenigsten junger reizbarer empfindlicher blutreicher Personen zuträglich.

Aber auch heftige Kälte ist besonders bey Mangel an Bewegung in derselben der Gesundheit nachtheilig. Sie ziehet zusammen, verdickt die Säfte, macht alle Theile unthätiger, macht den Kreislauf langsamer und das Athemhohlen träger, macht bey fortdauernder Einwirkung matter, macht schläfrig, endlich unempfindlich und erschöpft die Lebenskraft.

Da also die Temperatur der Luft, in der wir leben, einen so entschiedenen Einfluß auf den menschlichen Körper und dessen Gesundheit hat: so kommt auch natürlich bey den bedeutenden Veränderungen der athmosphärischen Luft, denen wir ausgesetzt seyn können, allerdings sehr viel darauf an, in welchem Grade der Wärme wir unsere Wohnzimmer erhalten, damit wir nicht durch eine zu große Hitze oder Kälte, oder eine zu ungleiche Temperatur in denselben auf eine oder die andere Art unserer Gesundheit schaden.

Abgesehen von dem, was wir in Hinsicht der Wärme und Kälte in den verschiedenen Jahreszeiten in der freyen Luft zu beobachten haben, wo die Gewöhnung ihren mächtigen Einfluß bewähret, will ich hier nur allein von dem reden, was wir zu beobachten haben, um bey athmosphärischer Kälte in unseren Zimmern die für die Gesundheit heilsamste Temperatur zu erhalten.

Wir schützen uns in unseren Zimmern vor der Kälte durch Heitzen entweder der Kamine, oder auch der Oefen, welche letztere entweder von außen oder in den Zimmern geheitzt werden.

Kamine, wie sie auch eingerichtet seyn mögen, sind bey ihrer Heitzung zwar ein gutes Reinigungsmittel der Zimmerluft, keineswegs aber geben sie eine gute Wärme. Sie reichen nicht zu, dieselbe allenthalben im Zimmer zu verbreiten, und geben eine ungleiche sehr nachtheilige Wärme: indem der dem Kamine zugekehrten Seite des Körpers die Hitze fast unerträglich wird, bleibt die davon abgekehrte Seite desselben kalt. Ueberdieß wirkt auch sowohl die durch den Kamin geleitete Zugluft auf den Körper überhaupt, wie auch der Schein des hellen Feuers auf die Augen nachtheilig.

Weit zuträglicher ist die Heitzung der Zimmer durch Oefen, weil die Wärme dieser sich viel gleichmäßiger verbreitet. Eiserne Oefen stehen den thönernen oder Kachelöfen sehr viel nach, weil jene als stärkere Wärmeleiter anfangs immer zu schnell und übermäßig heiß werden und eine übelriechende und ungesunde Hitze von sich geben, und dann wiederum um so leichter und früher kalt werden, diese aber eine mäßigere und gleichmäßigere länger dauernde Wärme geben.

Oefen, die von außen geheitzt werden, sind zur Erwärmung der Zimmer viel zweckmäßiger, als diejenigen, welche im Zimmer selbst geheitzt werden, oder die so genannten Windöfen. Obgleich Windöfen manches angenehme, auch den Nutzen haben, daß sie zur Reinigung der Zimmerluft beytragen können: so haben sie doch in Hinsicht der Erwärmung des Zimmers den Nachtheil, daß bey demselben die Rauchröhre zu lange offen gelassen werden muß, wenn sich kein schädlicher Kohlendunst im Zimmer verbreiten soll und daß dann dadurch zu viel Wärme verloren gehet.

Ist der Zweck des Heitzens der Oefen, daß wir uns dadurch vor Kälte schützen: so kann es dabey nicht auf die Jahreszeit ankommen. Es kann das Heitzen in besonders kalten Frühlings- Sommer- und Herbsttagen eben so wohl von Vortheil für uns seyn, als im Winter: nur muß die Erwärmung in jenen Zeiten ganz dem Grade der athmosphärischen Kälte angemessen und nur mäßig geschehen. Man hat gar häufig den Glauben, es sey der Gesundheit nachtheilig, außer der Winterzeit zu heitzen. Man hat aber offenbar unrecht; denn die Erfahrung beweiset, daß man viel leichter Catarrhe und andere nachtheilige Folgen einer Erkältung bekömmt, wenn man an besonders kalten Tagen einer milderen Jahreszeit, wie dieselben in unserem nördlichen Klima nicht selten vorkommen, in ungeheitzten Zimmern sich aufhält, als wenn man die Zimmer mäßig erwärmen läßt.

Offenbar nachtheilig aber ist es auch selbst im kältesten Winter, zu übermäßig zu heitzen. Der Aufenthalt in zu heißen Zimmern bringt an sich alle die nachtheiligen Wirkungen hervor, welche ich oben von der heißen Luft angegeben habe, und hat überdieß noch den Nachtheil, daß man sich bey dem Herausgehen in die kalte Luft um so viel leichter erkältet. Am besten ist es, in Wohnzimmern nur gerade soviel zu heitzen, daß man keine Kalte empfindet, dafür aber die Zimmer lieber öfter heitzen zu lassen. Um die Wärme der Wohnzimmer nach dem Thermometer bestimmen zu können, muß der Thermometer von dem Ofen und den Fenstern ungefähr gleich weit entfernt und wo möglich an einer Innenwand des Zimmers hängen. Man muß dann, wenn man nicht gar zu empfindlich und verwöhnt ist, mit 65 Grad Fahr: oder 15 Grad Reaum: zufrieden seyn; höchstens aber darf man die Wärme auf 70 Grad Fahr: oder 17 Grad Reaum: kommen lassen, wenn sie dem Körper nicht nachtheilig seyn soll.

In Schlafzimmern aber, wo das Heitzen in sehr strenger Kälte wenigstens schwächlichen und empfindlichen Subjekten wohl zu gestatten ist, darf die Erwärmung dieser Zimmer nie über dem angegebenen geringsten Grade, und dann am besten etwas früher vor dem Schlafengehen geschehen.

51.

Das Waschen und Baden, als Beförderungsmittel der Gesundheit für Kinder und Erwachsene.

Die Haut ist ein zu der Oekonomie des Körpers durchaus unentbehrliches Organ, dessen Verrichtung mit der Verrichtung der übrigen Organe im Körper in steter Verbindung und gegenseitiger Mitleidenschaft, und daher sowohl in gesunden als kranken Tagen in den wichtigsten Beziehungen zum Wohl des gesammten Organismus stehet. Sie ist nicht nur das Organ des Gefühls, sondern auch der Sitz der zur Reinigung und Gesunderhaltung der Safte des Körpers unentbehrlichen unmerklichen Ausdünstung, und das vermittelnde Werkzeug der Einsaugung gewisser zu gleichen Zwecken nothwendiger Bestandtheile der Athmosphäre: auch ist sie ein Hauptorgan der Crisen in Krankheiten. Wer sollte daher wohl daran zweifeln können, daß es zur Erhaltung und Beförderung der Gesundheit des Menschen in allen Altern des Lebens nothwendig ist, daß auf die Cultur dieses Organs alle mögliche Sorgfalt verwendet werde.

Es ist durch die Erfahrung aller Zeiten bewiesen, daß das Waschen und Baden die vorzüglichsten Mittel sind, wodurch Menschen für eine gesunde Beschaffenheit und Wirksamkeit der Haut, und für Schönheit, Stärke und Dauerhaftigkeit des Körpers überhaupt sorgen können; und dennoch wird die Anwendung dieser Mittel so häufig versäumt oder doch vernachlässiget. Folgende kurze Betrachtung möge daher eine Erinnerung geben an die allgemeinere sorgfältige Anwendung dieser beyden Mittel!

Durch das Waschen wird nicht nur für die Reinigung der Haut, sondern auch für die Belebung und Beförderung der Thätigkeit derselben gesorgt, die Fasern werden fester gemacht und die Nerven gestärkt. Das Waschen muß aber, was nicht genug gesagt werden kann, mit reinem frischem kaltem Wasser geschehen. Mit kaltem und warmem Wasser abzuwechseln, schadet, in sofern die Haut leichter rissig wird, und eine ungleiche Thätigkeit und Wirksamkeit bekommt. Das Waschen des Gesichts und Halses, der Hände und Arme mit warmem Wasser, ist überhaupt der Schönheit der Haut nachtheilig, und insbesondere befördert das Waschen des Gesichts mit warmem Wasser die Sommersprossen. Jeder gewaschene Theil muß sobald als möglich nach dem Waschen abgetrocknet werden, damit das Wasser nicht auf der Haut verdunste, und einen Theil der aufgelöseten oder doch beygemischten Unreinigkeiten zurücklasse, die Haut rauh mache und Sommersprossen veranlasse. Das Gesicht, die Hände und Arme müssen täglich, der ganze übrige

Körper wenigstens wöchentlich einmahl gewaschen werden. Jedes Waschen nach einer Erhitzung des Körpers und bey einer vom Schweiße feuchten Haut, also auch Morgens gleich nach dem Aufstehen aus dem Bette, ist auf das sorgfältigste zu vermeiden, weil es der Gesundheit höchst nachtheilig ist.

Kleine Kinder muß man täglich vom Kopfe bis zu den Füßen waschen, und zwar in den ersten vier Wochen mit lauem Wasser, von da an aber allmählig mit kühlerem, bis man nach Endigung des ersten Vierteljahrs zu dem ganz kalten Wasser, welches jedoch entweder die Temperatur des Zimmers bereits angenommen haben, oder doch bis zu derselben gebracht seyn muß, übergegangen ist. Bey dem Waschen in kaltem Wasser muß man rasch verfahren und die Haut reiben. Am besten geschiehet das Waschen des Morgens, nur nicht zu bald nach dem Aufnehmen der Kinder aus dem Bette; bey schwächlichen Kindern kann man auch das Waschen des Abends vornehmen.

Das Baden hat nicht nur denselben wohlthätigen Einfluß auf die Gesundheit der Haut und durch diese auf die Gesundheit des Körpers überhaupt, den ich vom Waschen angeführet habe, sondern es hat noch eine allgemeinere und mehr directe Wirkung auf die Gesundheit des Körpers, es befördert nicht nur eine größere Thätigkeit der Haut, sondern es löset auch Stockungen, verbessert Unordnungen in der Bewegung des Bluts, bringt Leben und Thätigkeit in alle Organe

und

und Verrichtungen, und befördert die Entwickelung und Ausbildung aller Organe und Kräfte.

Das Baden reiniget, wie der verdienstvolle Hufeland, dem wir über das Baden so manche schöne Bemerkung und Erinnerung verdanken, sagt, nicht nur die Haut, sondern es erhält sie auch zu ihren Verrichtungen geschickt und giebt ihr Feinheit, Schönheit und Leben. Es stärkt die Nerven und verbreitet über den ganzen Menschen ein Gefühl von Leichtigkeit, Thätigkeit und Wohlseyn, das mit nichts zu vergleichen ist. Es zertheilt alle Stockungen der gröberen und feineren Organe, bringt alle Flüssigkeiten des Körpers in einen gleichförmigen leichten Umlauf, erweicht und schmeidiget alle festen Theile, befördert die Biegsamkeit der Gelenke und erhält die schöne Harmonie in unserem Inneren, von der unsere Gesundheit abhängt. Es entziehet dem Körper auf einige Zeit alle Einflüsse der Athmosphäre, arbeitet allen schädlichen Einflüssen des Klima, der Lebensart u. s. w. entgegen, und verbessert, was die Gesundheitsfeinde des Menschen verderben.

Schon den Völkern der früheren Vorzeit waren kalte und warme Bäder zum Bedürfniß der Reinlichkeit und Erquickung geworden, und schon in den fabelhaften Perioden der egyptischen und griechischen Geschichte finden wir die ersten Spuren des Gebrauchs solcher Bäder. Auch unsere altdeutschen Vorfahren bedienten sich der beyderley Arten von Bädern.

Der diätetische Gebrauch der kalten Bäder in Flüssen, großen Bächen, in Landseen und im offnen Meere kann, so wohlthätig er für den Menschen ist, wenn er zu rechter Zeit und mit nöthiger Vorsicht geschiehet, doch auch leicht nachtheilig und gefährlich werden, wenn die Rücksichten versäumt werden, welche dabey nothwendig genommen werden müssen. Kalte Bäder können im allgemeinen nur in den wärmeren Jahreszeiten der Gesundheit des Körpers zuträglich seyn, und sollten daher auch nur auf diese Jahreszeiten eingeschränkt werden. In diesen Jahreszeiten muß es denn entweder des Morgens nach einem mäßigen Frühstück, oder auch gegen Abend nach vollendeter Verdauung der Mittagsmahlzeit genommen werden. Bey naßkalter windiger Witterung selbst in den warmeren Jahreszeiten, muß man schon sehr an den Gebrauch kalter Bäder gewöhnt seyn, wenn ein kaltes Bad nicht nachtheilig wirken soll. So wohlthätig eine mäßige Bewegung vor dem Gebrauch des kalten Bades ist, so nachtheilig ist es, wenn der Körper vor dem Bade in Schweiß gesetzt wird. Mit schwitzendem Körper in ein kaltes Bad gehen, kann unmittelbar den Tod bringen.

Wenn man ein kaltes Bad gebrauchen will, entblöße man zuerst den Kopf, entkleide dann langsam den übrigen Körper, und lasse den nackten Körper am Ufer erst einige Zeit von der Luft bestreichen, dann wasche man zuerst den Kopf mit Wasser, alsdann den

Hals und die Brust, und dann eile man, sobald wie möglich mit dem ganzen Körper in das Wasser zu kommen. Im kalten Bade muß man nur kurze Zeit, nur fünf und aufs höchste funfzehn Minuten bleiben, sich während des Badens viel im Wasser bewegen, und wenn man das Untertauchen nicht ertragen kann, den Kopf wenigstens mehrmals waschen. Nach geendigtem Bade trockne man sich, so schnell man kann, durch Reiben mit einem trocknen großen Tuche am ganzen Körper wohl ab, kleide sich an und gehe an sonnenreichen Orten spazieren, bis man eine Zeit lang eine wohlthätige Wärme über den ganzen Körper gefühlt hat.

Kalte Bäder bekommen überhaupt nicht allen Constitutionen. Wer z. B. sehr vollblütig ist, an Blutcongestionen leidet, Hämorrhoidalfluß, wohl gar Blutspucken hat, wer Unreinigkeiten im Magen oder in den Gedärmen beherbergt, an einer mehrtägigen Verstopfung leidet, geschwollene Füße, Kopfschmerzen und Schwindel hat, und ein Frauenzimmer, welches die monatliche Reinigung hat, sollte nie Gebrauch vom kalten Bade machen.

Ueberhaupt sollte das kalte Baden unter Aufsicht der Polizey genommen werden, um alle so leicht mögliche Gefahr dabey von den Menschen abzuhalten. Zuerst müssen ein oder mehrere Platze im Wasser zum Baden allein bestimmt, angewiesen und mit Pfählen bezeichnet werden, außerhalb welcher niemand baden darf. An diesen Platzen müssen mehrere Warnungstafeln errichtet, und auf denselben für Unwissende die Vorsichtsregeln beym Baden verzeichnet seyn. Sodann müssen zu zwey verschiedenen Tageszeiten bestimmte Stunden zum Baden festgesetzt seyn, und während derselben muß allemal ein Aufseher, der im Schwimmen geübt ist, dabey zugegen seyn.

Bey den lauwarmen Bädern kommt sehr viel auf die Temperatur derselben an. Am besten ist es, die Badewärme nach dem Gefühle jedes einzelnen Menschen an sich, und nach dem Thermometer im Allgemeinen zu bestimmen. Der der Gesundheit des Menschen im Allgemeinen zuträgliche Wärmegrad des Wassers muß zwischen 24 — 28 Grad Reaumür bleiben. Vor dem Bade muß man, wenn es seyn kann, sich des Urins entledigen, und wenn irgend Neigung zum Stuhlgang da ist, auch diesen vorher besorgen.

Ueber die Zeit des Aufenthalts im Bade sind die Meinungen von jeher verschieden gewesen. Nach meiner Meinung sollte der Aufenthalt im lauen Bade nie länger als aufs höchste ¾ Stunden dauern; ein längerer Aufenthalt im Wasser ist nicht nur zwecklos, weil die Thätigkeit der Haut unmöglich länger wirksam seyn kann, sondern bringt auch leicht anderweitige Nachtheile. Während dieser Zeit des Badens muß man die Temperatur des Wassers gleich zu erhalten suchen, und deshalb von Zeit zu Zeit, wie es die etwa geschehene Abkühlung des Wassers erfordert, etwas warmes Wasser hinzu lassen. Das Bad, was anfangs eine gute

Temperatur hat, kälter werden zu lassen, oder gar kaltes Wasser hinzuzugießen, ist nicht zuträglich. Während des Bades suche man den ganzen Körper bis an das Kinn beständig unter dem Wasser zu erhalten, wasche den Kopf, oder bey langen und dicken Haaren doch wenigstens das Gesicht und den Nacken mit demselben Badewasser, und bewege abwechselnd alle Theile des Körpers, und reibe sie mit einem Schwamme, oder bürste sie mit einer Bürste.

Nach geendigter Badezeit trockne man schnell den ganzen Körper durch Reiben mit trocknen warmen Tüchern oder Laken ab, ziehe erwärmte Wäsche an, bekleide sich sobald als möglich, reibe sich dann, wenn man im Bade den Kopf gewaschen hat, das Haar trocken und mache sich dann bey gutem Wetter eine Bewegung in freyer Luft, bey stürmischer, kalter und regnichter Witterung im Zimmer. Nur wer zu schwächlich und gegen die Einflüsse der Luft und Witterung zu empfindlich ist, mag sich, in einen langen wollenen erwärmten Mantel gehüllet, in ein mäßig erwärmtes Bette legen, und eine kurze Zeit, etwa $\frac{1}{4}$ Stunde, in demselben bleiben, und sich dann erst ankleiden.

So wenig in kalten als warmen Bädern darf man sich der Badekleider bedienen. Soll das Bad dem Körper zuträglich seyn, so muß derselbe durchaus im Wasser unbekleidet seyn, damit die Oberfläche des Körpers so viel als möglich immer vom frischen bewegten Wasser umgeben ist. Wer so lange und dicke Haare trägt, daß man den Kopf nicht wohl waschen kann, setze eine Kappe von Wachstafft über die Haare, und lasse ein zusammengelegtes mit frischem Wasser durchnäßtes Tuch überlegen.

Es gereicht unserer Zeit zu einem nicht geringen Verdienste, daß man in vielen Städten angefangen hat, öffentliche Badehäuser zu errichten. Bey manchen aber möchte ich noch die Erinnerung machen, daß die Einrichtung auch getroffen werden muß, daß unbemittelte Handwerker, Tagelöhner und Dienstboten für ein geringes ihnen erschwingliches Geld, und Arme umsonst auch Bäder erhalten könnten. Dieses würde sowohl für die Gesundheit dieser Menschen überhaupt einen großen Werth haben, als auch besonders zur Verhütung der Entstehung und Verbreitung vieler ansteckenden Krankheiten und besonders auch der Krätze von großem Nutzen seyn.

So hat Berlin gegenwärtig zwey große und vorzügliche Badeanstalten, die Welpersche und die Pechhammersche, deren Benutzung den Einwohnern sowohl, als auch den hier fast beständig anwesenden Fremden nicht genug empfohlen werden kann. Es nimmt mich aber Wunder, daß bey diesen schönen Anstalten die diätetische Anwendung der gemeinen Wasserbäder hier nicht allgemeiner ist. Wenigstens ist in den kälteren Jahreszeiten der diätetische Gebrauch der Bäder hier offenbar zu sparsam. Es liegt hier unstreitig ein Vorurtheil zum Grunde, wodurch die Menschen von dem diätetischen Gebrauche der Bäder im Herbste und Winter abgehalten werden. Es ist nicht zu läugnen, daß gerade in diesen Zeiten das Hautorgan durch die Einflüsse der Jahreszeit und Witterung am ehesten gestört und der Mensch dadurch häufig wenigstens in den Mittelzustand zwischen Gesundheit und Krankheit versetzt wird. Hier kann ein diätetisches Bad den Uebergang aus diesem neutralen Zustande in wirklichen Krankheitszustand am ehesten verhüten, und am leichtesten wieder zur Gesundheit führen: nur muß dabey, und besonders nach dem Bade, die Beobachtung der nöthigen Vorsichtsregeln nicht versäumt werden.

So bestehet auch in meiner Vaterstadt Neustrelitz seit 2 Jahren eine sehr zweckmäßige und schöne Badeanstalt, durch deren Gründung und treffliche Einrichtung der Stifter derselben, der Cammerrath von Kamptz, sich ein nicht geringes Verdienst um alle Einwohner dieser Residenzstadt erworben hat. Außer ihrer zweckmäßigen und schönen Einrichtung an sich verdient von derselben auch noch rühmlichst erwähnt zu werden, daß durch den geringe gesetzten Preis der Bäder zu allen Zeiten des Jahres der Gebrauch derselben überhaupt sehr erleichtert und begünstiget worden ist, und daß auch Unbemittelte und Arme, welche nach einem Zeugnisse eines Arztes der Bäder bedürfen, dieselben jederzeit unentgeldlich in der Anstalt erhalten können. Sollte ich bey dieser Anstalt noch etwas wünschenswerth finden, so wäre es dieses, daß auch noch eine zweckmäßige Einrichtng zum Gebrauch kalter Bäder in dem freyen See, an welchem die Badeanstalt liegt, getroffen würde.

52.

Ueber das Vorurtheil: wenn das Ziel des Menschen da ist, so ist doch alle Mühe und Hülfe vergebens, und was noch leben soll, lebt doch wohl, wenn man in Krankheiten auch nichts gebraucht.

Die Vorurtheile der Menschen, diese Ungeheuer der menschlichen Erkenntniß, haben der Regel nach in der Unwissenheit und dem Mangel an geistiger Kultur ihren Grund. Man nennt sie gemeiniglich Volksvorurtheile. Nichts destoweniger aber kommen sie doch auch eben sowohl unter den vornehmeren Ständen vor, weil ihnen entweder geistige Kultur eben so sehr, als dem gemeinen Volke fehlt, oder weil wegen zu hoch getriebener Kultur bey ihnen die Aufklärung, diese Tochter der Kultur nichts taugt, wie die Tochter einer zu reichen Mutter, gewöhnlich verzärtelt, verzogen wird und schlecht geräth. Ich will von diesen Kindern der Finsterniß hier nur das eine, Gesundheit und Leben unmittelbar angehende, das offenbar auf Unwissenheit in der physischen Selbstkenntniß und Mangel an Aufklärung beruhet, ans Licht ziehen und es in seiner Blöße darzustellen suchen.

Das Ende unseres Lebens, es erfolge früh oder spät, natürlich oder gewaltsam, ist da, wenn die To=

desursache nicht beseitiget werden kann: dieses ist ausgemacht wahr. Daß aber in einem vorkommenden Krankheitsfalle die Todesursache nicht beseitiget werden kann, kann das ein sterblicher Mensch vorher wissen? Woher wollte man es auch wissen? Daher, daß der Mensch in dem vorkommenden Falle dem Tode nicht ausweichen kann? Daher, weil der Tod schon erfolgen wird, wenn das Lebensziel da ist? Wer in der Welt kann einen solchen Schluß rechtfertigen wollen? Dann stürbe auch der Kranke nicht, wenn das Lebensziel nicht da ist, die Lebensgefahr mögte so groß und unvermeidlich seyn, wie sie wollte, es mögte dem Menschen Hülfe geleistet werden, oder nicht! Wie schwankend, wie irrig, wie so ganz grundlos erscheint hier jenes Vorurtheil! Wollen wir Glück und Unglück, Leben und Tod des Menschen unmittelbar von der Vorsehung ableiten, so müssen wir auch in jedem Falle sagen können, daß etwas der göttlichen Bestimmung gemäß erfolgen werde oder erfolgt sey, und daß unser Streben nach etwas, unser Wirken fruchtlos und unnöthig sey. Wodurch ist uns aber der göttliche Wille bekannt? Wozu pflanzte denn der Schöpfer Fähigkeiten nach freyem Willen zu handeln in uns? Weil der Schöpfer das Ziel des Lebens unseren kurzsichtigen Augen verborgen hat, soll darum der Mensch das Leben unbesonnener Weise aufs Spiel setzen?

Wozu bereicherte denn Gott die Schöpfung mit Körpern, die uns in Krankheiten hülfreich seyn können?

Wir finden ja doch, daß diejenigen Körper, welche Menschen als Arzneimittel ausgeforscht haben, größtentheils auch nur allein dazu brauchbar sind. Wozu also diese? Wollten wir sagen: wir sollen diese Mittel nur dann gebrauchen, wenn das Lebensziel noch nicht da ist, so kommen wir wieder in jenen Zirkel des Unverstandes zurück.

Wollten wir dem Kranken den möglichsten Beystand zu seiner Genesung versagen, wie stimmte das mit den Lehren Jesus zusammen! Nirgends heißt es in der Bibel, daß man in Krankheiten unthätig seyn solle, weil solches unnütz wäre, wenn die Sterbestunde da ist. Ja es wird vielmehr in mehreren Stellen der Bibel, der Gebrauch der ärztlichen Hülfe anbefohlen; es wird uns in mehreren Stellen zur Pflicht gemacht, unser Leben auf die möglichste Weise zu fristen. Jesus selbst eilte ja den Kranken zu Hülfe.

Ist der Organismus des Menschen so in Unordnung gerathen, daß er nicht mehr bestehen kann, so können Arzneimittel freylich nicht helfen. Dennoch gebietet Natur, Vernunft und Religion, selbst in der größten Lebensgefahr durch zeitige Anwendung zweckmäßiger Mittel die Lebenserhaltung zu versuchen.

Wir schwächen, zerstören und zerrütten bald aus Vorsatz, bald aus Leichtsinn unsere Gesundheit durch Lebensart, Sitten, Gebräuche, Leidenschaften, Gefahr bringende Handlungen und Beschäftigungen, — und ihren Folgen abzuhelfen wollten wir Bedenken tragen?

Eben so könnte man ja dann auch sagen: der Mensch braucht seinen Hunger nicht durch Speise zu stillen; ist sein Lebensende noch nicht beschlossen, so wird er doch nicht Hungers sterben. Dem eine Ader durchschnitten ist, den braucht man nicht zu verbinden, er wird sich doch nicht tod bluten, wenn sein Lebensziel noch nicht da ist.

Aus dieser kurzen Betrachtung erhellet zureichend, daß das genannte Vorurtheil ein durchaus leeres ist, weil keine vernünftige Gründe jene Meynung unterstützen; daß es durchaus irrig ist, weil es wider die Gesetze der Natur, wider Vernunft und Religion streitet; daß es schädlich ist, weil es dem Kranken die ihm nöthige Hülfe entziehet; und daß es moralisch tadelhaft ist, weil es der moralischen Pflicht, den Nothleidenden Beystand zu leisten, entgegen zu handeln bestimmt.

33.

Ueber den rechten Gebrauch der Arzneimittel.

Mit den Arzneimitteln, diesen so edlen und wichtigen Geschenken der Vorsehung, wird von unzähligen Menschen auf die mannigfaltigste Art Mißbrauch getrieben, als wenn es ganz gleichgültig wäre, ob, wenn und wie der Mensch sie anwendete. Ist es schon nicht gleichgültig, zu wissen, wenn und wie der Mensch von den Nahrungsmitteln den rechten Gebrauch macht, so muß es dem Menschen noch viel wichtiger seyn, zu wissen, wenn und wie er von den Arzneimitteln den rechten Gebrauch macht.

Nahrungsmittel enthalten nur Stoffe, welche zur Ansetzung neuer Theile unseres Körpers, zur Ernährung desselben nothwendig sind. Arzneimittel aber enthalten Bestandtheile, welche auf die den verschiedenen einzelnen Organen des Körpers beywohnenden Kräfte wirken und dieselben abändern. Als zwischen beyden stehend kann man noch gewisse die Kräfte verändernde Speisezusätze und Getränke, als Gewürze, Wein und andere geistige Getränke betrachten. Der Nahrungsmittel ist der Mensch sein ganzes Leben hindurch bedürftig der Arzneimittel aber nur einzig und allein in wirklichen Krankheiten, also auch nicht einmahl in demjenigen Zustande, in welchem er weder eigentlich gesund, noch eigentlich krank ist, in dem Mittelzustande zwischen Gesundheit und Krankheit, der zwar gemeiniglich die Anlage zu irgend einer Krankheit ausmacht, aber noch nicht Krankheit selbst ist.

Dennoch finden wir es gar häufig daß Menschen in dem Wahne stehen, daß sie durch den Gebrauch von Arzneimitteln sich aus diesem neutralen Zustande wieder in den Zustand der Gesundheit versetzen, und den Uebergang aus jenem Zustande in den Zustand der Krankheit verhindern könnten und müßten. Wir finden gar häufig Menschen, welche glauben, daß sie jedes mit jenem neutralen Zustande verbundene Gefühl der Ungemächlichkeit durch den Gebrauch der Arzneimittel verscheuchen könnten und müßten. Ja wir finden wohl gar ganz gesunde und von den unangenehmen Gefühlen jenes neutralen Zustandes noch ganz freye Menschen, welche sich überreden, daß sie ihre Gesundheit durch den Gebrauch gewisser Arzneimittel, durch Brunnen- und Badekuren, durch Molkentrinken u. dgl. befestigen könnten und müßten.

Es ist als ausgemacht gewiß anzunehmen, daß kein Gebrauch von Arzneimitteln sowohl im Zustande der Gesundheit, als auch in dem Mittelzustande zwischen Gesundheit und Krankheit ohne wirklichen Nachtheil für die Gesundheit und Lebensdauer geschiehet. Denn durch die Arzneimittel werden je nach der Beschaffenheit ihrer

Wirkungsart die festen Theile entweder unnatürlich gereizt und die Thätigkeit der Lebenskraft zu sehr erhöhet, oder auch geschwacht, der Zusammenhang der Fasern bekömmt entweder einen übermäßigen Zuwachs oder einen Mangel, die Säfte werden entweder zu schnell im Körper herumgetrieben, oder ihr Kreislauf wird vermindert, die Säfte werden entweder flüssiger oder dicker gemacht, die Ab- und Aussonderungen entweder vermehrt oder vermindert. Bey dem Tode gar vieler Menschen würde daher die Grabschrift passen, welche einst in Italien an das Grabmahl eines Schwächlings gesetzt war: Stavo ben, ma per star meglio, sto qui! (ich befand mich wohl, weil ich mich aber noch besser befinden wollte, befinde ich mich hier). Würde aber auch wirklich durch Arzneimittel den Unvollkommenheiten des natralen Zustandes auf eine kurze Zeit abgeholfen, kann doch diese Wirkung nur sehr vorübergehend seyn, und das Wiederkehren des vorigen Zustandes und noch dazu im verstärkten Grade nicht verhindern, und die Folge bleibt immer, daß der Mensch sich an die Arzneimittel so gewöhnt, daß die Verrichtungen seines Organismus nicht mehr ohne Arzneimittel geschehen können, und daß dann in wirklichen Krankheiten die Arzneimittel nicht mehr die wohlthätige Wirkung äußern, die sonst von ihnen zu erwarten gewesen wäre.

Wie oft siehet man z. B. nicht Menschen leben, als wenn sie nur bestimmt wären, der Welt mit ihrem Magen zu nützen, und dann, wenn sie sich bald durch den Genuß nachtheiliger Speisen und Getränke, bald durch Unmäßigkeit im Genuß an sich gesunder Speisen und Getränke in den Mittelzustand zwischen Gesundheit und Krankheit gebracht haben, sogleich bald zu Brechmitteln, bald zu Purgirmitteln, bald zu Digestivmitteln, bald zu magenstärkenden Mitteln allerley Art greifen, dabey aber keineswegs von jenen diätetischen Sünden abgehen!

Wie oft siehet man Menschen leben, als wenn die Befriedigung des Geschlechtstriebes allein ihre Bestimmung wäre, und dann, wenn sie durch Vergeudung der edelsten Säfte, durch Verschwendung der schönsten Kräfte sich in den neutralen Zustand versetzt haben, zu stärkenden innerlichen und äußerlichen Arzneimitteln allerley Art ihre Zuflucht nehmen, ohne jedoch von den Sünden der Wollust abzulassen!

Wie oft siehet man Menschen die widersinnigsten Moden in der Kleidertracht mitmachen, und, wenn sie dadurch in den Mittelzustand zwischen Gesundheit und Krankheit gekommen sind, sogleich Arzneimittel gebrauchen, um den lästigen Gefühlen dieses Zustandes abzuhelfen, aber ganz und gar nicht daran denken, daß eine Aenderung in der Kleidertracht, ein Ablassen von einer unsinnigen Mode allein zureichend seyn kann, sich wieder in den Zustand der Gesundheit zu versetzen.

In allen diesen und unzähligen anderen Fällen machen die Menschen sich offenbar eines Mißbrauchs der Arzneimittel zu ihrem größten Nachtheil schuldig, indem

sie

sie durch unzeitigen und häufigen Gebrauch der Arzneimittel ihre Gesundheit vollends zerstören. Sollte man nicht glauben, es wäre den Menschen das Heer der durch unnatürliche Lebensart, durch Luxus, Sittenverderbniß und Ausschweifung, durch eigene oder fremde Schuld sich erzeugenden Krankheiten noch nicht groß genug, wenn man siehet, daß sie sich auch noch durch unzeitigen Gebrauch der Arzneimittel krank machen wollen? Nicht genug kann ich daher vor dem unzeitigen und unter den höheren Ständen so üblichem, öfterem, fast täglichem Gebrauch der Arzneimittel im Zustande der Gesundheit und in dem Mittelzustande zwischen Gesundheit und Krankheit warnen.

Eigene Erfahrung hat mich überzeugt, daß die Menschen auch in wirklichen Krankheiten, wo die Arzneimittel allein an ihrem rechten Orte sind, unendlich häufig Mißbrauch von den Arzneimitteln machen, weil sie durchaus nicht verstehen, wie man in Krankheiten von den Arzneimitteln rechten Gebrauch machen muß, um auf die schnellste und sicherste Weise die Krankheiten zu heben. Ich bemerke deshalb über den rechten Gebrauch der Arzneimittel in wirklichen Krankheiten hier Folgendes.

Die Beförderung der Heilung einer Krankheit geschiehet entweder auf eine negative oder eine positive Weise. Die negative bestehet in der Wegräumung der Ursachen der Krankheiten, die positive, in der äußerlichen oder innerlichen Anwendung gewisser Mittel, welche wir eigentlich Arzneimittel nennen, und welche die Kraft haben, einen der Krankheit entgegengesetzten Zustand im Menschen hervorzubringen, oder gleichsam eine Art von künstlicher Krankheit zu erregen, durch welche die vorhandene Krankheit gehoben wird. Obgleich es hier nur mein Zweck ist, von den positiven Heilmitteln zu reden, so kann und darf ich doch nicht ganz unberührt lassen, daß die negativen Mittel zur Heilung der Krankheiten eben so nothwendig sind, als die positiven, und daß auch bey dem richtigsten Gebrauch der eigentlichen Arzneimittel der Zweck leicht ganz verfehlt und seine Erreichung entweder ganz unmöglich gemacht, oder doch sehr erschwert werden kann, wenn man die negativen Heilmittel ganz unbeachtet lassen will. Ich erwähne dieses hier, weil die Erfahrung gar häufig beweiset, daß Menschen in Krankheiten willig und eifrig alle Arzneimittel verschlucken, welche ihnen von Aerzten verordnet werden, aber die in ihrer Lebensweise liegenden Ursachen der Krankheiten dabey immer fortwirken lassen, und durch neue Unzweckmäßigkeiten in der Lebensordnung auch der Heilung neue Hindernisse in den Weg legen.

In Hinsicht der eigentlichen Arzneimittel ist von ihrem rechten Gebrauche gar manches zu erinnern, was von einem jeden Kranken recht sehr beherziget zu werden verdient, wenn er der Erreichung seines Zwecks gewiß seyn will. Ich bemerke Folgendes:

1. Kein Kranker darf in einer Krankheit andere Arzneimittel gebrauchen, als welche ihm von einem rechtmäßigen Heilkünstler nach vorhergegangener Prüfung seines Zustandes vorgeschrieben worden sind. So häufig es auch seyn mag, daß Menschen in Krankheiten jedem ihnen von Layen ertheilten Rathe folgen, und sich von ihnen vorgeschlagene entweder selbst einmahl gebrauchte oder von Anderen erhaltene Rezepte machen lassen, und dann die nach ihnen bereiteten Arzneimittel in Gebrauch nehmen; oder daß sie in Krankheiten Arzneimittel, die ihnen selbst zu anderen Zeiten ein- oder mehrmahls schon hülfreich waren, gebrauchen, ohne weiter einen Arzt darüber zu befragen; so häufig, sage ich, dieses auch seyn mag, so kann man doch allgemein annehmen, daß nur Unverstand und Aberglaube oder Vorurtheil Menschen zu einem solchen Verfahren in Krankheiten bringen können. Denn ganz gleiche Krankheitszustände können weder bey einem und demselben Individuo, noch weniger bey zwey verschiedenen Individuen zwey oder mehrmahls vorkommen: es kann also auch ein und eben dasselbe Arzneimittel in verschiedenen Krankheitszuständen nie gleich zweckmäßig, gleich heilsam seyn. Könnten aber auch wirklich gleiche Krankheitszustände vorkommen, so ist es doch einem Layen unmöglich, die Gleichheit der Krankheitszustände zu erkennen: da zum richtigen Erkennen eines Krankheitszustandes viel mehr gehört, als auch der allergebildetste Laye verstehen kann.

2. Kein Kranker darf die Arzneimittel zu beliebigen Zeiten nehmen, sondern genau zu den bestimmten Stunden, welche der Arzt vorgeschrieben hat. Es kommt beym Gebrauch der Arzneimittel zu viel darauf an, zu welchen Zeiten dieselben genommen werden, theils weil die Wirkungsart eines Arzneimittels an sich nicht zu allen Zeiten gleich ist, theils weil der Arzt, je nachdem er die Wirkung der Arzneimittel haben will, jedesmahl die Eintheilung der Zeit berechnet und vorgeschrieben hat.

Auch ist es durchaus nothwendig, darauf zu achten, daß die Arzneimittel nicht kurz vor oder gleich nach dem Genusse von Nahrungsmitteln genommen werden, theils können sie selbst dann nicht die Wirkung haben, die sie haben sollten, theils stören sie die Verdauung der Nahrungsmittel, und schaden also auf eine doppelte Weise.

3. Kein Kranker darf die Arzneimittel in einer beliebigen Quantität und Gabe zu sich nehmen, sondern er muß, in Hinsicht der Gabe und des Maaßes, genau des Arztes Vorschrift befolgen. Ein Kranker kann sich durch Nichtbefolgung dieser Regel mit den heilsamsten Mitteln entweder die Genesung sehr verzögern, oder seine Krankheit unendlich verschlimmern, oder auch sonst seiner Gesundheit noch nach der Genesung den größten Schaden bringen, oder sich wohl gar den Tod zuziehen. Viele Menschen denken oft: viel hilft viel,

und nehmen aus Unverstand doppelt so viel, als ihnen vorgeschrieben ist. Manche sind von der entgegengesetzten Seite mit der vorgeschriebenen Gabe unzufrieden, und nehmen entweder aus Furcht vor der Wirkung, oder aus Ekel, oder aus sonst einem Grunde nur die Hälfte der vorgeschriebenen Gabe. Alle handeln offenbar gegen sich selbst.

4. Ein jeder Kranker muß dafür Sorge tragen, daß er die Arzneimittel von guter Beschaffenheit bekommt, und daß sie auch ihre gute Beschaffenheit behalten.

Kranke auf dem Lande können leicht großen unersetzlichen Schaden leiden, wenn nicht dafür gesorgt wird, daß das Holen der Arznei aus der Stadt so geschiehet, daß die Arznei in ihrer guten Beschaffenheit erhalten wird. Wie oft ist es wohl nicht der Fall, daß flüssige Arzneien, als Decocte, Mixturen, Säfte, auch wohl Lattwergen, wenn sie in heißen Sommertagen eine oder mehrere Meilen weit die heißeste Zeit des Tages hindurch unterweges sind, dabey wohl gar von einem reitenden Boten oder zu Wagen transportirt tüchtig geschüttelt werden, schon gährend und verdorben bey den Kranken ankommen, oder doch bald nachher verderben! Was ist von einer solchen Arznei dann wohl zu erwarten? Wie oft ist es wohl nicht, daß flüssige Arzneien, in kalten Wintertagen transportirt, gefroren bey den Kranken ankommen und erst aufgethauet werden müssen, um sie wenigstens trinkbar zu machen! Kann eine solche Arznei wohl so nützen, wie sie nach der Absicht des Arztes sollte? Wie oft geschiehet es endlich nicht auch, daß Pulver und Pillen in Regenwetter transportirt und nicht zureichend verwahrt, durchnäßt bey den Kranken ankommen! Muß da, wenn auch wirklich die Mittel selbst ihre gute Beschaffenheit nicht verloren hätten, wenigstens nicht die nach der Vorschrift beabsichtigte Gabe des Mittels zweifelhaft werden?

Wie häufig ist es nicht, daß Menschen sowohl auf dem Lande als in der Stadt, wenn sie die Arzneimittel auch in der besten Beschaffenheit bekommen haben, gar keine Sorge tragen, sie in ihrer guten Beschaffenheit zu erhalten. Pulverschachteln werden oft an nasse Orte hingestellt, wo die Feuchtigkeit neben dem Boden in die Schachteln dringen und das Pulver durchziehen kann. Schachteln oder Hafen mit Pillen werden oft neben heißen Oefen oder an eine von der Sonne erhitzte Stelle gesetzt, wo sie oft so austrocknen, daß sie im Magen und Darmcanal gar nicht mehr aufgelöset werden. Gläser mit Decocten, Mixturen, Säften, Tropfen und Linimenten, und Häfen oder Kruken mit Lattwergen werden unverbunden und unverpfropft hingestellt, so daß sie je nach ihren Bestandtheilen entweder durch den Zutritt der Luft leichter ins Verderben übergehen, oder durch die Luft decomponirt werden, oder ihre Kraft verdunsten. Oder sie werden auch an warme Orte gestellet, wo sie durch die Wärme verderben. Können so gehaltene Arzneimittel wohl von der Wirksamkeit für den Kranken seyn, wie sie sollten?

5. Keinem Kranken muß das Nachtrinken nach den genommenen Arzneimitteln gleichgültig seyn; er muß wissen und beobachten, was und wie viel er nachtrinken darf. Durch zu vieles Nachtrinken werden die genommenen Arzneimittel zu sehr verdünnt und ihre Wirkung geschwächt. Durch Nachtrinken eines verkehrten und unpaßlichen Getränks wird die Wirkung der Arzneien zerstört, oder doch wenigstens gestört.

6. Kein Kranker muß früher den Gebrauch der Arzneimittel beendigen, als es der Arzt bestimmt. Es kann leicht die von dem Arzte beabsichtigte Wirkung des gebrauchten Arzneimittels noch nicht vollendet, oder nicht so vollständig seyn, als es der Arzt haben will. Es kann auch die Wirkung eines Arzneimittels der Art seyn, daß noch andere Mittel erfordert werden, um anderweitigen nachtheiligen Folgen von dem vorhergegangenen nothwendig gewesenen Gebrauche eines Arzneimittels vorzubeugen, oder die bereits wirklichen Folgen zu heben. Es kann also leicht durch die Unterbrechung eine neue Krankheit hervorgebracht werden.

34.

Ueber den rechten Gebrauch der Aerzte.

Nichts ist edler als Leben und Gesundheit, hört man aus jedes Menschen Munde, und doch — ich darf es dreist behaupten — verfahren die Menschen jedes Standes häufig, als ob das Gegentheil von dem, was ihr Mund ausspricht, ihre Ueberzeugung wäre! Siehet man nur allein auf die Art, wie sie von den Aerzten Gebrauch machen, so wird man zureichende Bestätigung jener Behauptung finden.

Im Zustande der Gesundheit bekümmert man sich gemeiniglich gar nicht um die Aerzte, wenigstens nicht um das, was ihre Wissenschaft zur Erhaltung der Gesundheit und zur Verhütung der Krankheiten, die Menschen in Anwendung auf ihre specielle Constitution, Lebensart, Lage und Verhältnisse lehren könnte. Die Menschen genießen, was ihnen behagt, ohne Unterschied, bestimmen sich ihre Lebensweise unbekümmert, ob dieselbe ihrer körperlichen Verfassung zuspricht oder nicht, sie nehmen Veränderungen in derselben vor, wie Laune, Leidenschaft und Convenienz sie darauf führen, ohne Sorge, ob ihre Körperverfassung solche Veränderung gut zu machen im Stande ist oder nicht, ob sie körperlich für dieselbe geeigenschaftet sind oder nicht: kurz sie bekümmern sich bey allen den unzähligen auf die Erhaltung der Gesundheit und Verhütung der Krankheiten doch so wesentlichen Einfluß habenden Dingen gar nicht um das Urtheil derjenigen Männer, die allein durch ihre Wissenschaft im Stande sind, den Körper- und Gesundheitszustand der Menschen und die Verhältnisse der Außendinge zur Gesundheit richtig zu erkennen und zu beurtheilen.

Man hört zwar häufig in Gesellschaften, in welchen Aerzte zugegen sind, besonders bey Mahlzeiten, den Aerzten die Frage vorwerfen: ist das oder jenes gesund? und siehet doch gemeiniglich, die Antwort mag bejahend oder verneinend ausfallen, die Menschen das Befragte ungestört und oft im Uebermaaße thun und genießen; wie überhaupt in den Gesellschaften der großen Welt oft Fragen gethan werden, um deren Beantwortung es den Fragenden gar nicht zu thun ist, indem diese sich gar häufig schon wieder an einen andern wenden, ohne die Antwort abzuwarten.

Eltern besorgen die physische Erziehung ihrer Kinder, ohne von ihrer vernünftigen Leitung auch nur einen Begriff zu haben, selbst, ohne einen Arzt darüber zu befragen. Sie bestimmen ihre Kinder zu Arbeiten und Geschäften, ohne nach ihrer körperlichen Fähigkeit dazu zu fragen, sie widmen sie einem Stande, ohne einen Arzt zu Rathe zu ziehen, ob der Stand ihrem Körper, ihren Kraften und ihrer Gesundheit angemessen ist oder nicht. Eltern verheirathen ihre Kinder, ohne das Urtheil eines Arztes darüber zu vernehmen, ob sie zum Heirathen fähig sind oder nicht, und ob gegen den gewählten Gegenstand von physischer Seite etwas, was das Glück und die Zufriedenheit ihrer Kinder stören, und ihrer Gesundheit gefährlich werden könnte, zu sagen ist, oder nicht. Mutter bestimmen sich ohne Zuratheziehung des Arztes selbst, ob sie ihre Kinder selbst stillen, oder sie auf andere Weise ernähren wollen, unbekümmert, ob die gewählte Weise der Ernährung zu ihrem und ihrer Kinder Besten gereicht oder nicht. Kurz es wird in jeder Hinsicht von dem Arzte in Rücksicht des für Individuen und Staaten gleich wichtigen Theils seiner Wissenschaft der Gesundheiterhaltungskunde wenig oder gar nicht Gebrauch gemacht.

Anders ist es freylich mit dem Gebrauch des Arztes in Krankheiten. Hier wird zwar wohl von dem Arzte Gebrauch gemacht, aber selten auf die rechte Weise.

Man sollte mit der größten Vorsicht und Behutsamkeit seinen Arzt wählen, um denjenigen zu bekommen, dem man nach seiner Individualität mit vollem Vertrauen die Sorge um seine Gesundheit und sein Leben überlassen zu dürfen glauben kann. Wie leichtsinnig verfährt man aber häufig in der Wahl seines Arztes! Viele Menschen glauben dann oft ihren Fehler dadurch wieder gut zu machen, daß sie, wenn sie sich durch die leichtsinnige Wahl ihres Arztes betrogen glauben, entweder einen anderen Arzt wählen, oder neben ihrem er=

sten Arzte noch einen oder wohl gar mehrere andere Aerzte gebrauchen. Wie sehr betrügen aber dann solche Menschen sich selbst.

Ferner sollte man, um von dem Arzte den möglichsten Nutzen zu ziehen, ihn allemahl gleich zu Anfange der Krankheit zu Rathe ziehen. Unzählige Mahle wird dieses aber unterlassen: oft will man wohl gar erst eine Gelegenheit abwarten, den Arzt am dritten Orte zu sprechen, um ihn dann discursweise zu consuliren. Bald vermeidet man es der Kosten wegen, entweder aus wirklichem Unvermögen, oder aus Geiz. Bald scheuet man aus Weichlichkeit gegen sich entweder den Geschmack der Arzneien, oder die zu befolgende Lebensordnung. Bald liegt das Vorurtheil, daß sich der Körper, wenn man bey Krankheiten allemahl gleich etwas gebrauchen wollte, zu sehr an Arzneien gewöhnt, zum Grunde. Man denkt gar nicht daran, wieviel dadurch gewagt wird, wie leicht die Krankheit an sich so zunehmen kann, daß der späterhin zu Hülfe gerufene Arzt sie nicht mehr zu heilen im Stande ist, sondern sich nur mit der Linderung der schweren Zufälle begnügen muß, wie leicht man eine auch an sich leichte Krankheit durch ein derweile beobachtetes verkehrtes Verhalten zu jenem Grade der Verschlimmerung bringen kann, wie leicht die Kräfte des Körpers dabey leiden können, und wenigstens die Genesung verzögert werden kann, wie lebensgefährlich insbesondere diese Versäumniß bey allen anhaltenden Fiebern, bey Entzündungen, bey Schlagflüssen, Ruhren, schweren Geburten, bedeutenden Verletzungen, hitzigen Kinderausschlägen und mehreren anderen Krankheiten leicht werden kann.

Ferner sollte man den zu Rathe gezogenen Arzt auf keine Weise verhindern, zur erforderlichen Kenntniß der Krankheit, die er heilen soll, gelangen zu können, weil er nicht eher eine Krankheit zu heilen im Stande ist, bis er ihre Natur, ihren gegenwärtigen Stand und ihre Ursachen genau erkannt hat. Wie selten wird aber dem Arzte genau und getreu der Verlauf der Krankheit von ihrem Entstehen bis zu der Zeit, da der Arzt hinzukommt, erzählt! Wie häufig ist man demselben in seinen weiteren Nachforschungen über die Krankheit entgegen! Wie selten giebt man getreu und wahrhaft an, ob schon etwas und was dagegen gebraucht, und welche Lebensweise bis dahin geführt worden ist! Wie oft wird dem Arzte etwas, was entweder das vorher geführte Leben, oder die Veranlassung zur Krankheit, oder die Krankheit selbst angehet, verschwiegen oder verborgen gehalten! Wie oft wird bald die Schilderung mäßiger, schmerzhafter oder doch krankhafter Gefühle über die Maßen vergrößert und etwas viel gefahrlicher gemacht, als es wirklich ist, bald die Beschreibung bedeutender und wichtiger Umstände dagegen zu leicht gemacht, und so der Arzt auf die mannigfaltigste Weise hintergangen und an der richtigen Erkenntniß der Krankheit gehindert.

Ferner sollte man dem Arzte auf keine Weise ein Hinderniß in den Weg legen, dasjenige anwenden zu können, was er zur Heilung nöthig findet, vielmehr alle seine Verordnungen auf das gewissenhafteste befolgen. Wie oft weigern sich aber Kranke, dieses oder jenes verordnete Mittel in Gebrauch zu ziehen, wie oft nehmen sie die verordneten Mittel nicht in der vorgeschriebenen Gabe, nicht zu den bestimmten Zeiten, nicht so lange als es der Arzt nöthig findet, oder länger als er es will! Wie oft gebrauchen Kranke neben den vom Arzte verordneten Mitteln noch andere ihnen von Layen angerathene, oder setzen jene wohl gar bey Seite, und brauchen diese, und machen den Arzt doch glauben, als hätten sie nur jene angewendet! Wie oft befolgen Kranke in Hinsicht der Lebensart nur denjenigen Theil der ärztlichen Vorschrift, der ihnen behagt, oder machen andere willkührliche Abänderungen!

Ueberhaupt sollte der Kranke dem Arzte, den er zu Rathe ziehet, sein völliges Vertrauen schenken, weil nichts die Bemühungen des Arztes selbst und ihren Erfolg so sehr stört, als wenn dem Kranken das Vertrauen zu seinem Arzte fehlt. Der Kranke sollte aber auch durch sein ganzes Betragen dem Arzte Vertrauen zu ihm einflößen, weil dadurch das theilnehmende Gefühl des Arztes, welches unbestritten für den Kranken von den wohlthätigsten Folgen ist, am mehrsten erhalten und befördert wird. Wie sehr wird aber hierin auf die mannigfaltigste Weise von gar vielen Menschen gefehlt, ohne zu bedenken, daß sie sich selbst großen Schaden dadurch thun, und gegen den Arzt die größte Ungerechtigkeit von der Welt ausüben. Nicht leicht ist wohl in irgend einem Verhältnisse in der Welt Herzlichkeit von wohlthätigeren Folgen für beyde Theile, als in dem Verhältnisse des Arztes und des Kranken. O Allgewalt der Herzlichkeit, wer kennt dich genug, wer ehrt dich nach Würde!

Mögten doch alle Menschen in gesunden sowohl als in kranken Tagen von den Aerzten den rechten Gebrauch machen lernen! Wahrlich es könnte die Menschheit des Segens unendlich viel mehr aus der Arzneiwissenschaft schöpfen.

35.

Daß der Gebrauch der Frühlingskuren häufig ein Mittel sey, die Gesundheit zu zerstören.

In mehreren Ländern ist unter sehr vielen Menschen der Gebrauch, im Frühjahre aus eigenem Triebe oder nach Empfehlung anderer Menschen eine sogenannte Frühlingskur zu gebrauchen, herrschend. Daher hört man dann im Frühjahre fast in allen Gesellschaften die Modeunterhaltung von dem, was jeder als Frühlingskur gebraucht, und wie man zu anderen Jahreszeiten nach dem Befinden frägt oder vom Wetter spricht, so ist im Frühjahre die allgemeine Frage: was gebrauchen Sie in diesem Frühjahre?

Der Gebrauch der Frühlingskuren ist aber auf solche Weise der Gesundheit gewöhnlich geradezu nachtheilig. Es wird daher, obgleich ich in dem Aufsatze über den rechten Gebrauch der Arzneimittel schon manches hieher zu beziehende gesagt habe, eine besondere kurze Betrachtung dieses Gegenstandes hoffentlich nicht ganz ohne Nutzen seyn.

Ich will zuerst die Gründe, welche diesem unseligen Gebrauche gewöhnlich untergelegt werden, aufführen und den Unsinn derselben zu zeigen suchen, ehe ich mich in eine Betrachtung der verschiedenen Arten der Frühlingskuren und in die Schilderung ihrer Nachtheile einlasse.

1. Es bedienen sich Menschen, die alle Ursache haben sich zu den Gesunden zu zählen, der Frühlingskuren, um sich durch dieselben die Fortdauer der vorhandenen Gesundheit sichern zu wollen.

Es ist allgemein anerkannt, daß der lebende menschliche Körper in der harmonischen Einheit aller seiner Funktionen sich dadurch erhält, daß er sich Stoffe von außen assimilirt und sich daraus reproducirt. Dadurch ist zwar von der einen Seite betrachtet der lebende menschliche Körper von der äußeren Natur abhängig und wird beständig durch dieselbe zur Wirksamkeit bestimmt. Von der anderen Seite betrachtet aber schützt er sich auch selbst gegen alle Einwirkungen von außen, und erhält sich selbst als eigene Natur nur dadurch, daß er alles von außen einwirkende wenn es dem Organismus feindlich ist durch eigene Thätigkeit zurückstößt oder abhält, alles aber, was wirklich in die Sphäre seiner eigenen Wirksamkeit tritt, unter die Form seiner eigenen Existenz zwingt und dadurch, jener vorhin genannten Abhängigkeit ungeachtet, seine eigene Selbstständigkeit behauptet. Wenn nun also einem jeden lebenden menschlichen Körper seine ihm eigenthümliche seiner Individualität angemessene Assimilation und Reproduction zukommt: so entstehet daraus die Gesundheit des Körpers, welche

sich

sich durch die Vollkommenheit und Stärke aller Thätigkeiten des Organismus offenbaret. Er ist also sich selbst zur Erhaltung der Gesundheit genügend, und der Mensch hat um gesund zu bleiben nichts weiter zu thun nöthig, als nur seine dem Temperamente, der Constitution, dem Geschlechte, dem Stande, den Zeiten nicht nur des Tages und Jahres, sondern auch des Lebens selbst gemäße Lebensweise so zu führen, daß der Körper sich selbst gesund erhalten kann. Besondere Mittel zur Erhaltung der Gesundheit außer ihm kann es also nicht geben, und alles, was Menschen dafür ansehen, ist ohne Unterschied nur Mittel die Gesundheit zu zerstören.

Gesunde Menschen also, welche durch Frühlingskuren ihre Gesundheit erhalten wollen, thun offenbar etwas, wodurch sie den menschlichen Körper an der eigenen Erhaltung seiner Gesundheit stören. Menschen, die im Zustande der Gesundheit Frühlingskuren gebrauchen, handeln daher gerade so, als ob sie der Gesundheit überdrüssig wären: obgleich sie es in ihrer Einfalt thun, um entweder nicht krank werden, oder noch gesunder werden zu wollen. Schon viele Menschen haben diese unsinnige Thorheit mit dem Verluste wenn nicht ihres Lebens, doch ihrer Gesundheit büßen müssen.

2. Frühlingskuren werden aber auch häufig, und mehr noch von Menschen gebraucht, die sich in dem Mittelzustande zwischen Gesundheit und Krankheit be-

finden, um den Uebergang aus diesem neutralen Zustande in den Zustand der wirklichen Krankheit verhindern zu wollen. Sie meinen nämlich, bey irgend einem oder dem anderen eintretenden Gefühle des Uebelseyns, das von einer auf irgend eine Weise zugelassenen Unordnung in der Lebensweise abhängig, aber noch keinesweges Krankheit ist, der Ausbildung einer wirklichen Krankheit durch jene Kuren zuvorkommen zu können, und sich durch dieselben aus jenem Zustande des Uebelbefindens wieder zur Gesundheit zurückführen zu können. Ist aber das, was ich oben von der Fähigkeit des menschlichen Körpers, sich selbst gesund erhalten zu können, gesagt habe, wahr: so erhellet von selbst, daß alles nicht assimilirbare und nicht zur Reproduction dienliche, was man von außen in den Körper bringt, die harmonische Zusammenwirkung aller Funktionen nothwendig erst recht stören und um so eher und sicherer zur Entwickelung und Ausbildung einer wirklichen Krankheit führen muß.

3. Frühlingskuren werden auch oft von unwissenden und unverständigen Menschen ohne allen sich auf die Gesundheit beziehenden Zweck gebraucht, bloß entweder um einen Vorwand zu haben, daß sie sich auf einige Wochen den Geschäften entziehen können, oder um Gelegenheit zu haben, die Gesellschaft anderer Kurgäste genießen zu können, oder um ein Mittel zu finden, daß sie die Aufmerksamkeit anderer Menschen auf sich zie-

hen, oder um sich ein vornehmes Ansehen zu geben, indem unter den Vornehmen die Mode der Frühlingskuren am häufigsten ist. Sie betrachten also die Kuren als etwas ganz gleichgültiges für die Gesundheit des Menschen. Welch ein Unverstand hiebey zum Grunde liegt, brauche ich nach dem was bereits gesagt worden ist hier nicht weiter zu zeigen.

4. Frühlingskuren werden endlich auch oft von Menschen, die wirklich krank sind, auf die widersinnigste Weise gebraucht. Viele gebrauchen sie ohne Verordnung eines Arztes entweder nach eigener Wahl, oder nach dem Anrathen anderer, ohne zu wissen, ob die gewählte Kur überhaupt ihrem Krankheitszustande angemessen ist oder nicht, und wenn sie es wirklich ist ohne eine bestimmte Anleitung zu haben, wie sie ihrem Krankheitszustande gemäß auf eine zweckmäßige Weise gebraucht werden und wie die Lebensordnung dabey beschaffen seyn muß, wenn nicht eines dem andern entgegenwirken und dadurch entweder die vorhandene Krankheit verschlimmert oder eine neue Krankheit hervorgebracht werden soll. Wie blind führen oft Menschen auf solche Weise sich erst recht in das Verderben hinein, wie oft müssen sie diesen ihren Unverstand durch Herbeyführung schwerer Krankheiten oder durch Veranlassung eines langwierigen Kränkelns büßen.

Daß auch bisweilen Aerzte in Verordnung der Frühlingskuren zu weit gehen, der Laune ihrer Kranken zum offenbaren Nachtheil derselben nachgeben, oder zu leichtsinnig dabey verfahren, will und kann ich zwar nicht in Abrede seyn, es gehöret dieses aber eigentlich nicht hieher.

Die gewöhnlichsten Frühlingskuren sind entweder die Anwendung des Aderlasses, oder das Nehmen der Brech= und abführenden Mittel, oder der Gebrauch der Kräutersäfte und der Molken, oder das Trinken der Mineralwässer, oder die Anwendung der Mineralbäder.

Unter allen Säften, welche der menschliche Körper bey sich führet, ist unbestritten keiner so wichtig als das Blut, weil in der Bereitung desselben die Gränze aller Assimilation äußerer Materien, und die Quelle aller specifischen Assimilationen für die verschiedenen Organe liegt. Bey keinem anderen Safte des menschlichen Körpers kann also auf die Quantitat und Qualität desselben für den Organismus selbst so viel ankommen, als gerade bey dem Blute. Ist es also nicht ein offenbarer Unsinn, wenn Menschen es sich aus einem der oben angeführten Gründe zum Gesetz machen, im Frühjahre aus der Ader zu lassen? Beraubt sich der Mensch nicht offenbar des wichtigsten von den die Wirksamkeit des Organismus bestimmenden Mitteln? Aeußern sich die nachtheiligen Folgen eines solchen Verlustes auch wirklich nicht allemahl unmittelbar und bemerklich, so sind sie deshalb doch nicht weniger unausbleiblich, und stören allemahl die zur Gesundheit nothwendige Harmonie der Kräfte und Säfte. Man will durch den Aderlaß Vollblütigkeit verhüten, und gibt doch offenbar durch die veranlaßte Schwächung der Gefäße wirklich erst zur Entstehung der Vollblütigkeit Gelegenheit, und störet das Gleichgewicht der festen und flüssigen Theile, welche beyde aus dem Blute kommen, und macht, daß die Natur des Menschen unvermögender wird zur eigenen Erhaltung der Gesundheit.

Man bedient sich ferner oft bey dem vollen Genusse der Gesundheit zur Frühlingskur der Brech- und abführenden Mittel, indem man voraussetzt, daß sich in dem gesunden menschlichen Magen und in den Gedärmen das Jahr hindurch wie in einem Küchentopfe, in dem eine ganze Zeit hindurch gekocht wurde, Unreinigkeiten ansetzen, von denen sie dann im Frühjahre einmahl gereiniget werden müssen, um sie gesund zu erhalten und den Körper für Nahrungsstoff zu Krankheiten zu bewahren. Wie offenbar falsch ist aber eine solche Ansicht des menschlichen Organismus, wie irrig sind die dabey zum Grunde liegenden Vorstellungen, wie zwecklos das Verfahren! Als wenn Gesundheit nicht selbst das sicherste Verwahrungsmittel vor Unreinigkeiten (wenn ich mich dieses Ausdrucks auch bedienen darf) wäre, als wenn Gesundheit sich selbst nicht am besten befestigte und verwahrte! Ja wird nicht sogar durch jenes Verfahren offenbar das entgegengesetzte von dem, was man bewirken will, herbeygeführt? Werden nicht durch beyderley Mittel dem Organismus Säfte entzogen, die zur eigenen Erhaltung der Gesundheit demselben nothwendig sind? Wird nicht durch sie der Nahrungskanal in einen Schwächezustand versetzt, nicht die Assimilation und Reproduction gestört, nicht der Organismus an der ruhigen und ungestörten Wirkung zur eigenen Erhaltung der Gesundheit gehindert, und so dadurch der Grund zu Krankheiten geleget?

Was hier von den abführenden Mitteln im allgemeinen gesagt worden ist, das gilt auch insbesondere von dem so häufigen Trinken des Bitterwassers zur Frühlingskur, in so fern man den Darmcanal dadurch von Unreinigkeiten befreyen will. Manche gesunde Menschen gebrauchen aber auch wohl das Bitterwasser in kleinen Portionen, gleichwie die Molken und Kräutersäfte als Frühlingskur zur vermeinten Blutreinigung. Solche Menschen sind aber gleichfalls in sehr großem Irrthume; denn offenbar schließt der Begriff der Gesundheit das Vorhandenseyn der Schärfe des Blutes eben so wohl als der Darmunreinigkeiten aus. Was mancher gesunde Mensch aber für Folge einer Schärfe im Blute hält, hat gemeiniglich ganz andere Ursachen, die durch eine solche so genannte Blutreinigungskur nicht nur nicht gehoben, sondern oft noch vermehret werden. Ueberdieß müssen durch eine solche Kur der zur Selbsterhaltung und zur Gesunderhaltung nöthigen ungestörten Wirksamkeit des Organismus offenbar höchst nachtheilige Hindernisse gegeben werden.

Mit dem innerlichen Gebrauche anderer Mineralwässer zur Frühlingskur und mit dem Gebrauche der Mineralbäder wird ebenfalls von Menschen, die entweder ganz gesund sind, oder sich doch wenigstens noch in dem Mittelzustande zwischen Gesundheit und Krankheit befinden, gar häufig ein wirklich sündlicher Unfug getrieben; indem die Mineralwässer als wirksame Arzneimittel nur im Zustande der Krankheit von Nutzen seyn können, außer demselben aber allemahl schädlich seyn müssen.

Menschen, die ihr bisher durch euren Organismus noch vor wirklichen Krankheiten bewahret wurdet, stürmet doch nicht fernerhin durch den Gebrauch solcher Frühlingskuren auf eine so thörichte Weise auf eure Gesundheit ein! Lasset von diesem unseligen Gebrauche eben um eurer Gesundheit willen ab! Genießet ohne dieß den Frühling an sich, in welchem die neu belebende Kraft der gesammten Natur sich an allem, was lebt, so regsam äußert, erheitert euch in der freyen Natur, die uns so sprechend dazu einladet! Auf solche Weise thuet ihr genug zur Erhaltung eurer Gesundheit!

36.

Aphoristische Bemerkungen über Armen- und Krankenpflege.

Wie Krankheiten nicht selten Ursache der Armuth werden, so wird wiederum Armuth häufig Ursache der Krankheiten, und am häufigsten solcher Krankheiten, die sich leicht weiter verbreiten, und mit ihrem ansteckenden Gifte ganze Städte und Dörfer inficiren. Von den Hütten der Armen gehen gewöhnlich die Contagien aus, und verbreiten sich dann ringsum, selbst in die Paläste der Großen. Ich erinnere mich irgendwo gelesen zu haben, daß einmal in einer armen Familie zu London, welche aus Furcht vor der Fenstertaxe fast alle Fenster vermacht, und dadurch die Luft, in der sie lebte, aufs äußerste vergiftet hatte, eine ansteckende Krankheit entstand, welche in sehr kurzer Zeit bald die ganze Stadt inficirte.

Es ist in der Erfahrung gegründet, daß die Contagien am ehesten durch Mangel an frischer Luft, durch Unreinlichkeit überhaupt, schmutzige Wäsche und Kleidungsstücke insbesondere, durch Kummer und Muthlosigkeit, durch elende oder gar fehlende Nahrung erzeugt werden. Siehet man nun alle diese Umstände bey der Armuth zusammentreffen, so ist eine zweckmäßige Armenpflege nicht nur eine Erfüllung der schönsten moralischen Pflicht, sondern auch ein sicheres Mittel zur Erhaltung der allgemeinen Gesundheit.

Ist nun zwischen Armuth und Krankheit eine gegenseitige Causalverbindung unverkennbar, so können und dürfen die Armen- und Krankenpflege auch nicht getrennet werden. Beyde müssen durchaus aufs innigste vereiniget werden, auch selbst die Vorsteher beyder dürfen nicht verschieden seyn, wenn beyde wirklich segenreich seyn sollen. Ich glaube daher auch hier nicht von der einen reden zu konnen, ohne auch zugleich Bemerkungen über die andere machen zu müssen, weil ich die Armen-Krankenpflege nur als einen Zweig der allgemeinen Armenpflege betrachten kann.

Sehen wir auf die Ursachen der Armuth, so zeigt uns schon ein flüchtiger Ueberblick so verschiedene derselben, daß es uns nicht schwer wird zu erkennen, daß 1) diejenige Armenpflege, welche nur so einseitig verfährt, daß sie blos den Bedürfnissen der schon wirklich in Armuth gerathenen Menschen abhilft, nicht allein blos als ein Palliativmittel wirkt, sondern erst recht dazu geeignet ist, die Ursachen der Armuth zu unterhalten, daß 2) rücksichtslose Wohlthätigkeit, zu vieles und unvorsichtiges Almosengeben immer und ewig unzureichend Armuth aufzuheben, in Wahrheit ein wirkliches Beförderungsmittel der Armuth ist.

Es ist ausgemacht, daß durch die gewisse Hoffnung, welche Armwerdende zu einer Unterstützung haben, und durch eine ohne Unterschied bewilligte oft gar reichliche Versorgung der Verarmten die Anzahl unwürdiger Armer vermehrt wird. Es ist offenbar, daß Mitleiden und Wohlthätigkeit nicht so geradezu und rücksichtslos geübt werden darf, damit in keinem Menschen die Lust erweckt werde, sich zu einem Gegenstande derselben zu machen. Vielmehr sollte, um die Zahl der muthwilligen und unwürdigen Armen mehr einzuschränken, die Erhebung der Almosen mit einer gewissen Unehre, z. B. daß solche Arme Zeichen tragen, verbunden werden. Gruner (in seinem Almanache von 179.) sagt sehr richtig: durch manche Armen- und Krankenpflege wird die Gutmüthigkeit des Fürsten vielfältig hintergangen, das Publikum durch den Schein geblendet, und die leidende Menschheit hintangesetzt.

Unbestritten gehören zu den vornehmsten Ursachen der Armuth, auf Seiten der Verarmenden, zu großer Luxus, Faulheit, Müßiggang, Trunkenheit und Liederlichkeit überhaupt. Sollen also der Armen weniger seyn, so muß dem zu großen Luxus sowohl überhaupt, als auch insbesondere der unteren und unvermögenden Stände durch zweckmäßige Verordnungen darüber, und durch fortgesetzte strenge Aufsicht auf die Haltung derselben, gesteuert werden. Der Faule muß, sey es auch bey Widerspenstigkeit, selbst durch Zwangsmittel zur Arbeit angehalten, der Müßige muß durch Zutheilung von Beschäftigungen, sie mögen in fabrikmäßigen oder in Lohnarbeiten bestehen, versorgt, und der Lasterhafte allemal bestraft werden. Fragen wir nach der Ursache, warum es in Holland vor vielen andern Ländern so wenig Arme giebt, so müssen wir sie offenbar in der dieser Nation eigenen Sparsamkeit, Genügsamkeit und ihrem Fleiße, und in der löblichen Sitte, daß faule und liederliche Menschen mit Strenge bestraft werden, erkennen.

Kann ich, wenn ich auf jene genannten Ursachen sehe, wohl diejenige Armenpflege eine zweckmäßige nennen, welche dem herrschenden und immer zunehmenden Luxus in allen Ständen gleichgültig zusiehet, welche den Faulen in den Bier- und Branntweinhäusern, den Liederlichen in anderen den Ausschweifungen gewidmeten Orten, wie er will, bey Tag und bey Nacht, seine Zeit und sein vielleicht aus den letzten Habseligkeiten oder aus dem letzten Reste seines Credits noch zu erschwingendes Geld verschwenden, den Müßiggänger allenthalben herumstehen und gehen läßt, ohne darauf zu sehen, ob er für seine und der Seinigen Erhaltung durch Fleiß und Arbeitsamkeit sorgt oder nicht, ob er sich eines nüchternen und ordentlichen Lebens befleißiget, oder sich den Lastern der Trunkenheit und allgemeinen Liederlichkeit ergiebt, welche denjenigen, dem es an Arbeit fehlt, obgleich er gern arbeiten will, ganz sich selbst überläßt, ohne dafür zu sorgen, daß er Arbeit erhalten kann, welche nur dann erst, wenn er in wirkliche Armuth versunken und Noth leidend ist, und sich zum Gegenstande des Mitleids und der Wohlthätigkeit entweder des Staats, des Fürsten, oder seiner Mitbürger Preis gegeben hat, ihre Pflicht zu erfüllen glaubt, wenn sie ihm entweder aus der Armenkasse wöchentlich oder monatlich eine Geldunterstützung giebt, ohne sich weiter darum zu bekümmern, wie sie angewendet wird, oder wenn sie ihm die Freyheit ertheilt, unter seinen Mitbürgern zu betteln? Kann ich eine solche Armenpflege eine zweckmäßige nennen? Heißt das nicht offenbar, die Quellen der Armuth nähren, und das Uebel vergrößern? Heißt das nicht, in seinen eignen Eingeweiden wühlen? Ist es gleich Pflicht des Staats, wie der Staatsbürger, Nothleidende zu unterstützen, so wird diese Pflicht doch durch Armengeld und durch Gestattung der Betteley wahrlich nie erfüllet.

Zu einer guten Armenpflege gehört offenbar, daß sie so wenig Hülfe als möglich giebt, um Faulheit und Müßiggang, und mit ihnen die Armuth unter den Menschen zu vernichten, daß sie überhaupt den Stand der Armen durch eine genaue und gewissermaßen harte Aufsicht, durch Gesetz und Regel, wodurch ja keinesweges wahres und thätiges Mitleid ausgeschlossen wird, in Ordnung erhält, und beständig mit einem gewissen Ernste und mit einer Art von strenger Kargheit zu Werke geht. Den Armen aus den genannten Ursachen muß nur indirecte Hülfe und Beystand geleistet werden, indem man ihnen Gelegenheit zur Arbeit giebt,

Mittel dazu verschafft, sie dazu anhält, sie zur Ordnung führt, und ihnen für ihre Arbeit Bezahlung ertheilt.

Anders ist es mit den Armen aus Krankheit, Unglücksfällen, kindischem und auch hohem Alter. Diese haben ein unbestrittenes Recht auf directen Beystand.

Hier nur von den aus Krankheit Armen! Diese sind entweder solche, welche durch Krankheit nur während der Dauer derselben und bis zur erfolgten nöthigen Genesung unfähig sind, sich und die Ihrigen zu ernähren, und dadurch in Gefahr der gänzlichen Verarmung gerathen, oder solche, welche durch Krankheit und ihre Folgen für immer unfähig dazu geworden sind. Jene bedürfen der zeitigen, diese der immerwährenden Hülfe. Bey beyden ist Hülfe mit Ordnung die wahre und sichere Hülfe. Bey jenen tritt die eigentliche Hülfe der Krankenpflege, bey diesen die Hülfe der allgemeinen Armenpflege ein.

Zur rechten Krankenpflege gehöret schnelle und sichere Hülfsleistung durch gewissenhaften ärztlichen oder chirurgischen Beystand, pünktlicher Gebrauch der verordneten Arzneimittel, sorgfältiges angemessenes Verhalten, wobey es auf die Nahrungsmittel, das Getränk, das Lager, die Luft, die Wärme und die ganze Haltung des Kranken ankommt. Es ist also nicht genug, daß dem kranken Armen ein Arzt die nöthigen Arzneimittel verordnet, daß die Arzneimittel dem Kranken gebracht werden, sondern es muß auch für die erforderliche Krankenwartung und Aufsicht bey Tage und Nacht gesorgt werden, es müssen ihm auch die von dem Arzte für seinen Krankheitszustand angemessen erkannten Nahrungsmittel gereicht werden.

Nicht genug ist es zu rühmen, mit welcher Sorgfalt bey der jüdischen Nation die rechte Krankenpflege der Armen geschiehet. Wahrlich die Christen könnten von den Juden lernen, wie die Krankenpflege der Armen auf die rechte Weise geschehen muß.

Es mag nun dem Kranken in seiner Privatwohnung oder im öffentlichen Krankenhause Hülfe ertheilt werden, so erfordert eine vollkommene Krankenpflege allemahl, daß auf alle jene Umstände gleiche Rücksicht genommen und gleiche Sorgfalt verwandt werde. Insbesondere muß dafür gesorgt werden, daß nicht Kummer und Sorge das Gemüth des Kranken um die Ernährung der Seinigen quäle, und die Heilung der Krankheit störe oder vereitle, welches nur durch Ertheilung der bedürftigen Lebensmittel für sie geschehen kann. Ist der Kranke im Genesen, so muß er nicht gleich seinem Schicksale überlassen, sondern so lange unter Aufsicht gehalten und verpflegt werden, bis er wieder im Stande ist, sich sein Brod zu erwerben, Dem kranken Armen nur allein dadurch Hülfe leisten wollen, daß man ihm freye Arznei giebt, und die ärztliche oder chirurgische Hülfe unentgeldlich zu Theil werden läßt, übrigens aber sein weiteres Unvermögen unberücksichtiget läßt, und ihn seinem Schicksale übergiebt, ist so viel als gar keine Hülfe leisten.

Damit zu einer jeden Zeit kranke Arme untergebracht werden können, wäre es wohl ein Bedürfniß, daß in einem jeden Orte eine oder mehrere Armenherbergen angeordnet und eingerichtet würden. Diese könnten dann auch allenfalls im strengen Winter zum Aufenthaltsorte für ganz Arme dienen, und auf öffentliche Kosten geheizt werden.

Damit allenthalben den kranken Armen zweckmäßige vollkommene Hülfe zu Theil werden könne, so scheint mir nichts zweckmäßiger zu seyn, als daß sowohl in jeder Stadt nach Maaßgabe ihres Umfangs und der Zahl ihrer Einwohner eine oder mehrere Krankenzünfte bestehen, als auch in jedem Dorfe eine Krankenzunft eingerichtet werde.

Jede Krankenzunft, welche alle Theile der Sorge für die armen Kranken verwaltet, muß nach Maaßgabe des Umfangs ihres Wirkungskreises 1 oder 2 Vorsteher, 2 bis 4 ordentliche Mitglieder, und 2 oder mehrere Krankenwärter haben. Zu den Krankenzünften auf dem Lande müßten je nach der Beschaffenheit des Orts, der Prediger, der Pächter, der Schulze, der Küster oder Schulmeister und einige der ordentlichsten anderen Dorfbewohner gewählt werden. Die Krankenwärter könnten, wenn nicht alle, doch zum Theil von denjenigen Personen genommen werden, welche Armengeld bekommen, welches ihnen dann aber nach Erforderniß ihrer Dienstleistungen vermehrt werden müßte.

Mehrere Krankenzünfte müßten einem Kreis-Krankendirectorio, alle diese aber einem obersten Krankendirectorio untergeordnet seyn. Jede Krankenzunft muß sowohl von den Krankheiten als von den geschehenen Hülfsleistungen und von den Einnahmen und ihren Verwendungen vorgeschriebene Tabellen und Rechnungen führen, dieselben an das Kreis-Krankendirectorium einsenden, welches dann dieselben mit ihren Bemerkungen an das oberste Krankendirectorium einzuliefern hat.

Die speciellen Verpflichtungen einer Krankenzunft müssen folgende seyn: Sie müssen dafür sorgen, daß die Kranken das Suchen der Hülfe nicht so lange versäumen, bis die Krankheit tief eingewurzelt oder unheilbar geworden ist, daß sie nicht erst Quacksalbereien gebrauchen, und ihr Uebel durch falsche und schädliche Mittel verschlimmern, ehe sie rechte Hülfe suchen, sondern daß sie allemahl bald nach dem Erkranken sogleich zuerst rechtmäßige Hülfe suchen, und sich deshalb mit einem Scheine der Krankenzunft versehen, und dann bey langwierigen Krankheiten, und wenn sie noch selbst ausgehen können, zum Arzte gehen, in hitzigen Krankheiten, und wenn sie selbst nicht gehen können, einen vernünftigen Menschen mit einem genauen

Kran-

Krankenberichte zum Arzte schicken, und es demselben anheim stellen, ob er danach die Krankheit zu erkennen, und die Umstände zu beurtheilen im Stande ist, oder nicht, in welchem letztern Falle er dann den Kranken selbst besuchen wird.

Sie müssen ferner dafür sorgen, daß sie von der angeordneten rechtmäßigen Hülfe auch den rechten Gebrauch machen, daß sie die Arzneimittel vorschriftsmäßig und anhaltend gebrauchen, daß sie die Anordnungen in Hinsicht des Getränks, der Nahrungsmittel und des übrigen Verhaltens pünktlich befolgen, daß dem Arzte allemahl, ehe die vorräthige Arznei noch ganz verbraucht ist, oder wenn er es früher verlangt, oder die Krankheit durch neu hinzugetretene Umstände bedeutend verändert oder verschlimmert wird, sogleich genaue und umständliche Nachricht ertheilt wird, daß sie die zu ihrer Genesung ihnen vom Arzte bestimmte Zeit gehörig abwarten, daß sie, wenn sie Arznei holen lassen, allemahl zureichend große Kober mit Häckerling gefüllt, zum Einpacken der Arzneigläser und dgl. mitsenden, daß alle Schachteln, Gläser u. dgl., worin Arzneimittel gesandt worden sind, aufbewahrt, und dann bey Endigung der Krankheit wohl ausgespült und mit Pfropfen versehen, dem Apotheker zurückgesandt werden, und daß dem Arzte vom Ausgange der Krankheit allemahl Nachricht ertheilt wird.

Endlich müssen sie auch Sorge tragen, daß den Kranken die nöthigen Speisen und Getränke, wenn sie sich dieselben nicht selbst anschaffen und bereiten können, verschafft werden.

Auf eine solche Weise wird das wahrhaft Beste der kranken Armen am sichersten wahrgenommen, den Quacksalbereien am zuverläßigsten gesteuert, der Geschäftsgang erleichtert, Ordnung und Uebersicht erhalten, Verschwendung der Arzneimittel gehindert und Ersparung beobachtet.

Sollte sich zu einer solchen vollkommeneren Armen- und Krankenpflege wohl nicht ein Fond ausmitteln lassen, wenn nur der ernstliche Wille einer solchen Einrichtung fest begründet ist? Bestimmte man z. B. dazu einen Theil der Abolitions- und Strafgelder, die Collecten bey Feyerlichkeiten und beym Gottesdienste, und die Erhebung ansehnlicher Armensteuern von reichen Kirchen, verbände man alle Acquisitionsangelegenheiten mit Beyträgen zur Armenkasse, errichtete man Armenlotterieen, und machte allgemeine Armen-Anlagen, so würde man dadurch schon einen nicht unbeträchtlichen Fond erhalten. Auch die allgemeine Einrichtung einer eigenen Gesundheitssteuer sehe ich als ein treffliches Mittel an, eine vollkommenere Armen- und Krankenpflege zu begründen. Es ist wohl keine Steuer, die so ganz allein und zunächst auf das wahre Beste der Staatsbürger berechnet, und so durchaus frey von dem Abschreckenden aller anderen Steuern ist, als diese, zumal, wenn man dann dabey auch die Auflagen auf die wirklichen Lebensbedürfnisse verringerte, welche die Armuth bisher drücken, während der Reiche seine Leckerbissen und alle Artikel des Luxus viel geringer versteuert, oder wohl gar, wie es noch in manchen Ländern der Fall ist, ganz unversteuert gebraucht.

Endlich bemerke ich auch noch, daß die Verhütung des Wiedereinschlafens einer vollkommeneren Armen- und Krankenpflege sogleich bey Einrichtung derselben zweckmäßige Vorkehrungen nöthig macht, wohin ich vor allem Publicität rechne, wohin aber auch gewisse Feyerlichkeiten und bürgerliche Ehre und Auszeichnung der Mitarbeiter zu rechnen seyn würden.

37.

Ueber öffentliche Speiseanstalten für Arme, als Bedürfniß guter Armenanstalten.

Armenanstalten, bey welchen keine öffentliche Speiseanstalten für Arme bestehen, erscheinen mir allemahl eben so unvollkommen und unzweckmaßig, als diejenigen, bey denen die Vorsorge für die Beschäftigung der Armen fehlt. Oeffentliche Speiseanstalten sind ein wesentliches Erforderniß für gute Armenanstalten. Dennoch aber fehlen sie bey diesen sehr häufig. Forschen wir nach der Ursache dieses Mangels, so wird es sich ergeben, daß es bey solchen Armenanstalten nicht darauf abgesehen ist, Armuth zu verhüten, und die Armen selbst auch zu nützlichen Gliedern des Staats zu machen: daß bey solchen Armenanstalten der Zweck fehlt, die Armen auf die ihnen nützlichste und dem Staate wohlfeilste Weise zu versorgen; sondern daß bey denselben nur die für die Armenvorsteher bequemste Art der Armenversorgung, d. i. die Verabreichung eines monatlichen oder wöchentlichen Armengeldes, gewählt ist.

Die Ertheilung einer Geldunterstützung an alle Arme ohne Unterschied ohne weitere Rücksicht auf ihre Verwendung ist aber keinesweges die rechte Art der Armenversorgung. Ich enthalte mich, den Beweis davon zu führen, weil derselbe von Anderen schon zureichend geführt worden ist. Die Zutheilung von Arbeiten an Arme, und die ihnen dadurch ertheilte Gelegenheit, sich Geld zu verdienen, ist freylich schon eine bessere Art der Armenversorgung, sie hilft aber allein den Bedürfnissen der Armuth auch noch nicht ab. Woher soll der Arme für das verdiente Geld seine Lebensmittel kaufen? Wer soll sie ihm bereiten? Woher soll er Holz zur Bereitung der Speisen und zur Erwärmung im Winter nehmen? Muß er nicht die Zeit, sich alles dieses anzuschaffen, der Arbeit und Sorge für sich und die Seinigen entziehen? Wird der Arme, bey der Schwierigkeit, die Lebensbedürfnisse zu erlangen, nicht verleitet, die Rücksicht auf seine Gesundheit aus den Augen zu setzen, nicht gleichsam gezwungen, sich mit dem Ankaufe von Brod und Brantwein zu begnügen, um nur gleich etwas zu haben? Wird er dadurch nicht, oft ganz ohne seine Schuld und wider seinen Willen und seine Neigung, zur Unordnung und Liederlichkeit verführt?

Oeffentliche Speiseanstalten für Arme helfen allen diesen Bedenklichkeiten ab. Sie können auf zweyerley Art statt haben, entweder so, daß alle Arme einer Stadt oder eines Dorfes an einem gemeinschaftlichen Orte unter einer angemessenen Aufsicht zusammenspeisen, oder so, daß sie sich aus einer öffentlichen Speiseanstalt ihr Essen in ihre Wohnungen holen. Beyderley Anstalten haben ihren Nutzen: doch hat die erstere Art derselben offenbar den Vorzug vor der letzteren. Die Armenanstalt erlangt auf jene Weise am ehesten die Gewißheit, daß die Armen täglich gesunde und warme Speisen bekommen, und dadurch für die Erhaltung ihrer Gesundheit sorgen. Sie gewinnet ferner am leichtesten einen beständigen Ueberblick über die Anzahl und Beschaffenheit der Armen, und es kann am leichtesten die höchst nöthige polizeiliche Aufsicht über die Armen geführt werden. Es werden dadurch ferner den Armen die Nahrungsmittel wohlfeiler verschafft, als sie sich einzeln und durch eigene Bereitung dieselben anschaffen können. Es wird ihnen auch auf solche Weise Gelegenheit gegeben, sich ohne weitern Aufwand während der Stunde der Mahlzeit im Winter zu erwarmen. Durch die Speisung in Gesellschaft Mehrerer wird nicht nur die Verdauung ihrer Speisen befördert, sondern auch ihr Gemüth erheitert, und sie werden dadurch gleichsam zur Arbeit neu belebt. Endlich können sie dadurch auch ohne Mühe an Reinlichkeit und eine gewisse Ordnung gewöhnt werden, und viel eher eine Ermunterung zum Guten durch Beyspiele finden.

In vielen großen Städten Deutschlands findet man in unserer Zeit bereits öffentliche Speiseanstalten für Arme. Es könnten und müßten aber in allen Städten, wo Armenanstalten sind, auch solche Speiseanstalten seyn. Nicht minder könnten auch in den Dörfern ähnliche Einrichtungen getroffen werden, um alle Arme in einem ganzen Lande mit einer gleichen Sorgfalt versorgen zu können.

Mögten doch alle Armenvorsteher sich von der Wichtigkeit der Speiseanstalten für Arme überzeugen, und darum die Mühe der Einrichtung und Unterhaltung derselben nicht scheuen! Mögten sie aber dann auch um des wahren Bestens der Armen selbst willen den Grundsatz strenge befolgen, von den zur Arbeit fähigen Armen keinen anders daran Theil nehmen zu lassen, als denjenigen, welcher durch seiner Hände Arbeit und seinen Fleiß sich in dem Stande erhält, die Speisen zu kaufen!

Bey der Einrichtung der Speiseanstalten selbst muß man, wie bey allen guten Armenanstalten überhaupt, das Ziel vor Augen haben, die höchste Zweckmäßigkeit derselben mit der höchsten Sparsamkeit, die höchste Ordnung mit dem wenigsten Aufwande, die möglichste Güte und Nahrhaftigkeit der Speisen mit der größten Wohlfeilheit derselben zu vereinigen. Wer eine solche Einrichtung zu treffen willens ist, dem kann ich es nicht genug empfehlen, vor allen andern über diesen Gegenstand bekannt gemachten Werken vorher des Grafen B. von Rumford kleine Schriften politischen, ökonomischen und philosophischen Inhalts zu lesen.

38.

Ein Wort an Hausmütter, über die Nothwendigkeit einer Aufsicht auf die weiblichen Dienstboten in Rücksicht ihres Physischen.

Zu keiner Zeit sind wohl die Klagen über das Elend, welches Herrschaften mit den Dienstboten, besonders den weiblichen haben, häufiger gewesen als jetzt, und es ist ausgemacht, daß diese Klagen gerecht sind. Was helfen aber alle Klagen, wenn niemand sich die Mühe nimmt, dem Uebel zu steuern so viel er kann! Es ist leicht gesagt: die Obrigkeit muß dem Unwesen abhelfen. Aber wie dieses geschehen soll, wie es geschehen kann, danach frägt niemand. Ich bin überzeugt, daß die Herrschaften selbst ohne besondere Einwirkung der Obrigkeit viel, sehr viel dazu beytragen können, daß sie von den Dienstboten des Elends sehr viel weniger haben.

Was eine bestimmte häusliche Ordnung, ein gutes Beyspiel von Seiten der Herrschaften, eine gehörige Beschäftigung der Leute schon dazu beytragen können, will ich hier nicht weiter ausführen. Ich will hier nur allein der guten Aufsicht, besonders der Hausfrauen, auf die Dienstboten erwähnen, und insbesondere hier von der Nothwendigkeit reden, daß Hausfrauen eine gute Aufsicht auf alle zu ihrem Hauswesen gehörige ledige Personen weiblichen Geschlechts in Hinsicht ihres Physischen führen müssen, um zu verhüten, daß die Dienstboten sich durch die Arbeit für ihre Herren an ihrer Gesundheit keinen Schaden thun, daß durch einen von ihnen nicht der Gesundheit der Anderen Schaden zugefügt werden könne, ferner daß sie nicht in den Zustand der Schwangerschaft kommen, und, wenn sie dennoch in denselben gekommen sind, der Frucht keinen Schaden bringen, oder wohl gar nach verheimlichter Schwangerschaft die Frucht heimlich gebären, und wohl gar umbringen.

Gute Hausfrauen haben freylich der Sorgen sehr viele, dennoch fürchte ich nicht, von ihnen Vorwürfe darüber zu erhalten, daß ich ihren mannigfaltigen Sorgen noch diese hinzufüge, weil die Sorge, welche ich ihnen hier auflege, ihrem feinen Gefühle der Menschenliebe entspricht und edeldenkenden Hausfrauen Vergnügen und Beruhigung gewähren muß.

Es ist fast allgemein, daß die weiblichen Dienstboten über ihre eigene Gesundheit wenig wachen, und Aufmerksamkeit auf Dinge, die ihrer Gesundheit Schaden bringen können, für nichts achten; theils kennen sie die Dinge und ihren Einfluß nicht, theils sind sie zu leichtsinnig, um auf sie zu achten. Deshalb fallen sie nicht selten in Krankheiten, oder kommen in einen kränkelnden Zustand, und bringen ihre Herrschaften oft dadurch in große Verlegenheit, und bedeutenden Schaden. Wollen Hausmütter diesem vorbeugen, so müssen sie selbst auf die Erhaltung der Gesundheit der Dienstboten sehen. Dazu ist nöthig:

1) daß sie den Dienstboten keine Speisen geben, die ihrer Gesundheit zuwider sind;

2) daß sie ihnen gesunde Schlafstellen anweisen;

3) daß sie ihnen nicht gestatten, sich leichtsinnig zu kleiden;

4) daß sie bey Anordnung ihrer häuslichen Geschäfte darauf Rücksicht nehmen, daß ihre Gesundheit erhalten wird. Dieses geschieht nun, wenn sie a) darauf sehen, daß sie nicht beständig und zu viele im Sitzen zu verrichtende Arbeiten vornehmen. Es muß also denjenigen Mädchen, die eigentlich nur zu solchen Arbeiten im Hause bestimmt sind, um ihrer Gesundheit willen täglich noch eine oder die andere Beschäftigung daneben zugetheilt werden, welche Bewegung des Körpers nöthig macht; b) daß sie nicht aus einer großen Hitze schnell in strenge Kälte gebracht werden; c) daß ihnen nicht Arbeiten auferlegt werden, welche ihre Kräfte übersteigen; d) daß bey Bestimmung der häuslichen Geschäfte auf die Zeit ihres Monatlichen Rücksicht genommen wird. Schon oft hat manches blühende gesunde Mädchen seine Gesundheit dadurch verloren, daß sie zur Zeit ihres Monatlichen, dessen Berücksichtigung ihre Herr-

schaften versäumten, im Wasser stehen, Wäsche spülen oder waschen, oder in kalter feuchter Erde graben, oder sonst eine Arbeit verrichten mußten, bey welcher sie den ganzen Tag vom Regen durchnäßt wurden.

Wer eine Person in seinen Dienst nimmt, die kränkelnd ist, oder einen körperlichen Fehler an sich hat, der leicht durch manche Arbeiten und Geschäfte verschlimmert werden kann, muß die Arbeiten derselben so ordnen, daß sie ihrem kränkelnden Zustande nicht unangemessen, oder ihrem auf irgend eine Weise gebrechlichen Körper nicht so schwer fallen, daß eine Verschlimmerung des Uebels dadurch entsteht.

Sind Personen in ihrem Dienste von einer wirklichen Krankheit befallen worden, so müssen die Herrschaften sich ihrer so viel wie möglich annehmen, um ihnen wieder zu ihrer Gesundheit zu verhelfen: insbesondere müssen Herrschaften durchaus nicht zugeben, daß die Mädchen sich durch Quacksalbereyen schaden, darüber einen zweckmäßigen Gebrauch guter Arzneimittel versäumen, und den Erfolg aller Mühe und Sorgfalt der Herrschaften um sie vereiteln.

Ist ein Dienstbote mit einer solchen Krankheit behaftet, durch welche die Gesundheit der anderen Dienstboten Gefahr leiden kann, so sind die Herrschaften es der Gesundheit der anderen schuldig, daß sie den kranken Dienstboten von den gesunden entfernen, und wenn ihre häusliche Lage eine solche Trennung und eine vollkommene Sicherung der Gesundheit der anderen nicht gestattet, den kranken Dienstboten aus ihrem Hause entfernen. Wenn z. B. ein Mädchen mit der Gicht, Schwindsucht u. dgl. behaftet ist, so dürfen Herrschaften kein anderes gesundes Mädchen mit dem kranken in einem Bette liegen lassen. Wenn ein Mädchen Pocken, Masern, Scharlachfieber u. dgl. hat, so dürfen sie das kranke Mädchen nicht mit gesunden, die solche Hautkrankheiten noch nicht gehabt haben, zusammen schlafen lassen, auch nicht einmal dem kranken Mädchen an dem Aufenthaltsorte der gesunden ihre Lagerstätte gestatten. Ist ein Mädchen krätzig oder wohl gar venerisch, oder hat üble Geschwüre, so muß eine gute Hausfrau, um die Gesundheit der anderen zu sichern, die Kranke aus aller Gemeinschaft mit den anderen bringen, oder, wenn die häusliche Lage dies nicht gestattet, die Kranke aus dem Hause entfernen. Freylich könnte man sagen, die gesunden Mädchen mögen in den letztgenannten Fällen selbst darauf achten, daß sie nicht angesteckt werden. Wer kennt aber nicht die Unwissenheit und Sorglosigkeit der gemeinen Leute in solchen Fällen. Sorglosigkeit, auch von Seiten der Hausfrauen dabey, würde sich also sicher dadurch bestrafen, daß das Uebel weiter im Hause um sich griffe und wohl auch die Herrschaften selbst ansteckte.

Ferner ist es Pflicht einer guten Hausfrau, ihren weiblichen Dienstboten unerlaubten vertrauten Umgang mit Männern bestimmt und strenge zu verbieten, zugleich aber auch die Gelegenheiten dazu so viel als es möglich ist abzuschneiden, um zu verhüten, daß sie nicht in den Zustand der Schwangerschaft kommen. Es ist unverzeihlich, wenn Herrschaften ihren weiblichen Dienstboten alle mögliche Gelegenheit zu einsamen und vertrautem Umgang mit Mannspersonen geben oder gestatten, wenn sie doch gar wohl ihnen nach ihren häuslichen Verhältnissen die Gelegenheiten dazu benehmen könnten. Ist dieses aber nach ihrer häuslichen Lage nicht möglich, so müssen sie doch wenigstens strenge Aufmerksamkeit auf die Dienstboten haben.

Insbesondere müssen Hausfrauen darüber wachen, daß ihnen eine bey ihrem Mädchen entstandene Schwangerschaft nicht verborgen bleibe, und deshalb von Zeit zu Zeit danach forschen, ob sich bey einem Mädchen Zeichen der Schwangerschaft entdecken lassen. Besonders rathe ich den Hausfrauen, daß sie sich beständig darin orientiren, zu welcher Zeit die Mädchen ihr Monatliches haben, und wie sie es zu haben pflegen, damit ihnen das Ausbleiben desselben leichter bekannt werde. Entstehet den Hausfrauen der Verdacht, daß bey einem Mädchen eine Schwangerschaft statt finde, oder nehmen sie wohl gar an dem körperlichen Befinden des Mädchens Umstände wahr, die als Zeichen einer Schwangerschaft angesehen werden können, so müssen sie in Zeiten herauszubringen suchen, zu welcher Zeit bey dem Mädchen das Monatliche zuletzt da war, und sich dann die Zeit anmerken, um danach die Dauer der Schwangerschaft berechnen, mit den übrigen Zeichen ihres Fortgangs vergleichen, und die Zeit der Geburt einigermaßen vorher wissen zu können. Das Mädchen mag die Schwangerschaft eingestehen oder nicht, so ist doch in beyden Fällen fortdauernde Aufmerksamkeit der Hausfrauen nothwendig, damit das Mädchen nicht entweder aus Unwissenheit, oder auf falsches Anrathen ihrer Vertrauten, oder aus böser Absicht etwas vornehmen könne, wodurch sie sich und ihrer Frucht schaden könnte. Dergleichen geschiehet am gewöhnlichsten

1) durch Verrichtung sehr schwerer Arbeiten, Heben schwerer Lasten, starkes Ausstrecken und Ueberbiegen des Körpers und dgl. Es ist bekannt, daß alle dergleichen Anstrengungen leicht eine Trennung der Frucht von der Mutter veranlassen, also das Abgehen der Frucht in allen Monaten der Schwangerschaft bewirken können; daher nehmen Mädchen oft vorsätzlich dergleichen Anstrengungen vor. Hausfrauen müssen deshalb solche Mädchen, die ihre Schwangerschaft nicht eingestehen, unter allerley Vorwand von solchen Anstrengungen abzuhalten suchen, solche aber, welche ihre Schwangerschaft nicht geläugnet haben, auf ihre Menschen- und Christenpflicht führen, alles zu unterlassen, wodurch sie ihre Frucht tödten könnten.

2) Durch Aderlassen. Dieses nehmen die Mädchen häufig vor, wenn sie sich nicht schwanger glauben, um ihr Monatliches dadurch in Ordnung zu bringen, und die mancherley Beschwerden dadurch zu heben;

wenn sie sich aber schwanger wissen, um sich von der Frucht dadurch zu befreyen.

3) Durch Zusammenschnüren des Bauchs, und Tragen steifer Stangen, um den Leib einzupressen, und die Schwangerschaft dadurch zu verstecken.

4) Durch Gebrauch von Brech- und Purgiermitteln oder anderer Arzneien, entweder weil sie glauben, den Beschwerden dadurch abzuhelfen, deren Abhängigkeit von der Schwangerschaft sie nicht ahnen, oder weil sie, eine Schwangerschaft vermuthend, dadurch das Abgehen der Frucht zu bewirken suchen. Will ein Mädchen, das in dem Verdacht einer Schwangerschaft stehet, durchaus solche Arzneimittel gebrauchen, und giebt vor, daß sie ihr von einem Arzte verordnet wären, so müssen Hausfrauen sich damit nicht beruhigen, sondern sich den Arzt nennen lassen, und mündlich oder schriftlich bey demselben darüber nachfragen, und zugleich nach Bekanntmachung des Verdachts der Schwangerschaft anfragen, ob das Mädchen auch in diesem Falle ohne alle Gefahr das Mittel nehmen kann. Die Erfahrung hat schon bewiesen, daß Mädchen ein solches Vorgeben gebrauchen, um ihre Hausfrauen über ihren verdächtigen Zustand sicher zu machen, und desto ungestörter schädliche Mittel gebrauchen zu können.

Gestehet aber ein Mädchen ihrer Herrschaft ihre Schwangerschaft ein, und weiset nach, wer der Vater ist, und wie sie es mit ihrer Entbindung und der Ernährung ihres Kindes zu halten gedenkt, will aber ihres guten Namens wegen die Sache verschwiegen wissen, so müssen Hausfrauen das Vertrauen, welches ihnen durch die Entdeckung bewiesen ist, auch nicht mißbrauchen. Ist dieses aber nicht, so müssen Hausfrauen sich nicht abhalten lassen, der Obrigkeit die Schwangerschaft des Mädchens anzuzeigen. Doch dürfen sie nicht aufhören, die genaueste Aufmerksamkeit auf das Mädchen fortzusetzen, damit sie zu ihrem und der Frucht Schaden nichts vornehmen könne. Ist das Mädchen bis zu den drey letzten Monaten der Schwangerschaft gekommen, so müssen Hausfrauen sie von einer geschickten und gewissenhaften Hebamme, zu welcher das Mädchen Vertrauen hat, untersuchen lassen, um über die Zeit der Geburt mögliche Auskunft zu erlangen. Denn es ist nicht selten, daß Mädchen die Zeit ihrer Entbindung viel später angeben, um recht lange noch im Hause zu bleiben, und daß sie dann noch von der Entbindung im Hause der Herrschaften übereilt werden.

Gestehet ein Mädchen, aller Anzeigen ungeachtet, ihre Schwangerschaft nicht ein, so rathe ich den Hausfrauen sehr, daß sie sich durch neue Versicherungen, Betheurungen, Aeußerungen von Gefühlen der Beleidigung und Kränkung, ja selbst die bittersten Thränen der Mädchen nicht sicher machen lassen. Ich habe es schon oft erlebt, daß dem allen ungeachtet doch eine Schwangerschaft statt findet, und oft mit gutem Wissen. Nicht genug kann ich es daher den Hausfrauen

einempfehlen, nach Erlangung der möglichsten Gewißheit auf alle mögliche Art zu trachten. Deshalb müssen sie

1) nach dem Monatlichen forschen;

2) bey den übrigen Mädchen heimlich nach den Umständen sich erkundigen, die wohl eine Schwangerschaft anzuzeigen pflegen, und sich nicht wohl verbergen lassen, z. B. Ueblichkeit, Erbrechen, Appetitlosigkeit, Widerwillen gegen manche Speisen u. dgl.;

3) wenn solche Umstände entdeckt werden, einem Arzte Anzeige davon machen, daß er den Zustand des Mädchens prüfe;

4) sich aber, wenn auch der Arzt den Verdacht nicht bestätiget oder wenigstens sein Urtheil zurückhält, nicht damit beruhigen, sondern ihre Aufmerksamkeit fortsetzen, und wenn die Bestimmungsgründe ihres Verdachts fortdauern, oder wohl gar vermehrt werden, eine beeidigte, geschickte und gewissenhafte Hebamme ohne Umstände rufen und das Mädchen untersuchen lassen;

5) wenn das Mädchen schwanger befunden wird, sich durch keine Bitten desselben um Verschweigung des Falles abhalten lassen, sogleich dem Gerichte Anzeige davon zu machen;

6) selbst wenn das Mädchen wegziehet, der Obrigkeit des Orts, wohin sie sich begiebt, Nachricht ertheilen, damit das Mädchen verhindert werde, ihre Geburt zu verheimlichen.

Gestehet ein Mädchen ihre Schwangerschaft ein, so müssen Hausfrauen demselben keine Arbeiten auferlegen, die in ihrem Zustande ihr oder ihrer Frucht schaden könnten, das Mädchen an Vorsicht und Sorgfalt für ihre und ihres Kindes Gesundheit erinnern und dazu ermahnen, dasselbe ohne Härte behandeln, und nicht verächtlich machen, vielmehr demselben mit Rath und That wegen der folgenden Veränderung ihrer Lage an die Hand gehen.

Es sind zu viele traurige Fälle bekannt, die gar wohl hätten verhütet werden können, wenn die Hausfrauen die Pflicht der Aufsicht über ihre weiblichen Dienstboten anerkannt und erfüllt hätten. Mancher Kindermord würde nicht geschehen seyn, wenn die Hausfrauen die Aufsicht auf die weiblichen Dienstboten ihres Hauses nicht versäumt hätten. Wie oft würde ein Mädchen von der schon beschlossenen mörderischen That leicht haben abgehalten werden können, wenn die Hausfrauen zweckmäßige Maaßregeln ergriffen hätten. Man pflegt gemeiniglich zu sagen: was hilft alle Aufsicht, wenn Mädchen ihre Herrschaft hintergehen wollen! Es ist wahr, es giebt Fälle, wo die Herrschaft auch bey aller Sorgfalt betrogen wird. Diese heben aber dennoch die Pflicht der Aufsicht nicht auf, und wenn auch alle Sorgfalt nicht durch guten Erfolg belohnt wird, so muß doch das Bewußtseyn, seine Pflicht gethan zu haben, Beruhigung und Belohnung geben.

Zum Schlusse bemerke ich noch, daß die Aufsicht der Hausfrauen auf die weiblichen Dienstboten durch das Halten überflüssiger Dienstboten sehr erschwert wird, daß nichts die Dienstboten mehr verdirbt, als wenn sie nicht in gehöriger Beschäftigung erhalten werden, wozu aber dann freylich auch Geschäftigkeit der Hausfrau selbst erforderlich ist; wenn sie nicht an eine bestimmte häusliche Ordnung gebunden werden; wenn Rechtschaffenheit und Tugend nicht als Pflicht anerkannt, und ihr Mangel nicht wenigstens mit Verachtung bestraft wird, und wenn Herrschaften ihren Dienstboten nicht allgemein den zu großen Aufwand in der Kleidertracht, der leider unter denselben so häufig ist, und wodurch sie am leichtesten zu unrechtmäßigen Erwerbmitteln und zur Liederlichkeit verführt werden, verbieten.

59.

Ueber den Gebrauch: Wochenvisiten zu machen, und Wochensuppen zu verschicken.

Wenn eine Frau ein Kind geboren hat, so bedarf sie, auch selbst im natürlichsten Falle der Geburt, auch selbst im gesundesten Zustande ihres Körpers, doch einige Wochen Ruhe und Erholung, theils damit die Geburtstheile wieder in den Zustand kommen, in welchem sie der Bestimmung des Weibes nach im ungeschwängerten Zustande seyn müssen, theils damit die Brüste sowohl in dem Falle des Selbststillens, als auch wenn die Mutter sich dieser Pflichtübung begeben muß, gehörig besorgt werden, theils damit die Wochenreinigung gehörig abgewartet, und überhaupt der ganze von der vollkommensten Sorge für alle bisher genannte Umstände so sehr abhängige und so leicht durch äußere physische und psychische Einwirkungen zu alterirende Zustand der Wöchnerinn gehörig besorgt werde. Eine Wöchnerinn bedarf ferner der Ruhe, damit sie ungestört die Sorge für ihr Kind, und für dessen Ernährung, Pflege und Wartung, wozu die Berücksichtigung unzähliger, oft nur geringfügig scheinender, und doch wichtiger Umstände nöthig ist, führen kann, damit auch das Kind durch fremde Einwirkungen weder in seiner Ruhe gestört, noch sonst nachtheiligen Einflüssen ausgesetzt werde, überhaupt Mutter und Kind gehörig gewartet, gepflegt und nachtheiligen fremden Einflüssen auf alle mögliche Weise entnommen werden, und damit auch die Wärterinn oder Amme zu der für die Gesundheit des Kindes so nöthigen Ordnung in der Ernahrung und ganzen Haltung des Kindes gehörig angewiesen und gewöhnt werden könne.

Diese erforderliche Ruhe in den Wochenstuben wird durch nichts mehr gestört, als durch die zur Mode gewordenen Wochenvisiten. Kaum ist die Wöchnerinn entbunden, und die Nachricht davon zu den Ohren der verwandten und bekannten Frauen gekommen, so eilen dieselben von allen Seiten herbey, die Wöchnerinn zu besuchen: jede will der anderen zuvorkommen. Wenn ich gleich nicht bestreiten will, daß bey einigen ein wirkliches Gefühl der Theilnahme dabey zum Grunde liegen kann, so muß ich doch die Art der Aeußerung desselben durch solche unzeitige Besuche allemahl für tadelnswerth erkennen. Fast gemeiniglich liegen aber noch ganz andere Ursachen dabey zum Grunde, um welcher willen solche Besuche noch viel mehr der strengsten Rüge werth sind. Bald glauben Verheirathete oder auch wohl gar Unverheirathete sich dadurch ein Relief zu geben, wenn sie Wochenvisiten machen: bald thun sie es nur, weil sie wissen, daß sie dort Gesellschaft finden, bald nur allein aus Neugierde, bald aber auch um etwas zu sehen oder zu hören, was sie beklatschen oder ausposaunen können, bald ohne alle Absicht, bloß weil es andere thun, u. dgl. mehr. Diese Besuche geschehen nun entweder so, daß der Aufenthalt bey der Wöchnerinn nur kurze Zeit dauert, so daß die Wochenstube einem Taubenschlage ähnlich wird: oder daß er auf längere Zeit, auf mehrere Stunden ausgedehnt, und auf Kaffeh- oder Thee-Collationen berechnet ist.

Befindet sich die Wöchnerinn ganz wohl, so hat sie am mehresten Ursache über sich zu wachen, daß keine Unordnungen vorkommen. Durch die Wochenvisiten aber wird sie im leichtesten Falle zu mehrerem Sprechen, Lachen u. s. w. verleitet und von der Aufmerksamkeit auf sich und ihr Kind und von der Sorge für beyde abgelenkt.

Kommt bey der Wöchnerinn etwas Krankhaftes vor, so erfordert zu allen andern schon zu nehmenden Rücksichten auch die Krankheit ihre besondere Aufmerksamkeit. Durch die Wochenvisiten wird aber diese Aufmerksamkeit sehr gestört, und diese Störung ist um so nachtheiliger, als sie überhaupt auch schon der sorgfältigen Haltung der Wöchnerinn und ihres Kindes hinderlich ist. Oft mögte gern eine Wöchnerinn etwas Schlaf genießen; aber die Visiten hindern daran. Oft mögte sie sich gern etwas Speise oder Getränk reichen lassen; aber die Visiten rauben ihr die Aufwartung. Oft mögte sie dieses oder jenes gefühlte Bedürfniß befriedigen; aber die Visiten sind ihr im Wege, sie enthält sich deshalb derselben zu ihrem großen Nachtheile. Sie mögte ihr schreiendes Kind aufwickeln; aber des Besuches wegen muß sie es verschieben. Sie mögte sich gern trockene Tücher unterlegen, sich umkleiden oder umbetten, oder sonst ihrem Zustande angemessene Handreichungen leisten lassen; aber die Visite will noch kein Ende nehmen, oder es kommt wohl gar, ehe jene noch entfernt ist, eine neue hinzu. Sie hat ihrem Manne, ihrem Arzte, oder der Hebamme manches auf ihren Zustand Bezug habende zu sagen, sie enthält es sich aber, bis die Visite weg ist, und darüber unterbleibt es oft ganz. In den Wochenzimmern ist es oft für die Wöchnerinn und das Kind höchst wichtig, daß manches, was sonst gar wohl und schicklicher in ein anderes Gemach gelegt oder gestellt werden könnte, zur Hand bliebe, damit es entweder eine gleiche Temperatur mit der Wärme des Wochenzimmers behalte, oder doch allemahl sogleich wie es erfordert wird, angewendet werden könne. Aber der Wochenvisiten wegen muß dergleichen weggeräumt oder herausgeschafft seyn. So sind noch auf unzählige andere Arten die unglücklichen Wochenvisiten der Wöchnerinn zur größten Last, zur Störung, und oft zum größten Nachtheile.

Die Wochenvisiten schaden aber auch noch auf manche andere Art, und gereichen insbesondere durch Erweckung von Gemüthsunruhen zum offenbaren Nachtheil der Wöchnerinn. Die Eine ist unerschöpflich in lästigen und ermüdenden Fragen, die Andere in nicht minder beschwerlichen, oft ängstigenden, oft ärgerlichen Erzählungen, die Dritte in überweisen Bemerkungen, Belehrungen und Ermahnungen, die Vierte im Tadel von allem, was geschiehet, die Fünfte in Zweifeln und Bedenken über alles, was der Arzt gerathen, und die Hebamme empfohlen hat, die Sechste in Ertheilung von Rathschlägen und Verordnung von Mitteln u. dgl. mehr.

Finden wirkliche Krankheiten bey Wöchnerinnen statt, so sind die Wochenbesuche, sie mögen längere oder kürzere Zeit dauern, der Wöchnerinn um so nachtheiliger, und sollten die bey den Besuchen üblichen Thee-Collationen auch wirklich nicht in der Wochenstube, sondern in einem Nebenzimmer seyn, so haben sie doch wenigstens allemahl den Nachtheil, daß sie die Sorgfalt der Angehörigen, Pflegerinnen und Aufwärterinnen der Wöchnerinn zerstreuen und von dieser und dem Kinde abwenden.

Ich habe in meiner nunmehr achtundzwanzigjährigen Praxis zu oft die Nachtheile der Wochenvisiten an den meiner ärztlichen Aufsicht und Behandlung anvertraut gewesenen vielen Wöchnerinnen aus allen Ständen auf die mannigfaltigste Art erfahren, als daß ich es nicht bey dieser Gelegenheit mir zur Pflicht machen sollte, auch öffentlich das weibliche Geschlecht um Abstellung der Wochenvisiten zu bitten.

Auch von der herrschenden Mode: Wochensuppen an Wöchnerinnen zu verschicken, habe ich zu viele Nachtheile für Wöchnerinnen schon wahrgenommen, als daß ich nicht auch hier wider diesen Gebrauch einige Worte sprechen sollte. Den Wöchnerinnen im Allgemeinen ist eine spärliche reizlose Diät die dienlichste. Wer Wochensuppen schickt, will sie aber schmackhaft machen, deshalb sind der Regel nach die Fleischsuppen zu stark, oder mit schmackhaften Ingredienzien versehen, die für den Zustand der Wöchnerinn nicht passen; die anderen Suppen sind mit Gewürzen, oder Wein oder Säuren schmackhaft gemacht. Bisweilen aber erfordert der Zustand der Wöchnerinn eine nahrhaftere reizendere Diät. Die geschickten Suppen gehören aber dann vielleicht gerade gar nicht in diese Cathegorie, weil es die Geberinn derselben recht gut zu machen glaubte. Kurz, da die Suppen und überhaupt die Speisen nach der jedesmaligen Verordnung des Arztes dem zeitigen Zustande der Wöchnerinn angemessen gewählet und bereitet werden müssen, wenn sie gesund seyn sollen, so können die Suppen, welche den Wöchnerinnen geschickt werden, nur in höchst seltenen Fällen denselben dienlich seyn. Eben deshalb ist es zu wünschen, daß die Gewohnheit, den Wöchnerinnen Wochensuppen zu schicken, gänzlich abgeschafft werde, weil dadurch der Regel nach mehr Schaden als Nutzen gestiftet wird. Fehlet es aber der Wöchnerinn an Mitteln oder Gelegenheit, sich selbst die ihr dienlichen

Speisen bereiten zu lassen, und will man deshalb derselben wirklichen Beystand leisten, so muß man sich doch wenigstens vorher erkundigen, welche Diät der Arzt vorgeschrieben hat, und dann dessen Vorschrift genau befolgen.

40.

Leichenbegängnisse, als Ursache der Krankheit und des Todes.

Bey den Leichenbegängnissen wird leider noch in den mehrsten Orten nicht diejenige Rücksicht auf die Gesundheit der Menschen genommen, welche die Pflicht der Selbst- und Menschen-Erhaltung bey einer vorurtheilsfreyen Ansicht doch nothwendig von uns fordern sollte. Es wird daher auch nicht ohne Nutzen seyn, den gewöhnlichsten Gebräuchen bey den Beerdigungen unserer Todten, rücksichtlich ihres Nachtheils, den sie leicht haben können, hier eine kurze Betrachtung zu widmen.

Man findet häufig, daß Leichen von den Hinterbliebenen 6, 8 und mehrere Tage in den Sterbehäusern aufbewahret werden, ehe sie zum Wohnhofe der Todten gebracht und dem Schooße der Erde übergeben werden. Ich finde es dem gefühlvollen, menschlichen Herzen der Hinterbliebenen ganz gemäß, daß es ihnen schwer fällt, sich nach dem Tode ihrer Lieben auch von ihren irdischen Resten zu trennen; ich finde es rühmlich, daß man mit dem Begraben der Verstorbenen nicht zu leichtsinnig verfährt, daß man erst von dem wirklichen Tode der Seinigen gewisse Ueberzeugung erlangen will. Dennoch aber muß ich es tadeln, wenn man die Leichen so lange in den Sterbehäusern selbst aufbewahrt, weil die Luft dadurch verunreiniget und mit schädlichen Dünsten erfüllt wird, auch wohl gar nach manchen Krankheiten der Verstorbenen eine Ansteckung verbreitet werden kann. Darum hat man in vielen Städten Leichenhäuser erbauet, damit die Leichen früher schon aus den Wohnungen der Menschen entfernt, und daselbst bis zur Gewißheit des wirklichen Todes aufbewahrt werden können. Leider aber wird von denselben zu diesem Zwecke noch viel zu wenig Gebrauch gemacht. Ich möchte fast den Grund hiervon nur allein in der Eitelkeit der Menschen suchen, die da glauben, daß ihren Leichen dadurch, daß sie vor der wirklichen Beerdigung aus dem Hause geschafft werden, eine gewisse Beschimpfung widerfahre. Ueber das Falsche dieser Ansicht der Sache selbst will ich nichts sagen. Aber wie leicht könnte man hier abhelfen, wenn man die Leiche mit allem Pompe, den man bey der wirklichen Beerdigung zugelassen haben würde, in das Leichenhaus brächte, daselbst dieselbe mit so vielem Aufwande, als man für gut findet, und mit so vieler Sorgfalt, als zur Beruhigung der Hinterbliebenen dienet, bewachen ließe, allenfalls auch täglich selbst die Leiche besuchte, und dann bey eintretender Gewißheit des Todes die Leiche von dort aus zur Ruhestätte bringen ließe.

Nicht selten bestehet auch noch die Gewohnheit, die Leichen auf längere oder kürzere Zeit von der Beerdigung zur Schau auszustellen. Es ist dieses, wenn wir es beym Lichte betrachten, nichts anders, als eine Eitelkeit der Hinterbliebenen, welche aber ihnen selbst und anderen Menschen leicht Gefahr bringen kann. Die Neugierde, welche die Menschen reizt, die Leichen zu sehen, ist nicht selten schon dadurch bestraft worden, daß sie sich durch Erschrecken bey dem Anblick der Leiche, oder durch die Leichenausdünstung Krankheiten zugezogen haben. Geschiehet gar das Ausstellen der Leichen zur Schau in Zimmern in unteren Stockwerken, deren Fenster frey gelassen werden, oder wohl gar auf dem Hausflure bey offnen Thüren, so kann sich der Nachtheil auch auf die Vorübergehenden schon erstrecken. Ich erinnere mich eines traurigen Beyspieles der Art. Ein junges sonst gesundes Mädchen ging einst nahe vor den offenen Thüren eines Sterbehauses vorbey, und wurde durch den unerwarteten Anblick einer auf dem Hausflure zur Schau gestellten Leiche, dergleichen sie noch nie gesehen hatte, so sehr erschreckt, daß sie zur Stunde einen heftigen Frost bekam, bleich und zitternd nach ihrer Zuhausekunft sich sogleich zu Bette legen mußte, und so krank wurde, daß sie nach einem Lager von wenigen Tagen starb.

Der an vielen Orten noch herrschende Gebrauch, daß die Leichen von dem Sterbehause nach dem Kirchhofe getragen werden, ist gleichfalls als nachtheilig zu betrachten. Die Träger entgehen, wenn gleich die Leiche allemahl etwas über ihnen erhaben ist, auf dem ganzen Wege, bey stiller Luft Alle, bey bewegter Luft wenigstens die auf der dem Winde entgegengesetzten Seite

Gehenden dem Geruche der Leiche nicht ganz, und können leicht davon Schaden nehmen. Daher scheint auch der bey einigen Völkern üblich gewesene Gebrauch entstanden zu seyn, daß jedem Leichenträger eine Zitrone gegeben wird. Nicht selten treibt bey der Bewegung der Leichen, welche schon in Verwesung überzugehen angefangen haben, eine übel riechende Feuchtigkeit aus ihnen ab, oft so reichlich ab, daß sie aus den Fugen nicht ganz dichter Särge auf die Kleidung der Träger herabträufelt. Wie leicht kann da Schrecken, Ekel und Furcht der Gesundheit der Träger, wohl gar ihrem Leben Gefahr bringen. Es wäre deshalb sehr zu wünschen, das das Fahren der Leichen in einem verdeckten Leichenwagen allgemein eingeführt würde!

Leichenbegängnisse des Morgens ganz frühe haben an einem schönen Sommermorgen zwar allerdings etwas sehr Feyerliches, sie können aber zu jeder Jahreszeit, und insbesondere in den kälteren und rauheren Jahreszeiten der Gesundheit sowohl der Träger als der Begleiter leicht nachtheilig werden. Um sich davon zu überzeugen, erwäge man nur, daß die Träger sowohl als auch die Begleiter sich zu bald nach dem Aufstehen aus dem Bette der allemal kälteren oft rauheren Morgenluft, die der Gesundheit nie zuträglich ist, aussetzen müssen, daß sie nach dem Stehen auf dem Kirchhofe kalte oder doch wenigstens in den wärmeren Jahreszeiten in dem bethaueten Grase nasse Füße bekommen, daß sie, weil die Einsaugung des Morgens am stärksten ist, auch am leichtesten von der Leichenausdünstung u. s. w. Nachtheil schöpfen können, und endlich daß sie durch den ungewohnten zu frühen Genuß geistiger Getränke und das Essen von Backwerken, wozu bey Leichenbegängnissen Gelegenheit gegeben wird, an ihrem Magen leicht Schaden nehmen.

Das Begraben der Leichen des Abends spät, welches jetzt an manchen Orten schon weniger geschieht als vormals, ist ebenfalls der Gesundheit der dabey anwesenden Personen leicht nachtheilig. Denn es ist die Luft am Abend gemeiniglich kalt und feucht, und sowohl deshalb, als auch wegen der Veränderung ihrer wesentlichen Beschaffenheit sowohl überhaupt, als auch besonders auf Kirchhöfen, den Menschen weniger zuträglich als am Tage. Auch wirkt die Beunruhigung der Gemüther derjenigen, die mit dem Begräbnisse zu thun haben, am Abend nachtheiliger auf den Körper, und stört die Ruhe in der Nacht. Zu keiner Zeit ist das Begraben der Leichen von wenigerem Nachtheile für die Gesundheit derer, die bey dem Leichenbegängnisse zu thun haben, als am Nachmittage. Es wäre daher zu wünschen, daß man zu den Leichenbegängnissen auch diese Zeit allgemein bestimmte.

Daß die Begleiter der Leichen auf dem Kirchhofe dem Einflusse des Windes und der Witterung ausgesetzt stehen bleiben, bis die Leichen völlig mit Erde bedeckt und der Grabhügel vollendet ist, ist besonders im Winter, und bey rauher Witterung in anderen Jahreszeiten ein der Gesundheit nachtheiliger Gebrauch. Wäre es nicht besser, wenn die Begleiter der Leiche bis zur Vollendung des Grabhügels in ein Zimmer des Leichenhauses, oder in die Kirchhofskapelle, deren eines man doch wohl auf den mehresten Kirchhöfen antreffen mögte, oder wenn beydes nicht wäre, in die Kirche oder ein anderes Gebäude träten, und dann erst nach Vollendung des Grabhügels zur Verrichtung ihres Gebets nach demselben hingingen?

Endlich muß ich auch noch den Gebrauch, daß alle am Grabe anwesende Personen bey Verrichtung ihres Gebets am Grabhügel den Kopf entblößen, als der Gesundheit leicht nachtheilig anführen. Wie leicht wird da besonders bey kaltem und rauhem Wetter, im Regen oder Schnee der Kopf erkältet, wie leicht können dadurch die Zahnschmerzen, Augenentzündungen, Ohrenschmerzen, die hartnäckigsten Kopfschmerzen und andere üble Folgen veranlaßt werden.

Bey jeder Art von Leichenbegängnissen muß man durchaus darauf halten, daß dabey kein Gebrauch vorkomme, welcher der Gesundheit, oder wohl gar dem Leben irgend eines Menschen auf irgend eine Weise Gefahr bringen könne. Der vermeinten Pflicht gegen Verstorbene muß die Pflicht gegen Lebende allemahl vorstehen!

Druckfehler.

Seite 16 Zeile 12 statt wird setze: werde
— 72 — 1 nach ich setze hinzu: als
— 98 — 11 statt vorkommenden setze: vorkommen
— 144 — 16 st. schändlichen setze: schädlichen
— 158 — 6 st. Kräfe setze: Kräfte
— 176 — 18 st. leitet s. leidet
— 126 — 2 v. u. statt Bleuchen s. Beuchen
— 273 — 4 st. Ueberzeugungen setze: Ueberzeugung
— 277 — 18 st. weitläufiger setze: weitläufiger
— 278 — 5 nach ganz setze hinzu: gegen
— 312 — 10 statt ehauptung setze Behauptung
— 330 — 3 v. u. nach Widerspenstigkeit streiche das Comma weg und setze es nach Zwangsmittel hinzu.

Bey uns haben folgende Werke die Presse verlassen, und sind bey uns, und in allen Buchhandlungen zu bekommen:

Die
wichtigsten Bäder Europa's
zur
Empfehlung der Bäder
für
Gesunde und Kranke.

Mit dem Bildniß des Geheimen Ober-Medicinal-Rathes Dr. Welper.

gr. 8. Preis 1 Thlr. 16 gr.

Diese Schrift von einem sachkundigen Arzte, ist wohl das Vollständigste, was, ohne weitschweifig zu seyn, mit so vieler Gründlichkeit so angenehm unterrichtend und berathend jemals über Bäder geschrieben worden. Jedermann, der seine Gesundheit erhalten oder die mangelhafte und verlorne, durch das Bad wieder herstellen will, findet in demselben den zweckmässigsten und heilsamsten Rath. Der würdige Verfasser handelt 1) von dem Geschichtlichen der Bäder; 2) von den Wirkungen derselben im Allgemeinen; 3) von der Art zu baden oder von den luftförmigen, flüssigen und trocknen Bädern; 4) von den Wirkungsarten einzelner Bäder; 5) von der Diät beym Baden; bey Anlage und Katarrhen, Rheumatismus und Gicht; Bäder für Frauen — und Personen in hohem Alter; 6) und 7 von den vorzüglichsten Mineral-Bädern in und ausserhalb Deutschland; 8) von den Badeanstalten in Berlin und endlich 9) vom Werthe der Bäder in einigen besondern Krankheiten.

Jeder Hausvater, der seine und seiner Angehörigen Gesundheit liebt, sich häusliche Leiden und ärztliche Kosten ersparen will, muß dieses Buch, das man einen freundlichen Rathgeber nennen möchte, besitzen. Es ist so lichtvoll, gemeinverständlich, und so ohne alle Kunst und doch in einem edlen Style geschrieben, daß es sogar als eine belehrende Unterhaltung für jeden Reisenden ins Bad empfehlungswürdig ist. Besonders ist das 8te Kapitel für die Bewohner von Berlin belehrend und lesenswerth, worin der Verfasser die Vortheile und Eigenthümlichkeiten der beiden großen Badeanstalten dieser Residenzstadt, von Welper und Pochhammer, welche man die Mäcenas (der die ersten öffentlichen Bäder in Rom anlegte) von Berlin nennen möchte, — auseinander setzt.

Von der Natur des Menschen,

oder

Belehrungen über den inneren Organismus des menschlichen Körpers und seines Geistes,

für alle gebildete Menschenklassen.

Von

Karl Georg Neumann,

der Arzneiwissenschaft und Wundarzneikunst Doktor, Königl. Preuß. Regierungs- und Medicinal-Rath, und zweitem vorstehenden Arzt des Charité-Krankenhauses.

Zwey Theile. gr. 8. Preis: 3 Thlr. 8. Gr.

Wer den Menschen überhaupt und sich selbst insbesondere will kennen lernen, der findet in diesen beyden Bänden, womit der Verfasser das Publikum beschenkt hat, einen wahren Schatz. Nur selten hat Referent ein Buch mit so völliger Befriedigung und Belehrung gelesen und endlich aus der Hand gelegt, wie das angezeigte. Wer könnte es auch entbehren?

Ist nicht nach Pope's Ausspruch das Studium des Menschen das größte und würdigste? Der Religionslehrer, der Rechtsgelehrte. der Arzt, der Schulmann, der Gutsherr, der Kauf- und Handelsmann, kurz jeder Gebildete, der mit andern Menschen im Verkehr steht, bedarf Menschenkenntniß. Hier findet er den Körper und Geist des Menschen gleichsam zergliedert, und Veranlassung, über dessen Natur und ganzes Wesen weiter nachzudenken.

Wenn auch andere Philosophen und Aerzte der Meinung waren, daß, wie selbst auch Haller meinte, kein Sterblicher ins Innere der Natur eindringen könne, so hat der Verfasser sich dennoch nicht abhalten lassen, in dieses Archiv zu streben. Es ist unmöglich, von dieser ausgezeichneten Schrift, in welcher der Mensch nach seinem physiologischen und psychologischen Zustande so richtig, mit so vielem Scharf- und Tiefsinn geschildert ist, einen Auszug zu geben. Die Bedingungen alles geistigen Wirkens im Menschen liegen in seinem Physischen, sagt der Verfasser in der Vorrede, und wer kann dies läugnen? Wer etwa glauben möchte, daß er in diesem, auch für Ungelehrte verständlichem Werke, die Weisheit der literarischen incroyables (Naturphilosophen) — oder eine mystische Tendenz und Mesmerismus finden dürfte — der wird sich sehr irren.

Handbuch der Geschichte
Friedrich II, des Großen, des Einzigen,
als
Prinz, Regent, Feldherr u. Privatmann.
Der Jugend und allen Verehrern des Vaterlandes gewidmet.
Von K. F. Tzschucke.
Mit 2 Kupfern. 1 Portrait, und 1 Karte.

gr. 8. 2 Thlr.

Ein Handbuch der Geschichte Friedrich II., welches die Gesammtthaten dieses großen Königs, den die Nachwelt mit Recht den Einzigen nennt, als Prinz, Regent, Feldherr und Privatmann in gedrängtester Kürze und nach den besten Quellen bearbeitet, liefert, muß für die Jugend und alle Verehrer des Vaterlandes, so wie der Geschichte überhaupt, ein sehr angenehmes und nützliches, wie auch interessantes Geschenk seyn, welches keiner weitern Anpreisung bedarf. Die Verlagshandlung schmeichelt sich einer günstigen Aufnahme dieser Schrift um so mehr, als der durch sein Handbuch der Brandenburgisch=Preußischen Geschichte bereits rühmlichst bekannte Herr Verfasser möglichst bemüht war, so weit es nur irgend der beschränkte Raum gestattete, nichts, was einer besondern Erwähnung werth war, zu übergehen, und im Ganzen die größte Unpartheilichkeit — als das Hauptbedürfniß einer jeden Geschichte zu beobachten.

Unterricht in der Kunst:

die weibliche Schönheit zu erhalten und ihr zu Hülfe zu kommen.

Eine Toilettenlektüre.

Von

Dr. C. G. Flittner.

8. sauber gebunden 1 Rthlr. 18 Gr.

Wenn es nicht geläugnet werden kann, daß der erste Eindruck, den Personen des weiblichen Geschlechts auf das männliche machen, die Grundlage zur Zu= oder Abneigung für oder gegen jene ist; so wird es durchaus erforderlich, dem schönen Geschlechte über die unschuldigen und erlaubten Mittel: sich angenehm, reizend und liebenswürdig zu machen, Belehrungen mitzutheilen.

Körperliche schöne Formen und Gaben der Natur sind allerdings nicht allgemein, aber wer diese auch nicht im ausgezeichneten Grade besitzt, kann doch durch andere Annehmlichkeiten gefallen, und dies ist es, was jede junge Dame zu wissen nöthig hat. Einen solchen in allem Betracht hinreichenden Unterricht findet sie in diesem, mit einem schönen von Daniel Berger gestochenen Kupfer gezierten Toilettenbuche. Es enthält Regeln zur Erhaltung und Vervollkommnung der weiblichen Schönheit — Diätregeln — Schönheitspflege — Waschwasser — Mittel gegen Kupferausschläge — Sommersprossen — Leber- und gelbe Flecke — rauhe Haut, desgleichen auch gegen Hautflechten — Frostbeulen — Zahnschmerzen, auch Anweisung zur Erhaltung und Pflege der Zähne und eines guten Haarwuchses ꝛc. Kurz, Rathschläge, wie sie nur ein vernünftiger Vater oder eine kluge und gute Mutter ihrer Tochter geben würden, wenn Aeltern eben so, wie dem Herausgeber dieser nie genug zu empfehlenden Schrift, die Mittel bekannt wären, und die von ihm mit aller Vorsicht und Sittlichkeit zur Anwendung empfohlen werden.

C. G. Flittnersche Buchhandlung
in Berlin und Frankfurt a. d. Oder.

MIX

Papier | Fördert
gute Waldnutzung

FSC® C083411

Zeitfracht Medien GmbH
Ferdinand-Jühlke-Straße 7
99095 Erfurt, Deutschland
produktsicherheit@kolibri360.de